甲状腺健康
我做主

主　编　王建华　林岩松　刘绍严
主　审　单忠艳　房居高　李亚明

中国协和医科大学出版社
北　京

图书在版编目（CIP）数据

甲状腺健康我做主 / 王建华，林岩松，刘绍严主编. —北京：中国协和医科大学出版社，2024.1

ISBN 978-7-5679-2221-1

Ⅰ. ①甲… Ⅱ. ①王… ②林… ③刘… Ⅲ. ①甲状腺疾病－防治 Ⅳ. ①R581

中国国家版本馆CIP数据核字（2023）第122349号

甲状腺健康我做主

主　　编：王建华　林岩松　刘绍严
责任编辑：沈冰冰
装帧设计：邱晓俐
责任校对：张　麓
责任印制：张　岱

出版发行：**中国协和医科大学出版社**
（北京市东城区东单三条9号　邮编100730　电话010-65260431）
网　　址：www.pumcp.com
经　　销：新华书店总店北京发行所
印　　刷：北京天恒嘉业印刷有限公司
开　　本：710mm×1000mm　　1/16
印　　张：22
字　　数：320千字
版　　次：2024年1月第1版
印　　次：2024年1月第1次印刷
定　　价：79.00元
ISBN 978－7－5679－2221－1

编者名单

主　编

王建华　山东省济南医院内分泌科

林岩松　中国医学科学院北京协和医院核医学科

刘绍严　中国医学科学院肿瘤医院头颈外科

主　审

单忠艳　中国医科大学附属第一医院内分泌科

房居高　首都医科大学附属北京同仁医院头颈外科

李亚明　中国医科大学附属第一医院核医学科

副主编

高　莹　北京大学第一医院内分泌科

邱李恒　北京大学人民医院核医学科

王　健　中国医学科学院肿瘤医院头颈外科

编　者（按姓氏笔画排序）

王　健　中国医学科学院肿瘤医院头颈外科

王建华　山东省济南医院内分泌科

刘绍严　中国医学科学院肿瘤医院头颈外科

苏家增　北京大学口腔医院口腔颌面外科

邱李恒　北京大学人民医院核医学科

宋娟娟　北京大学国际医院核医学科

张　波　中日友好医院超声医学科

陆克义　山西医科大学第一医院核医学科

林岩松　中国医学科学院北京协和医院核医学科

金云峰　北京和润诊所

郑　堃　中国医学科学院北京协和医院核医学科

孟召伟　天津医科大学总医院核医学科

赵晨旭　北京大学第一医院内分泌科

高　莹　北京大学第一医院内分泌科

审　校

武晓泓　浙江省人民医院内分泌科

徐书杭　江苏省中西医结合医院内分泌科

刘东方　重庆医科大学附属第二医院内分泌科

关海霞　广东省人民医院内分泌科

主编简介

王建华

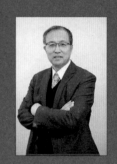

　　山东省济南医院内分泌科主任医师，教授，资深内分泌代谢病专家。

　　现任中国医师协会甲状腺科普专委会委员，中国老年保健协会糖尿病专委会常委，山东省预防医学会糖尿病防治分会常委，济南医学会内分泌专业委员会副主任委员，《健康世界》《糖尿病之友》等多家杂志编委，"医学界内分泌频道""丁香园内分泌时间""医脉通内分泌"等多家医学网站特约专栏作者。

　　长期从事内分泌一线临床及教学工作，在繁忙的工作之余，坚持医学科普创作，先后发表医学科普文章1000余篇，独立主编《糖尿病自我管理大讲堂》《糖尿病实战方略与细节》《糖尿病自我管理全书》《我的血糖我做主》《糖尿病人用药咨询》《谁是糖尿病人的保护神》6部医学科普专著，其中，《糖尿病自我管理大讲堂》一书获山东省科技进步三等奖。多次荣获"医学界内分泌频道""丁香园内分泌时间""医脉通内分泌"年度最佳专栏作者以及省、市医学科普先进个人称号。

林岩松

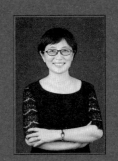

博士、博士后，主任医师，教授，博士研究生导师。

现任中国医学科学院北京协和医院核医学科副主任。国家卫健委专业技术职称考试专家委员会专家，国际原子能机构项目中国区协调员。任中国临床肿瘤学会核医学专家委员会主任委员，中国医疗保健国际交流促进会甲状腺疾病学专委会主任委员，中国抗癌协会甲状腺癌专业委员会常委，北京医学会核医学分会常委、治疗学组组长，《中华核医学与分子影像杂志》常务编委等学术兼职。

从事治疗核医学工作20余年，并致力于分化型甲状腺癌的术后评估、治疗决策、全程管理及碘难治性分化型甲状腺癌的诊断与后续治疗探索。先后多次获得国家自然科学基金及科技部国际合作项目等基金资助。三度荣获中华医学科技奖，两度荣获华夏医学科技奖。作为主编及主要执笔人完成《分化型甲状腺癌术后[131]I治疗前评估专家共识》《CSCO甲状腺癌患者教育手册》《CSCO持续/复发及转移性甲状腺癌诊疗指南》《CSCO持续/复发及转移性甲状腺癌诊疗指南》（英文版）《CACA甲状腺癌诊治指南》等的编写。以第一作者及通讯作者发表甲状腺领域相关文章150篇，其中SCI文章46篇，单篇最高影响因子31.77。

刘绍严

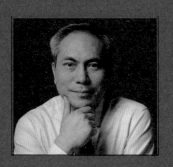

现任国家癌症中心/中国医学科学院肿瘤医院头颈外科主任。中华医学会耳鼻咽喉头颈外科学分会委员，头颈外科学组副组长，中华医学会肿瘤学分会甲状腺专业委员会副主任委员，中华医学会外科学分会内分泌与甲状腺学组委员，北京医学会耳鼻咽喉头颈外科学分会副主任委员，中国整形美容协会肿瘤整复分会会长，中国医疗保健国际交流促进会甲状腺疾病专业委员会主任委员，中国抗癌协会甲状腺肿瘤专业委员会副主任委员，中国癌症基金会头颈肿瘤学人才培养及科研基金主任委员，中国医疗保健国际交流促进会常务理事，世界华人肿瘤医师协会副秘书长，北京市肿瘤协会理事。

作为主要编写人员编写2016年国家卫计委《甲状腺癌分级治疗指技术方案》、2018年国家卫健委《甲状腺癌诊疗规范》等国家级行业规范。执笔编写《分化型甲状腺癌颈侧区淋巴结清扫专家共识（2017版）》，作为编委参编行业指南或专家共识5部。参编参译多部专业教材及专著，如《肿瘤外科学》《局部晚期甲状腺癌的多科联合诊治》《内分泌外科学》《耳鼻咽喉头颈外科学》，以及*Surgical Oncology*：*Fundamentals, Evidence-based Approaches and New Technology*、*Surgery of Thyroid and Parathyroid Glands*、*Pearls and Pitfalls of Head and Neck Surgery*等。担任多本核心期刊编委，承担科研课题多项，在专业知名期刊发表论文多篇。

主审简介

单忠艳

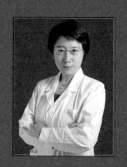

单忠艳，二级教授，博士/硕士研究生导师，国家新世纪百千万人才工程国家级人选，国家卫生健康委突出贡献中青年专家。毕业于中国医科大学，曾在美国斯坦福大学医学院做博士后研究。现任中国医科大学附属第一医院内分泌代谢病科主任，国家卫生健康委共建甲状腺疾病诊治重点实验室主任。中华医学会内分泌学分会副主任委员、甲状腺学组组长；中国内分泌代谢病医师协会副会长；辽宁省医学会内分泌分会主任委员。

主要研究方向为甲状腺疾病、代谢综合征。主持课题20余项包括国家科技支撑计划课题、国家自然科学基金联合基金重点项目和面上项目等。在国内外期刊发表论文300余篇，包括*NEJM*、*BMJ*、*Thyroid*等期刊。获国家科技进步二等奖2次。主编《甲状腺学》，参编全国高等学校教材《内科学》（供8年制及7年制临床医学等专业用），牵头组织多学科甲状腺专家制定了数部中国甲状腺疾病相关指南。

房居高

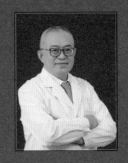

房居高，首都医科大学教授，首都医科大学附属北京同仁医院头颈外科主任，一级主任医师，中国抗癌协会头颈肿瘤专业委员会候任主任委员，中国医疗保健国际交流促进会甲状腺疾病防治分会顾问、前任主任委员，中华预防医学会甲状腺疾病分会副主任委员，《中华耳鼻咽喉头颈外科杂志》头颈编委组组长，国家自然科学基金委员会及科技部奖励评审专家。主要从事头颈肿瘤外科治疗，承担多项国家级科研项目，主编、副主编著作9部，发表论文200余篇。

李亚明

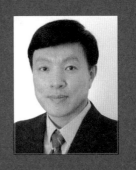

李亚明，医学博士，博士研究生导师，中国医科大学附属第一医院二级教授。现任中国核学会理事，中国核学会核医学分会理事长，中华医学会核医学分会第十届全国委员会主任委员，《中华核医学与分子影像杂志》名誉总编辑，教育部全国研究生教育评估监测专家库专家，中国医科大学影像医学与核医学学科带头人，中国医科大学学位评定委员会、学术委员会委员，辽宁省普通高等学校医学技术类专业教育指导委员会主任委员，辽宁省核医学临床研究中心负责人。

前言

  甲状腺是人体重要的内分泌器官，其主要功能是合成、储存及分泌甲状腺激素。甲状腺激素对调节机体新陈代谢、促进儿童生长及智力发育、维持全身各个系统（如神经、心血管、消化等）的正常运转具有重要作用。一旦甲状腺出了"故障"，往往会产生一系列的连锁反应，严重者甚至会危及生命，正所谓牵一"腺"而动全身。

  随着工作与生活压力的增大、生活方式及生存环境的改变，各种甲状腺疾病（如甲亢、甲减、桥本甲状腺炎、甲状腺肿瘤等）的发病率呈快速上升趋势。新近完成的全国第五次甲状腺疾病与碘营养的流行病学调查显示，目前我国各类甲状腺疾病的患病率为50.96%，其中，甲状腺结节为20.43%，甲亢为1.22%（临床甲亢为0.78%，亚临床甲亢为0.44%），甲减为13.95%（临床甲减为1.02%，亚临床甲减为12.93%），甲状腺肿瘤为1.7%。

  甲状腺疾病"重女轻男"，对中青年女性更是"情有独钟"，随着国家生育政策的全面放开以及对优生优育的重视，关于妊娠与甲状腺疾病更是受到人们空前的关注。

  提起高血压、冠心病、糖尿病等慢性病，大家都比较熟悉，相比之下，同样是高发病和常见病，人们对甲状腺疾病的了解则相形见绌。不只是普通老百姓，许多基层医生及非专科医生也十分欠缺这方面的知识，甚至还被一些甲状腺伪科普所误导。临床上，甲状腺疾病被漏诊、误诊、误治的情况屡见不鲜，有些老百姓将甲状腺结节完全等同于甲状腺癌，以至于谈"结节"色变，把一些本不需切的结节也给切了，造成过度治疗。还有不少群众受伪科普误导，把当下甲状腺疾病高发归咎于食用加碘盐。事实上，除了少数高水碘地区，目前我国绝大多数地区处于碘营养适宜状态，应当继续坚持食用加碘盐。有些基层医生一看到化验报告上甲状腺激素水平升高，就轻率地诊断为甲亢。殊不知，这种情况也可能是破坏性甲状腺毒症，而两者的临床处理是不一样的。凡此种种，不一而足。由此也反映出当前甲状腺疾病的科普教育比糖尿病教育要薄弱得多。

医学之父希波克拉底曾经说过："医生治病有两种武器，一是药物，一是语言。"古人云："授之以鱼，不如授之以渔。"一个人的精力毕竟是有限的，而医学科普可以服务成千上万的患者，其重要性不言而喻。作为有多年医学科普创作经验、长期从事一线临床工作的医生，笔者们非常了解普通百姓最缺乏哪些知识、存在哪些认识误区，也很清楚基层医生临床工作中的实际困惑、容易忽略的细节问题以及经常犯的临床错误，特别是通过多年来与患者及基层医生的互动交流，让笔者更知晓哪些选题最受欢迎、如何讲述才能使读者朋友更容易理解和接受。

本书具有以下几方面的特色：第一，在内容编排上，从基础到临床，由浅入深、循序渐进，而且在每一章前面都有"本章导读"，在每篇文章前面都有"[要点聚焦]"，便于读者朋友系统学习，快速掌握核心及要点；第二，在选题上，重点围绕甲亢、甲减、甲状腺炎、甲状腺结节、甲状腺癌等常见甲状腺疾病以及妊娠与甲状腺疾病和碘营养等时下热门话题；第三，突出实用性，对甲状腺相关检查的临床意义、适应证、报告解读，以及常见甲状腺疾病的诊疗规范、注意事项及常见误区等临床实际问题均有详细介绍，这些对于基层医生临床工作非常实用；第四，为了增强文章可读性，在介绍疾病时，多以临床实例导入，结合病例分析，让读者喜欢看，看得懂，而且用得上。此外，本着普及与提高兼顾的原则，对近年来甲状腺领域的研究成果和最新进展做了相应的介绍，可以更好地满足高层次读者的需求。

本书内容丰富，注重细节，语言通俗易懂，兼具科学性和实用性，可供甲状腺疾病患者、家属以及基层全科医生或非专科医生阅读。

王建华

2023 年 5 月

目录

第一章　基础知识 ——————————————— 1

1. 揭开甲状腺的神秘面纱   2

2. 小小甲状腺，关乎大健康   4

3. 甲状腺激素是怎样合成的   5

4. 如何调节甲状腺激素的分泌   7

5. 导致甲状腺疾病的病因有哪些   8

6. 做自身甲状腺健康的第一责任人——如何与甲状腺友好相处   9

第二章　辅助检查 ——————————————— 13

1. 甲状腺的相关检查如何选择   14

2. 如何读懂甲功报告   17

3. 甲状腺自身抗体升高说明什么？要不要治疗   22

4. 不了解这些，别说你会看甲功报告   25

5. 化验甲功需要注意什么   30

6. 轻松学会看甲状腺超声报告   32

7. 如何根据超声报告评估甲状腺结节的良恶性   35

8. 甲状腺结节分级是怎么回事   37

9. 到核医学科做的甲状腺显像为何物   40

10. 搞清甲状腺结节"身份"要做哪些检查   41

11. 带你了解甲状腺摄碘率试验   44

12. 关于甲状腺结节穿刺那些事   46

第三章　甲状腺功能亢进 ——————————— 51

1. 一文读懂甲亢   52

2. 甲亢危害知多少   56

3. 甲状腺毒症与甲亢，别再傻傻分不清   59

4. 如何识别非典型甲亢   61

5. 警惕老年人甲亢玩"变脸"   64

6. 看甲亢，只查甲功就够了吗   65

7. 有一种甲亢，不能让甲状腺背锅   67

8. 甲亢药物治疗知多少   70

9. 抗甲状腺药物的副作用及应对策略   75

10. 服用抗甲状腺药物要注意哪些细节问题   77

11. 双雄对决，甲巯咪唑与丙硫氧嘧啶谁更胜一筹   78

12. 复方碘溶液在甲亢治疗中的临床应用   81

13. 甲亢缘何易复发？该怎么办   82

14. 浅谈甲亢的手术治疗   84

15. 甲亢术前准备及注意事项   85

16. 甲亢术后并发症及其处理   87

17. 为什么 ^{131}I 可以治甲亢   89

18. 甲亢 ^{131}I 治疗前、后要注意什么   90

19. 甲亢3种治疗方法各有哪些优缺点   92

20. 甲亢治疗的新选择——消融治疗   94

21. 哪些儿童和青少年甲亢需要 ^{131}I 治疗   95

22. 诊治青少年甲亢不能照搬成人模式   95

23. 甲亢治疗，过犹不及   98

24. 把甲亢治成甲减算不算医疗差错   101

25. 甲亢突眼是何因？该如何治疗   103

26. 甲亢突眼日常护理应该注意什么   108

27. 带你了解甲亢性心脏病   109

28. 下肢突然瘫痪，原是甲亢作祟   112

29. 如何让甲状腺危象转危为安   116

30. 当甲亢遇上糖尿病，应该如何诊治   120

31. 甲亢难治，究竟难在哪儿   123

32．甲亢诊治的十大误区　　　　　　　　　　　126

33．甲亢患者究竟该怎么吃　　　　　　　　　　133

34．小心减肥药吃出甲亢来　　　　　　　　　　135

35．甲亢患者日常保健秘笈　　　　　　　　　　137

第四章　甲状腺功能减退 —————————— **141**

1．一文读懂甲减　　　　　　　　　　　　　　142

2．甲减危害知多少　　　　　　　　　　　　　146

3．有一种甲减，问题不在甲状腺　　　　　　　147

4．甲减也分真假　　　　　　　　　　　　　　149

5．甲减易被误诊为哪些疾病　　　　　　　　　152

6．冬季格外怕冷，当心甲减作祟　　　　　　　156

7．嗜睡、疲劳未必是"春困"，也许是甲减　　159

8．甲减治疗，这些细节你不可不知　　　　　　161

9．影响左甲状腺素钠片用量的因素有哪些　　　165

10．所有甲减患者的TSH控制目标都一样吗　　166

11．甲减患者必须终身服药吗　　　　　　　　　167

12．甲减患者是否都需要补碘　　　　　　　　　169

13．何谓亚临床甲减？需要治疗吗　　　　　　　170

14．莫让孩子的智力输在起跑线上　　　　　　　171

15．带你了解甲减性心脏病　　　　　　　　　　177

16．贫血勿忘查甲功　　　　　　　　　　　　　180

17．黏液性水肿昏迷的识别与救治　　　　　　　183

18．甲减诊治误区大盘点　　　　　　　　　　　186

19．甲减患者保健秘笈　　　　　　　　　　　　190

20．一文读懂甲状腺激素抵抗综合征　　　　　　194

第五章　甲状腺炎 —————————— **197**

1．探访甲状腺炎大家族　　　　　　　　　　　198

2．来势汹汹的急性甲状腺炎　　　　　　　　　201

3. 感冒过后，当心亚甲炎尾随   203

4. 安安静静的亚急性淋巴细胞性甲状腺炎   208

5. 产后情绪反常，当心产后甲状腺炎   210

6. 关于桥本甲状腺炎，您想了解的都在这里   213

7. 孕妇遭遇桥本甲状腺炎应该怎么办   219

8. 坚硬如木的慢性纤维性甲状腺炎   221

9. 甲状腺炎诊治注意事项   223

10. 甲状腺疼痛，原因几何   224

第六章　甲状腺结节及甲状腺癌 —————— 227

1. 甲状腺结节挺多样，别再傻傻分不清   228

2. 发现甲状腺结节后，接下来该怎么查   230

3. 甲状腺结节是否都要治？该怎么治   232

4. 甲状腺结节认识误区大盘点   234

5. 不可忽视的自主功能性甲状腺结节   237

6. 带你认识甲状腺癌   238

7. 甲状腺癌究竟是"懒猫"？还是"猛虎"   240

8. 哪些甲状腺癌患者可以不做治疗   241

9. 甲状腺癌存在过度治疗吗   242

10. 为什么 ^{131}I 可以治疗甲状腺癌呢   243

11. ^{131}I 治疗前评估为什么这么重要   245

12. 甲状腺癌 ^{131}I 治疗前要做哪些准备   246

13. 甲状腺癌 ^{131}I 治疗后应该注意什么   247

14. ^{131}I 治疗的安全性如何   248

15. 甲状腺癌 ^{131}I 治疗，是否需要住院隔离   249

16. 服用 ^{131}I 后辐射防护些什么   250

17. ^{131}I 治疗甲状腺癌时，为何要关注和保护唾液腺   252

18. 分化型甲状腺癌术后TSH抑制治疗的原则与细节   253

19. 甲状腺手术方式有哪些   255

20. 甲状腺癌的外科治疗　256

21. 甲状腺髓样癌、甲状腺未分化癌的手术治疗　258

22. 方兴未艾的甲状腺腔镜手术　261

23. 甲状腺术后并发症的预防及处理　264

24. 示踪剂对术中甲状旁腺的识别和保护　269

25. 甲状腺癌患者术后随访指导　271

26. 甲状腺髓样癌有什么药物治疗　274

27. 甲状腺癌碘难治了怎么办　276

28. 对于不摄碘的甲状腺癌，有什么办法可让其"现形"　278

29. 何谓甲状腺癌全程管理　279

第七章　妊娠与甲状腺疾病　————————————　**281**

1. 莫让甲状腺疾病夺走你做妈妈的权利　282

2. 当妊娠遇上甲亢，如何正确诊断　285

3. 甲亢患者应该如何备孕　287

4. 妊娠期甲亢的治疗与监护　288

5. 甲亢妇女妊娠要注意哪些问题　291

6. 当妊娠遭遇甲减，这些问题不可不知　294

7. 明明甲功正常，为何医生说她有甲减　298

8. 甲减妇女应当如何备孕　300

9. 妊娠期亚临床甲减需要治疗吗　301

10. 准妈妈单纯甲状腺自身抗体阳性要紧吗　303

11. 关爱女性，从呵护甲状腺开始　305

第八章　甲状腺的那"碘"事　————————————　**309**

1. 聊聊甲状腺那"碘"事　310

2. 碘与甲状腺的"恩恩怨怨"　313

3. 如何正确看待碘盐　315

4. 关于补碘，这些问题你不可不知　316

5. 你了解忌碘、低碘、适碘饮食吗　321

6. 甲状腺疾病患者到底该限碘还是补碘   322

7. 妊娠期和哺乳期妇女应该如何补碘   325

8. 甲状腺肿大都是因为缺碘吗   327

附录A　缩略语————————————————— **329**

第一章　基础知识

本章导读

与心脏、肺、肝脏、肾脏等内脏器官相比，人们对甲状腺的了解相对较少。虽说它"个头"不大，却是人体最大的内分泌器官，它所分泌的甲状腺激素（TH）对促进机体新陈代谢、生长发育以及调节全身各器官的功能起着极其重要的作用，体温维持、心率快慢、胃肠蠕动、情绪变化以及睡眠好坏等都与甲状腺功能息息相关。大家熟悉的甲状腺功能亢进（简称甲亢）或甲状腺功能减退（简称甲减），就是由于甲状腺激素分泌过剩或不足造成的。本章重点介绍甲状腺的解剖结构、甲状腺激素的生理作用及分泌调节、甲状腺疾病的临床分类以及甲状腺功能（简称甲功）异常的临床表现等基础知识。

1. 揭开甲状腺的神秘面纱

［要点聚焦］

甲状腺是位于人体颈部的一个小器官，虽然不像心脏、肺、肝脏等身体里的"大佬们"那么有名，但却是人体最大的内分泌器官。其主要功能是合成及分泌甲状腺激素，甲状腺激素对于促进机体新陈代谢及生长发育、维持人体正常的生理功能具有极其重要的作用。

提起甲状腺，大家也许还不太熟悉，虽然它个头不大，重量也不过20～30g（正常成人），却是人体最大的内分泌器官。它位于颈部喉结下方2～3cm处、气管的前方，外观呈"H"形，就像一只展开双翅的蝴蝶，由左、右两个侧叶以及中间与之相连的峡部组成，每个侧叶长4.0～5.0cm，宽2.0～2.5cm，厚1.5～2.0cm，峡部厚度0.2～0.5cm。吞咽时甲状腺可随喉部上下移动（图1）。

甲状腺的基本结构及功能单位是甲状腺滤泡，它由大量的滤泡细胞及滤泡旁细胞组成，滤泡细胞的主要作用是合成、贮存和分泌甲状腺激素。滤泡旁细胞（又称C细胞）主要分泌降钙素（calcitonin，CT），降钙素可抑制破骨细胞的活性，降低血钙及血磷。

甲状腺激素有两种：甲状腺素（thyroxine，T4）和三碘甲腺原氨酸（triiodothyronine，T3），其中，T4全部由甲状腺分泌，而T3仅20%由甲状腺分泌，其余80%是由T4在外周组织脱碘转化而来。T3数量虽少（仅占2%），但生物活性却是T4的4倍左右，是体内主要发挥生理效应的甲状腺激

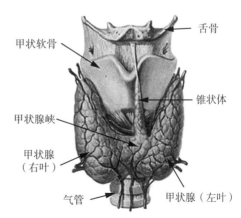

图1 甲状腺解剖示意

素。通常情况下，T4是经外周组织脱碘变成T3后发挥生理效应的。

血液中绝大部分T3和T4都是以结合状态存在的，但真正具备生物活性的是游离T3（即FT3）和游离T4（即FT4），因此，FT3、FT4能更直接、更准确地反映患者甲状腺的功能状态。

甲状腺激素具有非常广泛而重要的生理作用，是促进新陈代谢与生长发育、维持人体正常生命活动不可或缺的重要物质。当甲状腺激素分泌"过剩"或"不足"时，就会导致甲状腺功能亢进（简称甲亢）或甲状腺功能减退（简称甲减）。甲亢主要表现为交感神经兴奋性增高和机体高代谢症状，如怕热、多汗、皮肤潮湿、多食、消瘦、心悸、震颤、腹泻、焦虑、失眠等；甲减主要表现为交感神经兴奋性降低和机体低代谢症状，如畏寒怕冷、体温降低、心率减慢、腹胀、便秘、脱发、黏液性水肿、虚胖、记忆力减退、情绪低落、精神萎靡、嗜睡等。尤其需要警惕的是婴幼儿期甲减，其会影响大脑及骨骼生长发育，致使孩子智力低下、身材矮小，也就是我们常说的呆小病。

正常情况下，甲状腺既看不见也摸不着，因而人们常忽视它的存在。如果某一天，您发现自己颈部增粗，眼球突出，格外怕冷或怕热、情绪烦躁或低落，要想到可能是甲状腺出了问题，要提醒自己应该及时就医了。

（王建华）

2. 小小甲状腺，关乎大健康

［要点聚焦］

甲状腺激素的作用非常广泛，对全身各个系统均起着重要的调节作用，一旦出现异常，将会影响到身体的方方面面，引起各种各样的健康问题，正可谓："小小甲状腺，关乎大健康"。

甲状腺被比作身体的"发电厂"，是人体重要的代谢调节器官，其主要作用是生产、储存和分泌甲状腺激素。

说到激素，人们首先想到的往往是糖皮质激素、性激素等，甲状腺激素虽然也属于激素大家族中的一员，但与人们印象中的这些激素不同，其作用非常广泛：可以促进机体新陈代谢，增强交感神经兴奋性，促进儿童正常生长发育，尤其对婴幼儿的大脑及骨骼发育具有极其重要的作用。

不仅如此，甲状腺激素还对全身多个系统（如循环系统、消化系统、生殖系统、神经系统等）的生理功能起着重要的调节作用，人体很多生理活动，如代谢快慢、体温高低、心率快慢、肠胃蠕动、情绪变化、生长发育等都与甲状腺激素息息相关。一旦甲状腺激素分泌过多或不足，往往会牵一发而动全身，影响全身各个器官系统，产生巨大的"蝴蝶效应"。

1. 情绪或精神异常　甲状腺激素增多（甲亢），可导致交感神经兴奋，患者会出现激动、亢奋、焦虑、烦躁、失眠等情绪改变，严重者甚至会出现躁狂、幻觉等精神异常；相反，甲状腺激素过少（甲减），患者会出现情绪低落、反应迟钝、少言寡语、记忆力减退、表情淡漠、精神抑郁、嗜睡甚至昏迷。

2. 心血管病变　心脏是甲状腺激素的重要靶器官，甲亢可引起心率加快、血压升高、心房颤动（简称房颤）、心力衰竭（简称心衰），导致甲亢性心脏病；甲减可引起心动过缓、心脏收缩无力、心肌肥厚及心包积液，导致甲减性心脏病。

3. 胃肠功能紊乱　甲状腺激素可刺激肠道蠕动，因此，甲亢患者会因胃肠蠕动加快引起大便次数增多甚至腹泻，甲减患者则因胃肠道蠕动减慢而出现腹胀、便秘。

4．体温异常 甲状腺激素可以促进代谢、增加产热。甲亢会导致患者体温升高、怕热、多汗、皮肤潮湿；相反，甲减会导致患者畏寒怕冷、少汗、皮肤干燥，严重者体温也会下降。

5．消瘦或肥胖 甲亢使机体新陈代谢增强，患者尽管吃得很多，身体却日渐消瘦，而甲减可使机体新陈代谢减慢，导致身体发胖。

6．疲乏无力 甲亢和甲减均可导致全身乏力、容易疲劳。

7．月经紊乱、不孕不育 甲亢和甲减均可引起月经不调及排卵障碍，导致女性不孕；即便妊娠，也容易出现流产或死胎。

8．水肿 甲状腺功能异常可引起水肿，其中，又以甲减引起的水肿较为多见，多发生于颜面及下肢。与一般水肿不同，甲减患者的水肿是由黏蛋白在皮下沉积引起，按之无凹陷，我们称之为黏液性水肿。

9．血脂异常及贫血 甲减还可致脂质代谢减慢及机体造血功能下降，导致血脂升高及贫血。

10．儿童呆小病 甲状腺激素对胎儿和儿童大脑及骨骼发育至关重要。如果孕妇甲状腺激素水平低下，将会严重影响胎儿的生长发育，致使宝宝出生后智力低下、身材矮小，称为先天性甲状腺功能减退症，俗称呆小病。

甲状腺虽然个头不大，其作用却不可低估，并且影响往往是全身性的，正可谓"小小甲状腺，关乎大健康"。

（王建华）

3．甲状腺激素是怎样合成的

[要点聚焦]

甲状腺滤泡细胞摄入碘和氨基酸，并在甲状腺过氧化物酶（TPO）的催化作用下，经过碘的活化、酪氨酸的碘化和碘化酪氨酸的偶联等步骤，最终合成甲状腺激素（T3、T4），储存在滤泡腔的胶质中，并根据机体调控释放入血。

甲状腺激素是由甲状腺合成、储存和分泌的，碘和酪氨酸是合成甲状腺激素的主要原料。正常情况下，人体每天摄取 100 ～ 200μg 碘，其中的大部分被甲状腺摄取，进入甲状腺滤泡上皮细胞内的碘（实际是碘化物），在过氧化物酶的氧化作用下变成活化的碘（即活性碘），活性碘进入滤泡腔与甲状腺球蛋白上的酪氨酸残基结合，生成一碘酪氨酸和二碘酪氨酸，两个二碘酪氨酸偶联成一个四碘酪氨酸（T4），一个二碘酪氨酸和一个一碘酪氨酸偶联成一个三碘酪氨酸（T3）。由此可知，甲状腺激素的合成需要经过碘的摄取、碘的活化、酪氨酸碘化以及碘化酪氨酸偶联这几个步骤。其中，碘的摄取及活化是在甲状腺滤泡细胞内完成的，酪氨酸碘化以及碘化酪氨酸偶联则是在滤泡腔内的甲状腺球蛋白分子上进行的。

在甲状腺球蛋白表面上合成的甲状腺激素储存在滤泡腔的胶质中，当机体需要时，在溶酶体作用下，碘化甲状腺球蛋白被水解酶分解形成大量的 T4 和少量 T3，然后被释放入血，随血液运输到全身发挥作用。

甲状腺分泌的激素主要是 T4，占甲状腺激素总量的 90% 以上，但 T4 几乎最终都会在外周组织经过脱碘酶的作用转变为 T3，血液中大部分（80%）T3 都是由 T4 转化而来。

血液中的甲状腺激素绝大多数（99%）与血浆中甲状腺素结合球蛋白（TBG）结合，游离的甲状腺激素（即 FT3、FT4）仅占极少数。虽然结合型甲状腺激素在血液中占了绝大多数，但真正具有生物活性的却是游离甲状腺激素（FT3、FT4）。

甲状腺激素的代谢产物主要经过肾脏排泄，少部分经过胆汁排入肠道，由粪便排出。

（王建华）

4. 如何调节甲状腺激素的分泌

［要点聚焦］

血液中甲状腺激素的稳态主要有赖于下丘脑-垂体-甲状腺轴的负反馈调节。此外，碘的摄入量对甲状腺功能也具有直接调节作用。

甲状腺是生产甲状腺激素的"工厂"，但生产多少并不能完全"自主"，还要接受下丘脑和垂体两个"上级主管部门"的调控。

为了维持机体正常的代谢活动，血中甲状腺激素水平应保持相对稳定。正常人的甲状腺每天分泌80～100μg的甲状腺激素（包括T3、T4，T4占绝大部分），甲状腺激素分泌过多或不足都将引起机体代谢紊乱，而甲状腺激素的分泌量之所以能保持相对恒定，有赖于下丘脑-垂体-甲状腺轴的负反馈调节（图2）。

下丘脑是我们大部分内分泌腺的"最高行政长官"。在正常条件下，当人体的温度感受器受到寒冷等刺激时，相应的神经冲动传到下丘脑，由它向"中层领导"——腺垂体（即垂体前叶）发出"指令"［即促甲状腺激素释放激素（TRH）］，然后再由垂体下达"指令"［即促甲状腺激素（TSH）］给甲状腺，最后由甲状腺合成并分泌甲状腺激素。当血液中甲状腺激素浓度升高后，通过负反馈作用，对腺垂体分泌TSH、下丘脑分泌TRH进行抑制，从而使甲状腺激素分泌不至于过高；而当血中甲状腺激素浓度降低时，它对下丘脑及腺垂体的负反馈作用减弱，TRH及TSH分泌增加，促使甲状腺激素分泌增加。正是凭借这样的负反馈调节机制，使体内甲状腺激素水平得以保持相对稳定。

甲状腺激素（包括T3、T4）的分泌受垂体分泌的TSH的调节，当甲状腺功能发生改变时，TSH的变化往往早于T3、T4的变化。例如，当亚临床甲亢时，首先表现为TSH降低，而T3、T4正常；亚临床甲减时，首先表现为TSH升高，而T3、T4正常。因此，TSH是诊断甲状腺功能异常最灵敏的指标。当发生甲亢时，TSH首先降低，然后依次出现游离T3（FT3）、总T3（TT3）、游离T4（FT4）

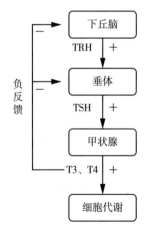

图2　下丘脑－垂体－甲状腺激素调节示意

注：+表示正反馈。

和总T4（TT4）升高；当发生甲减时，TSH首先升高，然后依次出现FT4、TT4、FT3和TT3逐渐降低（图2）。

此外，碘营养状态对甲状腺功能具有直接调节作用，当碘摄入不足时，甲状腺对碘的摄取以及合成甲状腺激素的能力代偿性增强；当碘摄入过量时，甲状腺摄碘能力会明显下降甚至完全消失，这种过量的碘抑制甲状腺激素合成的效应称为碘阻滞效应。但是，当碘过量摄入持续一定时间后，碘阻滞效应又会消失，甲状腺激素的合成再次增加。

（王建华）

5. 导致甲状腺疾病的病因有哪些

［要点聚焦］

导致甲状腺疾病的病因很多，可分为遗传因素和环境因素两大类，后者包括饮食因素、感染因素、精神因素、医源性因素、免疫因素等。

近年来，罹患甲状腺疾病的人越来越多，甲状腺疾病已成为仅次于糖尿病的第二大内分泌疾病，那么，导致甲状腺疾病人群快速增多的病因到底有哪些呢？

1. 自身免疫因素　最常见的当数慢性淋巴细胞性甲状腺炎，又称桥本甲状腺炎，这是一种自身免疫性甲状腺疾病，可引起甲状腺功能减退症。还有毒性弥漫性甲状腺肿，即临床上常说的甲亢，主要由自身免疫紊乱和精神刺激引起。

2. 精神心理因素　长期工作压力过大、精神高度紧张、饮食睡眠不规律等，可引起内分泌功能紊乱，导致甲亢等内分泌疾病。

3．碘源性因素 碘是合成甲状腺激素的重要物质，碘摄入不足可引起甲状腺肿、甲状腺功能减退、甲状腺结节等；而碘摄入过量，可引起碘源性甲亢。

4．家族遗传因素 许多甲状腺疾病的发生与遗传有关，如甲状腺髓样癌以及甲状腺激素抵抗综合征往往都有明显的家族史。另外，家族遗传性酶缺陷可引起甲状腺激素合成障碍，导致甲状腺肿及甲减。

5．医源性因素 手术、^{131}I、应用抗甲状腺药物等，可引起甲状腺功能减退；而服用甲状腺激素过量，可引起药源性甲亢。

6．电离辐射 儿童时期曾接受过量放射线照射，日后甲状腺癌风险升高。

7．其他因素 感染可引起急性甲状腺炎，垂体肿瘤可引起垂体性甲亢，发育不良可引起甲状腺先天异常。

（王建华）

6．做自身甲状腺健康的第一责任人
——如何与甲状腺友好相处

［要点聚焦］

每个人都是自己健康的第一责任人，生活方式对各种慢病的影响占50%～70%。如果甲状腺疾病患者不能改变生活方式，不能健康饮食，不能自我减压，不能规律作息，再好的药物也无法使疾病治愈。那么，我们应该如何调整生活方式改善自身健康呢？

古人云："正气存内，邪不可干，急则治标，缓则治本。"我们每个人都是自己健康的第一责任人。疾病的治愈主要靠我们自身的免疫力和修复能力，需要均衡的营养、适当的运动、充足的睡眠和平和的心态，需要远离或消除各种有害因素（毒素、过敏原、病原体、压力等），纠正我们身体的生理失衡，这样才能重获健康。

1．得了甲状腺疾病要不要"忌口" 记得小时候一生病，大人就会让忌口，不让吃辛辣刺激的食物，不让吃牛羊肉、鱼虾海鲜等，要饮食清淡容易消化，如果不注意忌口，病情就容易反复。那么"发物"与甲状腺疾病有关吗？中医所谓的"发物"，我认为就是某些吃了之后会产生不良反应的食物。

桥本甲状腺炎是一种自身免疫性甲状腺疾病，几乎所有自身免疫病患者都或多或少对某些食物比较敏感或不耐受，而与桥本甲状腺炎发生最为密切相关的就是对"麸质"的敏感，麸质其实就是大家经常说的"面筋"，是在小麦、黑麦和大麦以及人造小黑麦中发现的一组蛋白质的统称。这种蛋白质起到"胶水"作用，使这些食材在制作过程中更能黏在一起，让食物更有嚼劲。由于麸质蛋白的结构与甲状腺组织非常类似，有些人存在麸质过敏，其体内产生的针对麸质蛋白的抗体同时也攻击自身甲状腺，由此可能导致桥本甲状腺炎。

另外，现代人虽然饮食极大的丰富，但是很多人偏食或吃的过于精细，导致营养元素（如碘）过量或不足，这些均与甲状腺疾病的发生有很大的关系。我们要去找到适合自己的饮食方式和饮食结构。

2．肠道与甲状腺的恩恩怨怨　　肠道不仅仅是消化、吸收营养物质的器官，更是一个重要的免疫器官，我们身体70%的免疫细胞在肠道，而肠道菌群是我们免疫系统的驯化师，几乎所有涉及免疫失衡的疾病都与肠道菌群或者肠道功能失衡有关。

研究发现：在健康人群与自身免疫性甲状腺疾病患者的肠道菌群种类和数量上是存在显著差异的。比如，在Graves病患者中，双歧杆菌及乳酸杆菌显著减少，而肠球菌的数量明显增加。在桥本甲状腺炎患者中，放线菌数量显著增加，乳酸菌和双歧杆菌菌属数量下降较多。乳酸菌数目在甲状腺结节和甲状腺癌患者肠道内明显减少，而乳酸菌对肠道净化调节和甲状腺抗氧化有重要的作用。通过补充益生菌、改善肠道菌群，对自身免疫性甲状腺炎的抗体滴度下降是有益的。

肠道通透性增加可引起"肠漏"（不是肠瘘），由于肠道屏障出现异常，许多本应被阻挡在外的有害物质，通过"渗漏"的肠道壁进入血液，有可能对甲状腺造成伤害。很多桥本甲状腺炎的患者通过修复肠道，可以明显降低甲状腺相关自身抗体的水平，改善机体的免疫状态。

主要干预方式有：调整饮食结构，抗生素或植物杀菌剂消灭致病菌，补充益生菌、益生元、合生元，或者进行粪菌移植，就是将健康人的肠道菌群移植给患病的人。

3. 压力也是导致甲状腺疾病的主要元凶之一　研究表明：长期压力过大是导致现代人各种慢病发病率、死亡率快速上升的主要元凶之一，而甲状腺也是对压力非常敏感的器官之一，几乎90%以上的自身免疫性甲状腺炎的患者都是擅长自我加压，做事比较追求完美的人，很多自身免疫病患者在疾病确诊之前都有一个明确的压力刺激事件，所以压力在甲状腺疾病在自身免疫性疾病的作用是毋庸置疑的。

长期慢性的压力对机体免疫系统是一种毁灭性的打击，多种甲状腺疾病，如Graves病、桥本甲状腺炎等均与长期慢性压力导致免疫系统的失衡有关。尤其是处于青春期的人群，他们内分泌轴正处于活跃的生长发育期，而情绪的稳定性和抗压能力又比较弱，极易受到学习压力、精神刺激等负面情绪的影响，诱发甲状腺激素分泌过多的高代谢症状。通过适当的运动、冥想、正念练习等方式调节压力，学会放松。

（金云峰）

第二章　辅助检查

正常情况下，甲状腺很小，看不见、摸不着。甲状腺疾病早期症状往往比较隐匿而且缺乏特异性，因此，辅助检查对于甲状腺疾病的诊断就显得格外重要。事实上，许多甲状腺疾病（如甲状腺结节等）都是在查体时被偶然发现的。那么，针对甲状腺疾病的检查项目有哪些？怎样合理选择？多久复查一次？如何读懂甲状腺功能报告及甲状腺超声报告？所有这些都是患者亟须了解的，通过阅读本章，相信可以找到满意的答案。

1. 甲状腺的相关检查如何选择

［要点聚焦］

甲状腺的相关检查主要包括实验室检查、影像学检查、核医学功能检查以及甲状腺穿刺细胞学检查等，每一项检查都有各自的临床意义，需要根据患者的具体病情，合理选择。

［临床实例］

护士小刘体检时发现甲状腺右叶有一个0.8cm×0.7cm的结节，TI-RADS分级为3级。B超医生告诉她良性结节可能性大，但也不能完全排除恶性，建议她定期随访。刘护士听后心里非常紧张，马上打电话问我是否需要做个甲状腺CT？CT是不是比超声看得更清楚？我告诉她，甲状腺位置表浅，超声检查在甲状腺疾病的诊断方面具有准确、简便、安全、经济的特点，比CT更具优势，像她这种情况半年到1年复查一次甲状腺超声即可，暂时没有必要做CT检查。

像刘护士这样的例子，临床并不少见，这就涉及甲状腺相关检查的合理选择。甲状腺的相关检查主要包括实验室检查、影像学检查、核医学功能检查以及甲状腺穿刺细胞学检查等，每一类检查的侧重点都不一样，涉及形态结构、功能状态、良恶性质以及病因溯源等诸多方面，并且每项检查都有各自的目的及优缺点。下面就来简单介绍一下有关检查的临床意义，以及如何在临床工作中合理选用。

1. 实验室检查

（1）甲状腺功能：甲功检查包括总三碘甲状腺原氨酸（TT3）、血清总甲状腺素（TT4）、游离三碘甲状腺原氨酸（FT3）、游离甲状腺素（FT4）、促甲状腺激素（TSH）。

（2）甲状腺自身抗体：包括甲状腺过氧化物酶抗体（TPOAb）、甲状腺球蛋白抗体（TgAb）和促甲状腺激素受体抗体（TRAb）等，甲状腺自身抗体阳性说明患者存在甲状腺自身免疫紊乱，这项检查主要用于明确甲状腺疾病的病因。如果患者 TPOAb、TgAb 显著升高，提示桥本甲状腺炎；如果患者 TRAb 显著升高，则高度提示 Graves 病。

（3）甲状腺球蛋白：甲状腺球蛋白（Tg）由甲状腺滤泡上皮细胞分泌，是反映甲状腺组织存量及合成功能的重要指标。正常情况下可有很少量的甲状腺球蛋白释放入血（<40μg/L）。甲状腺全切患者的甲状腺球蛋白通常很低，甚至完全测不到。如果甲状腺癌患者甲状腺全切术后血清甲状腺球蛋白水平进行性升高，提示肿瘤复发或转移，因此，甲状腺球蛋白常被作为分化型甲状腺癌术后复发的监测指标。

（4）降钙素：是由甲状腺滤泡旁细胞（C 细胞）分泌产生的一种调节钙磷代谢的激素。若降钙素升高（>100pg/ml）高度提示甲状腺髓样癌。临床上，降钙素常与癌胚抗原（CEA）一起，用于甲状腺髓样癌的诊断及术后随访。

（5）红细胞沉降率（ESR）：简称血沉，炎症因子检查之一。亚急性甲状腺炎（简称亚甲炎）患者的血沉往往显著升高（>50mm/h）。

此外，血常规、肝功能、血脂等也是甲状腺疾病的常规检查项目，例如，甲亢可导致白细胞减少及肝功能异常，甲减可导致贫血及高脂血症。

2. 核医学功能检查　核医学功能检查主要包括甲状腺摄碘率测定和甲状腺核素显像。妊娠及哺乳期妇女禁行相关检查。

（1）甲状腺摄碘率测定：是制订 ^{131}I 甲亢治疗剂量的一个重要参数，并可以了解患者甲状腺的功能状态。

(2) 甲状腺核素显像：核素显像包括^{99m}Tc甲状腺显像和^{131}I全身显像，前者常用于毒性甲状腺腺瘤的诊断以及Graves病与亚急性甲状腺炎、Graves病与亚急性淋巴细胞性甲状腺炎的鉴别诊断，此项检查一般无须特殊设备（图3）。^{131}I全身显像可与甲状腺素结合球蛋白测定相结合，用于监测分化型甲状腺癌术后的复发及转移。检查前需进行低碘及升高TSH准备（停服甲状腺激素）。

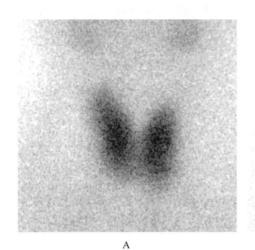 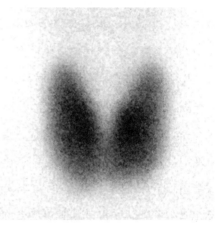

A   B

图3 正常人（A）及甲亢患者（B）^{99m}Tc甲状腺显像

3．常规影像学检查

(1) 甲状腺超声检查：超声是检查甲状腺形态及甲状腺结节最常用的检查方法，主要用于了解：①甲状腺形态。②探测甲状腺结节的数目、大小、形态、边界、囊实性、有无钙化等，初步判断结节的良恶性质。③明确颈部淋巴结的情况。④为甲状腺结节穿刺定位。单就检查甲状腺而言，超声检查比CT与磁共振成像（MRI）的诊断价值更高，更加便捷和经济，应作为首选。

(2) CT或MRI检查：由于CT或MRI对甲状腺结节的诊断价值并不优于超声检查，故不推荐用于甲状腺结节的首选检查，但CT或MRI可以清楚显示肿瘤与周围组织（如气管、食管、血管、神经等）的位置关系，明确癌肿侵犯的范围，从而为外科手术提供参考。需注意，甲亢患者慎用增强CT。

4. 甲状腺细针穿刺细胞学检查　无论是甲状腺超声，还是其他影像学检查（如CT、MRI），均无法百分之百地明确结节的良恶性，只能对结节做出可疑恶性或高度可疑恶性的推测。

甲状腺细针穿刺细胞学检查是目前术前鉴别良、恶性甲状腺结节的金标准。

由于正常的甲状腺体积很小，看不见、摸不着，临床上大多数甲状腺疾病很难单纯通过病史、症状及触诊得到明确诊断，这就需要医生根据每个患者的具体情况，合理选择检查项目。

（王建华　宋娟娟）

2. 如何读懂甲功报告

［要点聚焦］

甲状腺检查报告通常包括两部分内容：一部分是甲状腺功能（包括TT3、TT4、FT3、FT4、TSH），另一部分是甲状腺自身抗体（主要包括TPOAb、TgAb、TRAb等）。这些检查指标，除了可以间接反映甲状腺的功能状态，还可在一定程度上揭示甲状腺疾病的病因。

一份完整的甲状腺检查报告通常包括两部分内容：一部分是甲状腺功能（包括TT3、TT4、FT3、FT4、TSH），另一部分是甲状腺自身抗体（主要包括TPOAb、TgAb、TRAb等）。面对甲功化验单上那些上上下下的箭头，不光患者一头雾水，就连一些基层医生也是似懂非懂。那么，化验单上各项指标的高低代表什么含义？应该如何结合患者病史合理解读呢？

一、甲功各项指标的临床意义

1. 血清甲状腺激素　甲状腺激素是反映甲状腺功能状态的重要指标，包括甲状腺素（T4）和三碘甲状腺原氨酸（T3），其中，T4全部是由甲状腺分泌，T3仅20%是由甲状腺分泌，其余80%是由T4在外周组织中脱碘转化而来。T3

和T4的生理活性不一样，T3的生理活性是T4的4倍，绝大多数T4需要转化为T3后才能发挥生理效应。T4的半衰期为7天，T3的半衰期为1.5天。

甲状腺激素以结合型和游离型两种形式存在，绝大部分（99%以上）甲状腺激素是以与血浆蛋白（主要是甲状腺素结合球蛋白，TBG）结合的形式存在，只有少量甲状腺激素处于游离状态。结合型甲状腺激素是激素的贮存和运输形式，游离型甲状腺激素（FT3、FT4）才是激素的活性形式。

血清TT3和TT4为结合型和游离型激素之和，其测定结果受血清甲状腺素结合蛋白（TBG）的影响，在TBG升高时（如妊娠期、雌激素治疗、服避孕药等），TT3、TT4升高；在TBG降低时（如雄激素及糖皮质激素治疗、肾病综合征、肝硬化等），TT3、TT4降低。而游离甲状腺激素（包括FT3、FT4）不受TBG浓度变化的影响，因而更能真实反映受检者的甲状腺功能状态。但由于血中FT3、FT4的含量甚微，测定结果的稳定性不如T3、T4，因此，目前还不能完全用FT3、FT4取代TT3、TT4。

一般说来，FT3与FT4的变化是一致的，甲亢（指原发性甲亢）时二者升高，甲减（指原发性甲减）时二者降低，但在某个阶段，二者可能不完全同步。例如，甲亢时，血清FT3升高通常比FT4升高出现更早，故FT3对早期甲亢以及甲亢复发的诊断更为敏感；甲减时，往往最先表现为FT4降低，而FT3可以正常（这是因为TSH升高，可以促进T4向T3转化，故早期甲减患者FT3可以是正常的），故FT4对早期甲减的诊断更加敏感。

（1）甲状腺激素（T3、T4）升高：主要见于甲亢、高TBG血症（妊娠、口服雌激素或避孕药）、亚急性甲状腺炎早期、甲状腺激素抵抗综合征、某些药物等。

（2）甲状腺激素（T3、T4）降低：主要见于甲减、低TBG血症（肾病综合征、慢性肝病等）等。

2. 促甲状腺激素　促甲状腺激素（TSH）由腺垂体分泌，其主要作用有：①刺激甲状腺分泌甲状腺激素（TH）。②促进甲状腺组织的增生。

促甲状腺激素（TSH）是反映甲状腺功能最敏感的指标，在甲状腺功能异常的早期，TSH往往先于甲状腺激素（T3、T4）向我们发出"报警信号"，而当T3、T4发生变化时，TSH的变化往往已经非常显著了。FT3、FT4正常，TSH减低，称为亚临床甲亢，预示将要发生甲亢；FT3、FT4正常，TSH升高，称为亚临床甲减，预示将要发生甲减。因此，TSH是甲状腺功能初筛的最佳指标。

TSH受甲状腺激素的负反馈调节，当甲状腺激素升高时，TSH降低；当甲状腺激素降低时，TSH升高。需要指出的是，二者之间的这种"负相关"关系，只适用于原发性甲亢或甲减，而不适用于垂体性甲亢或甲减，后者通常呈"正相关"关系。例如，垂体性甲亢患者，由于垂体腺瘤具有自主分泌功能，不受甲状腺激素的反馈性抑制，故往往表现为FT3、FT4升高，TSH也升高；垂体性甲减患者，往往是TT4和FT4降低，而TSH降低或不升高。

（1）TSH升高：主要见于原发性甲减（或亚临床甲减）、垂体性甲亢（又称垂体TSH腺瘤）、异位TSH分泌综合征。

（2）TSH降低：原发性甲亢（或亚临床甲亢）、药物性甲亢（又称医源性甲亢）、垂体性甲减、下丘脑性甲减。

3．甲状腺过氧化物酶抗体和甲状腺球蛋白抗体　TPOAb、TgAb升高表示甲状腺存在自身免疫性炎症，临床主要用于明确甲减的病因。如果患者甲状腺TPOAb、TgAb水平显著升高，无论甲功是否正常，均高度提示是慢性淋巴细胞性甲状腺炎（即桥本甲状腺炎）。

需要说明的是，甲状腺自身抗体水平高低与甲状腺疾病的严重程度并无直接关系，因此，患者不必太在意抗体水平高低，临床通常也不将上述抗体转阴作为治疗的目标，并且目前也没有降低抗体滴度的特效药物。

4．促甲状腺激素受体抗体　TSH受体抗体（TRAb）有3种亚型，其中，临床意义较大的是TSH受体刺激性抗体（TSAb）、TSH（TBAb）。

TSAb是Graves病的致病性抗体，其阳性对Graves病的诊断及预后判断具有重要价值，还是决定甲亢患者能否停药的重要参考依据。此外，TSAb还可以通过胎盘导致新生儿甲亢，因此，孕妇TSAb阳性对预测新生儿甲亢具有重要价值。但由于TSAb检测条件复杂，未能在临床广泛开展，考虑到甲亢时

TRAb中绝大部分为TSAb，因此，目前往往把TRAb阳性视作TSAb阳性。

TSBAb可以阻断TSH对甲状腺滤泡上皮细胞的刺激，使甲状腺激素分泌减少，在自身免疫性甲状腺炎（如桥本甲状腺炎）的发病机制中起重要作用。

5．甲状腺球蛋白 甲状腺球蛋白（Tg）由甲状腺滤泡上皮细胞合成、分泌并储存在甲状腺滤泡腔内，是反映甲状腺合成功能和甲状腺组织存量的重要指标。正常情况下只有很少量的Tg释放入血，因此，常规检测中Tg含量很低（＜40μg/L），甲状腺全切患者的Tg常低于5μg/L甚至完全测不到。临床上可以通过观察Tg的动态变化来评估手术疗效，监测分化型甲状腺癌全切术后是否有复发或转移。随访中如果发现患者血清Tg水平再次回升，往往提示复发或转移，若降低到无法测出，则提示预后良好。

需要指出的是，由于Tg结果受TgAb的干扰很大，因此，Tg的检测应在TgAb阴性的前提下才能做出准确的判断。

6．降钙素 降钙素是由甲状腺滤泡旁细胞（C细胞）分泌的一种激素，主要作用是调节钙磷代谢。降钙素升高是诊断甲状腺髓样癌的重要依据。

7．其他 甲状腺激素缺乏使得胆固醇合成大于胆固醇分解，故甲减患者往往血清胆固醇明显升高。此外，甲减患者的一些血清酶，如磷酸肌酸激酶和乳酸脱氢酶往往也是升高的，但这些指标只是用于治疗前后的比较，不能作为诊断标准。

二、甲功常见组合的临床意义

甲状腺功能检查是甲亢或甲减诊断、疗效判定、甲亢复发、确定停药的重要依据，其重要性不言而喻，临床常见的甲功组合如下（表1）。

1．TT3、TT4、FT3、FT4升高，TSH降低 这种情况属于原发性甲亢或一过性甲状腺毒症，主要见于Graves病、毒性甲状腺腺瘤、早期亚急性甲状腺炎或早期桥本甲状腺炎。除典型甲亢外，目前临床上还有T3型甲亢（TSH降低，TT3、FT3升高，而TT4、FT4正常）和T4型甲亢（TSH降低，TT4、FT4升高，而TT3、FT3正常）。

表1 甲状腺功能判断表

疾病	TSH	TT3	TT4	FT3	FT4
原发性甲亢	↓	↑	↑	↑	↑
亚临床甲亢	↓	—	—	—	—
中枢性甲亢（垂体TSH腺瘤）	↑	↑	↑	↑	↑
T3型甲亢	↓	↑	—	↑	—
T4型甲亢	↓	—	↑	—	↑
原发性甲减	↑	↓	↓	↓	↓
亚临床甲减	↑	—	—	—	—
垂体性甲减（继发性）	↓	↓	↓	↓	↓
下丘脑性甲减（继发性）	↓	↓	↓	↓	↓

2．TT3、TT4、FT3、FT4正常，TSH降低 这种情况属于亚临床甲状腺毒症。导致亚临床甲状腺毒症的病因很多，可能是一过性的轻度甲状腺毒症（如亚甲炎早期），也可能是Graves病的前期。因此，患者应进一步地检查，以便明确亚临床甲状腺毒症的病因，同时要注意定期复查甲功。

3．TT3、TT4、FT3、FT4降低，TSH升高 这种情况属于原发性甲状腺功能减退（简称甲减），主要见于桥本甲状腺炎、甲状腺切除术后、[131]I治疗后等情况。

4．TT3、TT4、FT3、FT4正常，TSH升高 这种情况属于亚临床甲减。升高的TSH会刺激甲状腺增生和代偿性甲状腺激素分泌增加，以维持血中甲状腺素的正常。亚临床甲减患者将来有可能进展为临床甲减，但亚临床甲减是否需要补充甲状腺素，还要听从医生的建议，视具体情况而定。

5．TT3、TT4、FT3、FT4升高，TSH升高 这种情况最可能是中枢性甲亢（如垂体TSH腺瘤），但也不排除是甲状腺激素抵抗综合征（RTH）。

6．TT3、TT4、FT3、FT4降低，TSH降低或正常　这种情况属于中枢性甲状腺功能减退，一般见于产后大出血导致脑垂体缺血、坏死所致的希恩综合征或淋巴细胞性垂体炎。

7．TT3、TT4、FT3、FT4、TSH均正常，甲状腺自身抗体增高　甲状腺自身抗体主要包括甲状腺过氧化物酶抗体（TPOAb）和甲状腺球蛋白抗体（TgAb），这两类抗体与甲状腺组织免疫性损伤密切相关，是诊断自身免疫性甲状腺疾病（特别是桥本甲状腺炎）的重要参考指标。一般说来，甲功正常、单纯甲状腺自身抗体增高者（孕妇除外）可以先观察，不需要做特殊处理。

三、临床出现哪些情况时需要及时化验甲功

(1) 有甲亢或甲减的症状时。

(2) 甲亢甲减治疗的过程中或复查时。

(3) 感觉颈部突然增粗或体检发现颈部肿块时。

(4) 甲状腺B超发现甲状腺结节或其他异常时。

(5) 服用含碘药物前后。

(6) 备孕时或妊娠早期时。

（王建华）

3. 甲状腺自身抗体升高说明什么？要不要治疗

［要点聚焦］

　　甲状腺自身抗体检查主要用于明确病因、辅助诊断以及预后判断。抗体滴度水平高低与病情严重程度之间并不能画等号。甲状腺疾病的治疗目标不是让抗体（主要指TPOAb、TgAb）转阴，而是纠正甲功异常。

　　临床上，甲功（T3、T4、TSH）正常而甲状腺抗体（如TPOAb、TgAb）升高的现象并不少见，经常有患者为此到门诊咨询：这些抗体分别表示什么意义？抗体水平显著升高是否说明病情非常严重？怎样才能让抗体转阴？接下来，我们就来说说关于甲状腺自身抗体那些事。

一、甲状腺自身抗体究竟为何

甲状腺自身抗体是由于自身免疫紊乱产生的针对甲状腺某些成分的免疫球蛋白，主要分为两大类：一类是针对甲状腺细胞内容物的抗体，包括TPOAb和TgAb；另一类是针对甲状腺细胞表面TSH受体的抗体，即TRAb。

二、甲状腺自身抗体升高的临床意义

1．TPOAb、TgAb升高的临床意义　TPOAb和TgAb均为自身免疫性甲状腺疾病（AITD）的标志性抗体，二者经常"狼狈为奸"、联手攻击甲状腺细胞，这两个抗体的临床意义如下。

（1）这两项抗体显著升高，多见于自身免疫性甲状腺疾病，是临床诊断桥本甲状腺炎的主要指标。

（2）TPOAb和TgAb阳性有可能对孕妇及胎儿发育产生不良影响，增加孕妇流产风险。

（3）一般认为，TPOAb、TgAb强阳性常提示患者日后进展为甲减的风险较高，因此，这类患者需要定期监测甲功。

（4）TgAb还可作为分化型甲状腺癌的监测指标。正常情况下，分化型甲状腺癌患者TgAb水平会在甲状腺根治术后逐渐降低并转阴。如果TgAb再次升高，往往提示肿瘤复发。

2．TRAb升高的临床意义　TRAb是一组多克隆抗体，主要包括TSAb和TBAb，前者与自身免疫性甲状腺功能亢进（即Graves病）的发病有关，而后者与自身免疫性甲状腺功能减退（如桥本甲状腺炎）的发病有关。目前大多数医院不能分别检测这两个抗体，往往测的是总的抗体，即TRAb。当甲亢时，TRAb中的绝大部分为TSAb，因此，我们检测TRAb水平可以代表TSAb。

（1）TRAb阳性是Graves病的主要诊断依据。Graves病患者TRAb阳性率可达95%以上，而其他原因引起的甲状腺毒症（如早期亚急性甲状腺炎）TRAb一般为阴性，因此，TRAb常用于甲亢的病因筛查。

（2）TRAb可作为Graves病复发风险评估以及能否停药的参考依据。Graves病患者经过治疗甲功恢复正常后，如果TRAb也随之转为阴性，则停药后复发的可能性较小；如果TRAb仍持续阳性，则停药后复发的可能性较大。

（3）TRAb可用于预测新生儿甲亢。TRAb能够通过胎盘，刺激胎儿甲状腺，引起新生儿一过性甲亢（发生率1%～2%）。因此，对患有Graves病的孕妇检测TRAb，有助于预测新生儿甲亢，指导是否有必要对新生儿进行筛查或治疗。

（4）TRAb阳性有助于甲功正常的Graves眼病的诊断。临床上有些突眼患者，虽然甲功正常，但只要TRAb呈强阳性，同样提示可能为Graves眼病。

三、甲状腺自身抗体的局限性

（1）TPOAb和TgAb在健康人（尤其是女性或老年人）中也可能存在，只不过是滴度较低（弱阳性）而已，因此，这两项抗体轻度升高的临床意义不大，无须过度担心。

（2）甲状腺自身抗体（TPOAb、TgAb、TRAb等）的特异性不强，不同甲状腺疾病之间（如Graves病与桥本甲状腺炎之间）存在重叠交叉。因此，不能仅凭自身抗体这一项就得出诊断结论，还要结合患者病史、临床表现、甲功化验结果、甲状腺超声、甲状腺吸碘率、甲状腺功能显像以及细胞学检查结果，综合分析和判断。

（3）甲状腺自身抗体水平高低与甲状腺疾病的严重程度没有直接关系。例如，在桥本甲状腺炎的晚期，当甲状腺滤泡广泛萎缩退化后，抗体水平甚至可以不高。

四、甲状腺自身抗体高一定就是甲状腺疾病

临床上，有许多人查体时发现甲状腺自身抗体升高而甲状腺功能正常，是不是由此就可以断定患者患了甲状腺疾病呢？答案是不一定。因为部分正常人

也可以有甲状腺自身抗体轻度升高。另外，甲状腺自身抗体对人体的攻击是因人而异的，如果甲状腺功能正常，即使甲状腺自身抗体很高，也是不需要用药的，但应定期复查。毕竟如果抗体很高，将来出现甲状腺功能异常的概率比普通人要高。建议一旦发现甲状腺功能异常，就需要马上就医，尽早用药。

五、抗体转阴不作为临床治疗目标

甲状腺疾病的治疗目标是纠正甲功异常，而不是让抗体转阴。单纯甲状腺自身抗体升高通常不需要治疗，目前尚缺乏对降低甲状腺自身抗体有特效的治疗药物。

总之，检测甲状腺自身抗体对自身免疫性甲状腺疾病的诊断、鉴别、用药指导以及预后判断具有非常重要的临床价值。TRAb 主要用于 Graves 病的诊断、决定停药时机及进行复发风险评估，TPOAb、TgAb 主要用于桥本甲状腺炎的诊断，TgAb 还可作为甲状腺癌的监测指标。对妊娠妇女进行甲状腺功能和自身抗体的检测，有助于提高母婴健康，降低不良妊娠结局的发生率。同时也应看到，甲状腺自身抗体在特异性、敏感性、标准化等方面也存在一定的局限性，必须科学、客观地评价其临床作用。

（王建华）

4. 不了解这些，别说你会看甲功报告

［要点聚焦］

解读甲功报告一定要注意结合患者的具体情况，是新生儿、孕妇还是一般成年人？切忌不分对象，完全机械地根据化验单上面所附的正常参考值下结论，这样很容易导致临床误判。

几乎所有甲状腺疾病患者都需要化验甲功。在看甲功报告时，不能只看结果是否在正常范围，一定要注意结合患者的病史以及所处的病程阶段，并且还

要知悉这些指标对临床诊断的局限性。如果只是机械地参照化验单上所附的正常值范围，有时会把正常的生理变化误认为是病理改变，导致误诊、误治。

一、妊娠期与非妊娠期甲功正常范围不一样

妊娠期女性体内某些激素的生理性变化可以影响甲状腺功能，其中最重要的是人绒毛膜促性腺激素（HCG）和雌激素。由于HCG与TSH结构相似，同样也可刺激甲状腺激素的分泌，而甲状腺激素水平增高又可反馈性抑制垂体分泌TSH，因此，在妊娠早期，孕妇的TSH往往轻微下降（处于正常范围下限，甚至略低于正常范围），进入到妊娠中后期TSH才逐渐恢复正常。在雌激素的刺激下，肝脏甲状腺素结合球蛋白（TBG）产生增加，清除减少。TBG从妊娠6～8周开始增加，妊娠第20周达到顶峰，一般较基础值增加1.5～2倍，一直持续到分娩。而血液中99%的甲状腺激素都是和TBG结合在一起的，故孕妇总甲状腺激素（TT3、TT4）水平可能会轻微升高。

由于以上原因，使得妊娠期甲功正常范围与非妊娠期不同。判断孕妇甲功正常与否，不能机械套用普通成人的正常参考范围，建议采用本地区妊娠期特异的TSH参考范围。

孕妇在妊娠早期化验甲功时，若发现TSH轻微下降，TT3、TT4轻度升高，不必过于紧张，因为这属于孕早期正常的生理变化，对孕妇及胎儿无不良影响，千万不要将其误作是妊娠期Graves病而错误地给予抗甲状腺药物治疗。

二、分析甲功要结合具体患者

在怀孕早期，有些孕妇在化验甲功时常会发现FT4轻度升高、TSH轻度降低。临床遇到这种情况，不要轻率地诊断为Graves病，还要想到妊娠期一过性甲状腺毒症，其发生与HCG产生增多有关。因为HCG与TSH的化学结构相似，同样也可促进甲状腺激素的分泌，使得FT4轻度升高、TSH轻度下降。如果孕妇此前无甲亢病史，甲功检查仅有轻度的FT4升高及TSH降低，并且促甲状腺激素受体抗体（TRAb）呈阴性，而HCG水平显著升高，则基本可以确定是妊

娠期一过性甲状腺毒症。本病病程呈一过性，不需要抗甲状腺药物治疗，这跟Graves病的治疗原则是不一样的。

三、甲状腺自身抗体特异性不强

甲状腺自身抗体（如TPOAb、TgAb等）主要见于各种自身免疫性甲状腺疾病，而桥本甲状腺炎、Graves病等均属于自身免疫性甲状腺疾病的范畴，因此，这些患者均可检出上述抗体。

由于甲状腺自身抗体在疾病诊断方面特异性不强，而且上述两种疾病的抗体滴度也没有一个明确的界限，因此，在临床诊断时，抗体滴度只能作为重要参考，必要时还需要结合甲功、^{131}I摄取率或甲状腺细针穿刺细胞学检查等进行综合判断。

四、甲状腺激素与促甲状腺激素的变化并不总是同步

甲状腺激素包括T3、T4，与TSH之间通过负反馈调节最终实现下丘脑-垂体-甲状腺轴的动态平衡，但这往往需要一个长达数周的过程，在此期间，TSH与T3、T4之间的变化并不总是同步。一般来说，甲减用左甲状腺素（左甲状腺素钠片）替代治疗后，需要4～6周才能使血清TSH恢复正常；而甲亢用抗甲状腺药物治疗后，需要2～6个月才能使血清TSH恢复正常。在此之前，血清T3、T4与TSH的浓度会出现矛盾现象：T3、T4已正常，而TSH仍偏高（如甲减）或偏低（如甲亢），这种看上去似乎矛盾的结果，并非实验室检查结果不准确，而是因为二者之间达成平衡存在一个时间差的缘故，了解这一点对评价治疗效果及指导药物调整具有重要意义。例如，甲亢患者经过一段时间的药物治疗后，FT3、FT4已降至正常，但由于TSH变化明显滞后，检测结果仍然偏低，这个阶段调整药物，就不能只看TSH，而应根据FT3、FT4水平结合临床症状做出决断。

五、甲状腺激素降低，未必就是甲减

一般说来，甲减时，往往都有甲状腺激素（如FT3、FT4）水平减低，但

反过来，如果有甲状腺激素水平降低，却未必一定就是甲减。这是因为，老年人、严重营养不良以及晚期恶病质患者（如癌症、尿毒症、肝硬化、重症感染等）在化验甲功时，也常会有T3（或T3、T4）轻度下降，而TSH正常或轻度升高、rT3升高（这一点有别于甲减），临床称之为低T3综合征（也称正常甲状腺性病态综合征），这实际上不是甲减，而是机体为适应急危重症状态、减少机体能量消耗做出的一种保护性反应。如果把这种情况误当成甲减而给予甲状腺激素替代治疗，反而会适得其反，导致病情加重。

六、利用甲功五项，协助定位诊断

下丘脑-垂体-甲状腺轴是人体最重要的三大内分泌轴之一。甲状腺分泌甲状腺激素受下丘脑分泌的TRH和垂体分泌的TSH的控制；同时，甲状腺激素分泌增加又可反馈性抑制垂体TSH的合成和分泌。

一般说来，若甲状腺激素与TSH变化方向相反，即可推知原发病变部位在甲状腺（如Graves病）；而当甲状腺激素与TSH的变化方向一致，则原发病变部位有可能（但不是全部）在垂体或下丘脑。

七、TSH、甲状腺激素升高≠垂体性甲亢

垂体性甲亢是由于TSH分泌过多引起的甲亢，这类患者的TSH与甲状腺激素往往同时升高；但反过来，TSH与甲状腺激素同时升高，却未必一定就是垂体性甲亢，也有可能是甲状腺激素抵抗综合征（RTH），它是由于编码甲状腺激素受体的基因突变，导致这些受体结合甲状腺激素的能力下降。由于发生甲状腺激素抵抗的部位以及代偿能力不同，患者可有甲亢、甲减或甲功正常等多种表现。以下几点有助于二者的鉴别。

1. RTH是一种常染色体显性遗传病，患者往往有家族史，而垂体TSH瘤通常无家族史，但少部分多发内分泌腺瘤（MEN-1型）中的TSH瘤存在家族性发病。

2. RTH患者影像学检查垂体无异常发现，而垂体TSH瘤常常发现垂体

腺瘤。

3．生长抑素试验是国内常用的用于鉴别RTH与垂体TSH瘤的功能试验。TSH瘤患者血清TSH能相对较好地被生长抑素抑制，RTH患者则对生长抑素反应低下。生长抑素试验多用生长抑素类似物（奥曲肽）来代替生长抑素。

4．RTH患者TSH对TRH反应正常或者增强，绝大多数垂体TSH瘤患者TSH对TRH无反应。

5．基因检测发现编码甲状腺激素受体β（TRβ）的基因发生突变，对诊断RTH最具价值。80%左右的RTH患者中可以检测到有意义的TRβ基因突变，最近也发现TRα基因突变导致的RTH。

八、TSH的临床意义及局限性

TSH是反映原发性甲状腺功能异常最敏感的指标。当患者甲功出现异常时，TSH往往先于T3、T4发生改变，因此，测定TSH对诊断亚临床甲状腺疾病具有重要价值。然而，TSH在反映甲状腺功能方面也存在一定的局限性，对继发于垂体或下丘脑的中枢性甲功异常（如中枢性甲亢或中枢性甲减）则不宜将血清TSH作为评价甲状腺功能的指标。

九、新生儿TSH轻度升高≠先天性甲减

为了早期发现先天性甲减，所有新生儿出生后均必须常规接受甲状腺功能筛查（采足底血测定TSH）。

新生儿出生后，突然面对与宫内截然不同的环境，处于高度应激状态，导致血清TSH水平急剧升高，出生后30分钟TSH迅速上升至60～80mIU/L，24小时后下降至20mIU/L，出生后1周左右缓慢下降至6～10mIU/L。而对新生儿先天性甲减筛查通常安排在出生后48～72小时进行，这时只要TSH不超过10mIU/L便可以认为是正常的。如果不了解新生儿出生后TSH的变化特点，盲目套用成人甲减的诊断标准（TSH＞5mIU/L），很可能做出先天性甲减的错误判断。

十、甲功正常范围和控制目标应当个体化

对于普通甲亢或甲减患者，其控制目标就是将甲功恢复到正常参考值范围，也就是说，控制目标值就是正常参考值。但并非所有患者都这样，例如，为了抑制分化型甲状腺癌复发，术后患者的TSH控制目标要求比正常人低一些。根据复发风险分层，复发高中危患者应将TSH控制在0.1mIU/L以下，复发低危患者要结合患者对药物的耐受程度，药物耐受性好的TSH控制在0.1～0.5mIU/L，药物耐受性差的TSH控制在0.5～2.0mIU/L。

十一、甲状腺自身抗体转阴不是甲状腺疾病的治疗目标

临床上，有些患者查体时发现甲状腺自身抗体（如TPOAb、TgAb等）阳性，但甲功是正常的，也没什么症状，但还是怀疑自己甲状腺问题很大，千方百计老想使抗体转阴。

实际上，甲状腺自身抗体阳性与否或滴度高低与甲状腺疾病的严重程度并没有直接的关系，检测甲状腺自身抗体的最大意义在于协助病因诊断，临床治疗的目标是纠正甲功异常，而不是让抗体转阴。

总之，作为临床医生，必须了解甲功各项指标的适用范围及局限性，在解读甲功报告时，一定要注意结合患者的病史及其他相关检查，综合分析判断，不能只是根据化验单所附的正常值范围就轻率地做出诊断结论。

（王建华）

5. 化验甲功需要注意什么

［要点聚焦］

进餐与否对甲功测定结果几无影响，因此，单纯化验甲功不需要空腹。但患者若同时检查肝功能、血脂等项目，就需要空腹抽血。

　　甲功检查主要用于甲状腺疾病的临床诊断及疗效观察，与甲状腺超声并称为甲状腺疾病的两大常规检查。

　　门诊上经常有患者询问，"化验甲功要不要空腹？""化验甲功之前是否需要停药？""我该隔多久复查一次甲功？"下面，我们就来谈谈甲功检查的有关注意事项。

一、化验甲功是否需要空腹

　　正常进食对甲状腺激素分泌影响不大，因此，化验甲功一般不需要空腹。但如果患者在查甲功同时还要做其他需要空腹的检查项目（如肝功能、血脂等），则须空腹抽血。

二、化验甲功应该注意什么

　　1. 规律作息，抽血前一天不要熬夜，不要喝咖啡、酒等兴奋性饮料。

　　2. 抽血前不要剧烈运动，保持情绪平静，避免精神紧张。

　　3. 如已确诊甲状腺疾病，如甲亢、甲减、桥本甲状腺炎等，并且正在接受药物治疗，抽血前向医生说明用药情况，以便医生客观准确的判断病情。抽完血之后应正常用药，不要因抽血而耽误正常治疗。

　　4. 抽血前1周内应尽量避免服用影响甲功的药物（如糖皮质激素、性激素、多巴胺、溴隐亭、胺碘酮、苯妥英钠等）。如果因为病情需要无法停用，要提前告知医生。

三、多久复查一次甲功比较合适

　　大多数甲状腺疾病都是慢性病，需要长期药物治疗，定期复查甲功，以监测病情变化，评估治疗效果，根据甲功检查结果调整用药。

　　我们知道，药物治疗使下丘脑－垂体－甲状腺轴重新达到平衡，一般需要4～6周，所以在调整药量阶段，应每隔4～6周复查1次甲功。在治疗达标以后，每半年到1年复查1次甲功即可。那么，具体到不同患者，多长时间检查一次甲功比较合适呢？

1. 甲亢患者　口服药物治疗期间，一般每4～6周复查1次。

2. 甲减患者　调整药物剂量期间，每月复查1次；用药剂量稳定后，每3～6个月复查1次。

3. 桥本甲状腺炎患者　如果伴有甲减，则参照甲减患者的复查频率检查。如果不伴有甲减，1年左右复查1次甲功。

4. 甲状腺癌术后患者　甲状腺癌术后，患者需要补充甲状腺激素，在最初的药物调量期间，建议每月复查1次甲功，待甲功达到控制目标后，术后1年以内，建议每2～3个月复查1次甲功；术后1年以上，建议每半年复查1次甲功。

5. 孕妇　甲减孕妇在孕20周以前每2～4周检查1次甲功，孕20周以后每4～6周检查1次甲功直至分娩，产后6周复查1次。甲功正常、单纯甲状腺自身抗体（TPOAb、TgAb）阳性的孕妇，妊娠前半期每4～6周检查1次，妊娠26～32周期间至少检查1次。

（王建华）

6. 轻松学会看甲状腺超声报告

［要点聚焦］

甲状腺超声报告通常包括图像、描述、结论3部分。通过观察甲状腺结节的结构、回声、形态、边界、钙化、血流、纵横比等特点，结合甲状腺结节的TI-RADS分级，可以初步评估甲状腺结节的恶性风险。另外，诊断甲状腺疾病不能单纯依靠甲状腺超声报告，还需要结合患者病史、临床症状和其他相关检查综合判断。

随着自我保健意识的增强，如今人们越来越重视定期体检。许多人一看到体检报告上有甲状腺结节，马上就联想到甲状腺癌，并为此忧心忡忡、焦虑不安，背上了沉重的精神负担。其实，遇到这种情况，大可不必惊慌，虽然你不是专业人员，但只要大致了解良恶性结节的超声特征以及相关术语的含义，就可以初步判断结节是良性还是恶性。下面，我们就来简单谈谈如何看甲状腺超声报告。

甲状腺超声报告是对甲状腺检查结果的记录，报告分3个部分：阳性图像、超声所见的详细描述以及诊断结论（图4）。

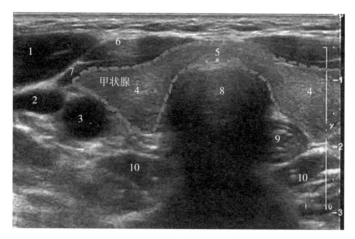

图4　甲状腺横断面超声

注：1.胸锁乳突肌；2.颈内静脉；3.颈总动脉；4.甲状腺左、右叶；5.甲状腺峡部；6、7.颈前肌肉（胸骨舌骨肌及胸骨甲状肌）；8.气管；9.食管；10.左、右侧颈长肌。

1．确定甲状腺位置是否正常　正常情况下，甲状腺位于喉结下方2～3cm处。个别情况下，甲状腺也有可能"迁居"它处，我们称之为异位甲状腺，如舌根部、喉前、胸骨后、胸腔等。异位甲状腺往往需要借助甲状腺核素显像或胸部CT定位。

2．测量甲状腺大小　甲状腺外观呈"H"形，形似蝴蝶，由左、右两个侧叶和中间的峡部组成。左／右侧叶一般用"高度（上下径）×宽度（左右径）×厚度（前后径）"表示，对应的正常值范围是（4.0～5.0）cm×（2.0～2.5）cm×（1.5～2.0）cm；峡部厚度正常值为0.2～0.5cm。通过以上数据可以初步判断甲状腺是增大还是萎缩。

甲状腺肿大见于各种甲状腺疾病（如Graves病、桥本甲状腺炎、结节性甲状腺肿等），甲状腺缩小见于桥本甲状腺炎后期、^{131}I治疗后、甲状腺部分切除术后。

3. 探测甲状腺回声　主要看回声强弱以及回声是否均匀。正常甲状腺内部回声中等、分布均匀。回声减低常见于桥本甲状腺炎、亚急性甲状腺炎等疾病；回声增强比较少见，可见于甲状腺结节。如果回声不均匀，则提示甲状腺存在弥漫性病变，如甲状腺功能亢进（主要指Graves病）、桥本甲状腺炎、结节性甲状腺肿等。

4. 探测血流　彩超可以探测出甲状腺内的血流信号，用来判断甲状腺的血液供应情况。正常情况下甲状腺内部血流信号适中。血流信号丰富呈"火海征"，常见于甲亢患者，另外，早期桥本甲状腺炎血流信号也较丰富，血流信号减少常见于桥本甲状腺炎后期。

一般说来，血流信号丰富不是判断结节恶性的指标，但是血流信号较少且多位于周边的多为良性结节，血流信号比较丰富、周边和内部均有血流信号，分布紊乱的恶性可能性会增加。

5. 甲状腺结节的超声表现　主要看以下几个方面：①边缘。光整，不规则，模糊，甲状腺外侵犯。②结构。囊性，海绵状，囊实性，实性。③回声。无回声，低回声，等回声，高回声，强回声。④钙化。粗大钙化，细小钙化。⑤纵横比。是否＞1。⑥血流。多，少。⑦弹性成像。质软，质中，质硬。

良性结节的超声特点是形态规则、中高回声、纵横比＜1、边缘钙化灶、点状强回声伴彗星尾征、结节周边可见完整的声晕及环状血流；恶性结节的超声特点是形态不规则、边界不清、实性低回声、砂粒样微小钙化、纵横比＞1、血流信号丰富且分布紊乱，多由结节周边向内部穿入、颈部淋巴结异常。

恶性淋巴结超声往往表现为微钙化、囊性变、高回声、前后径增大、周边形血流。若怀疑恶性可进一步穿刺明确性质。

需要说明的是，超声诊断的准确性与仪器分辨率高低和检查者的技术水平有很大关系。

（王建华　张　波）

7. 如何根据超声报告评估甲状腺结节的良恶性

［要点聚焦］

甲状腺结节的良恶性与结节大小无关。临床上，对具备实性、形态不规则、低回声或极低回声、微钙化灶、纵横比＞1等特征的甲状腺结节，应高度警惕甲状腺癌的可能。

对于甲状腺结节，人们最关心的就是结节的良恶性。结节穿刺细胞学检查是目前评价甲状腺结节性质的金标准，但这毕竟属于有创检查。那么，能否通过超声检查初步判定结节的良恶性呢？答案是肯定的。下面，我们就来看看甲状腺良性和恶性结节在超声下有哪些特征表现。

1. 结节外形　甲状腺结节的形状可分为圆形、类圆形及不规则形。圆形或类圆形多提示良性结节，不规则或出现呈蟹足样改变多提示恶性结节。

2. 结节边界　边界是否清晰主要反映结节与周围腺体的界限。有明确包膜的结节往往边界清晰，可见于大部分良性结节如甲状腺腺瘤、结节性甲状腺肿，部分恶性结节也具有完整包膜。边界模糊可以见于结节性甲状腺肿、炎性结节和恶性结节。

3. 内部结构　根据结节内部结构不同，可将结节分为实性、囊性、囊实混合性结节。甲状腺癌大多为实性结节，囊性和囊实混合性结节大多为良性结节。但需注意有些囊实混合性结节也可以是恶性的。

4. 内部回声　良性结节内部通常为等回声、高回声，少数为低回声，多回声均匀；恶性结节多为低回声，且回声往往不均。目前认为高回声结节的恶性可能性较小（5%～10%），回声越低则恶性风险越高（70%～90%），中等回声结节的恶性风险介于二者之间。但是需注意，有一种特殊类型的结节性甲状腺肿结节，称为"木乃伊"结节。这种结节往往曾经存在出血、囊性变，在演变过程中液体成分逐渐吸收，成为实性钙化结节，这时候回声水平极低，超声表现与恶性结节不易区别，但是通过对比历史检查资料，往往能够区别。

5. 结节钙化情况　钙化是指结节内的钙沉积，在超声上表现为强回声。钙化分为微小钙化（＜2mm）、粗大钙化（＞2mm）和边缘钙化（如蛋壳样钙化）。结节内部微钙化（又称沙砾样钙化）被认为是甲状腺恶性结节的一个特征性表现，若同时合并实性、低回声，则高度提示是恶性结节；粗大钙化则是指单个粗大钙化灶，常见于甲状腺良性病变，如结节性甲状腺肿、Graves病等；边缘钙化指位于甲状腺结节边缘部位的环状钙化，它与粗大钙化一样，多提示是良性结节（但不能完全排除恶性），常见于结节性甲状腺肿。

需要说明的是，结节有微钙化只是说明恶性概率会增加，但并不代表一定就是恶性结节，确诊需要结合其他指标综合判断。

6. 结节纵横比　结节纵横比主要是针对超声图像来讲，纵径（A）是指与皮肤纹理垂直的结节的最大前后径，横径（T）是指与皮肤纹理平行的结节的最大径，前者与后者的比值为纵横比（A/T），分为＜1及＞1两种情况。一般情况下，良性结节通常是沿着人体的长轴生长，即纵向生长；如果是恶性结节，可以垂直于人体的长轴生长，即横向生长。A/T被认为是甲状腺结节形态的变异指标，A/T＞1是恶性结节的重要超声特征。不过对于直径5mm以下的结节，考虑到测量误差关系，这个指标的准确性会大打折扣。

7. 血流情况　结节内部无血供，结节周边为环状血流信号，提示结节为良性结节；结节内部血流信号丰富且分布紊乱，多由结节周边向内部穿入，提示结节为恶性结节。

8. 结节周边有无晕环　超声图像上甲状腺结节的周边晕环是指结节周围的低回声带，为甲状腺结节的包膜或受压的甲状腺实质或血管。如果结节周边有完整的晕环，说明是一个被包裹起来的结节，没有向周围浸润，良性结节的可能性较大。如果没有晕环，则有可能是恶性结节。

9. 颈部淋巴结 除甲状腺结节本身的特征表现以外，颈部淋巴结也是一个较重要的鉴别证据。一般来说，正常淋巴结在超声上表现为椭圆形。如果发现甲状腺结节同时伴有颈部淋巴结肿大，长径/短径<2，淋巴门结构消失，皮髓质分界不清，淋巴结内有微钙化或者淋巴结囊性变时，提示此结节为恶性且已伴有淋巴结转移。

需要提醒的是，对于甲状腺结节而言，没有一项超声特征为良性或恶性结节所独有，换句话说，不能仅仅根据某一项超声特征就轻率地对结节做出良恶性的判断。我们只能说符合恶性结节的征象越多，则恶性结节的可能性越大。对于高度疑似的恶性结节，需要通过甲状腺穿刺细胞学检查来最终确诊。

（王建华　张　波）

8. 甲状腺结节分级是怎么回事

［要点聚焦］

TI-RADS是用来对甲状腺结节的恶性程度进行分级的系统，级别越高，说明恶性结节的可能性越大。

超声是甲状腺疾病的主要检查方法。很多患者在做完检查之后，发现报告单的诊断结论有TI-RADS分级，很多人对此一头雾水，那么，它究竟代表什么意义呢？

TI-RADS是thyroid imaging reporting and data system的英文简写，即甲状腺影像报告和数据系统，就是依据甲状腺的超声表现对甲状腺结节的恶性程度进行分级，用以指导和规范甲状腺结节的超声诊断。

1. 甲状腺结节的超声表现（表2）

表2　良恶性甲状腺结节的超声特征

良性甲状腺结节	恶性甲状腺结节
正常回声或高回声	低回声
边缘规则，晕圈清晰而完整	边缘不规则，晕圈缺损或无晕圈
无钙化、粗大钙化或周边钙化	微钙化
纵横比＜1	纵横比＞1
无局部淋巴结病变	局部淋巴结病变

2. 甲状腺结节如何分级　超声医师根据结节的形态、结构特点以及是否有淋巴结转移将结节分为6个级别，级别越高，说明结节恶性的可能性越大。具体分级标准如下。

1级：未发现结节，正常甲状腺超声表现（或甲状腺全切术后甲状腺复查无异常发现者），恶性风险为0。

2级：良性甲状腺结节，主要指甲状腺囊性结节或实性为主，形态规则，边界清晰，无回声，内部无血流信号，恶性风险几乎为0，无须短时间内复查，长期随访即可。

3级：良性可能较大的结节。超声表现倾向于良性结节，如结节形状规整，内部出现蜂窝状无回声，称为"蜂巢征"。恶性风险＜5%，建议3～6个月复查。

4级：可疑恶性结节（恶性风险5%～80%），根据恶性超声征象（实质性、低回声或极低回声、微小钙化、边界模糊/微分叶、纵横比＞1）的多少又进一步分为4a、4b、4c三个亚型。

4a级：具备一种恶性征象，恶性风险5%～10%，建议每3个月复查或穿刺活检。

4b级：具备两种恶性征象，恶性风险10%～50%，建议细针穿刺活检或手术切除。

4c级：具备3～4种恶性征象，恶性风险50%～85%，细针穿刺活检或手术切除。

5级：至少具备4种恶性征象，同时伴有甲状腺周围淋巴结转移证据，恶性风险＞85%，多见于分化型甲状腺癌，建议手术切除，或细针穿刺活检后手术切除。

6级：已经过细胞学或活检病理证实的恶性结节，恶性风险100%，建议手术切除。

3．甲状腺结节的分级治疗

1级：1级为正常甲状腺，无须处理。

2级、3级：对于大多数2级、3级甲状腺结节，往往只需要定期复查，根据复查结果，决定是否需要进一步治疗。部分直径＞1cm实性结节，短期内迅速增大的结节，破裂出血的囊性结节，合并甲亢的毒性甲状腺腺瘤，往往需要手术切除或介入治疗。

4级：对于4级以上的结节，恶性风险随着级别的升高而升高，临床上往往需要进一步检查来明确良恶性，如结合甲功、细针穿刺活检、CT等，往往最终需要手术干预。

5级、6级：恶性风险超过85%，几乎可以判断为恶性甲状腺结节，医生往往建议直接手术。但是考虑到假阳性的存在，最好在手术前进行细针穿刺活检，拿到确定恶性的证据。

举例说明，甲患者超声报告单的诊断结论是"TI-RADS 4a级"，说明该患者甲状腺结节的恶性风险是5%～10%，可以考虑进行结节穿刺活检，以明确结节的性质。又如，乙患者超声报告单的诊断结论是"TI-RADS 5级"，说明该患者甲状腺结节的恶性风险超过85%，极有可能需要接受手术治疗。

TI-RADS分级把晦涩难懂的超声术语转化为清晰明了的病情评估，使超声对甲状腺结节的诊断更加规范化和标准化，让不懂超声的非专业人士也可以直接对号入座，大致了解甲状腺结节的恶性风险程度，指导下一步的治疗和随访。

需要说明的是，超声检查受人员水平及设备条件的局限，很多情况下不能完全确诊，而只能推测结节恶性可能性大小，只有结节穿刺细胞学检查或者切除病理学检查才可以最终确诊。

（王建华　高　莹）

9. 到核医学科做的甲状腺显像为何物

［要点聚焦］

甲状腺显像是通过放射性示踪剂显像，观察甲状腺整个腺体以及甲状腺结节的功能状态，可以帮助鉴别甲状腺结节的性质，所以有时候尽管已经做了B超，还需要做甲状腺显像。

有甲状腺结节的患者会问医生，已经做了超声，为什么还要做甲状腺显像？

甲状腺显像属于核医学科的检查项目，是通过放射性示踪剂显像观察甲状腺整个腺体以及甲状腺结节的代谢及功能状态。我们都知道甲状腺组织具有摄取和浓聚碘的能力。Tc和碘有相似的物理性质，同样能被甲状腺摄取和浓聚。甲状腺显像的原理就是利用浓聚在甲状腺组织中的 ^{131}I 或者 $^{99m}TcO_4$ 发出射线，被探头接收，通过信号转化而成像。由于 $^{99m}TcO_4$ 的物理性质更好（半衰期短、射线能量低等）目前被广泛采用。

临床应用举例：比如，若患者朋友出现甲亢症状，甲功指标增高，同时甲状腺超声显示有比较明显的结节，需要做甲状腺显像来判断是否为热结节。热结节说明这个结节摄取 $^{99m}TcO_4$ 的本领比周围甲状腺组织强，处于高功能状态，这种结节多见于毒性甲状腺腺瘤，即造成这类患者甲亢的原因，因此，甲状腺显像有助于帮助医生明确患者甲亢的病因和协助鉴别诊断。冷结节，说明这个结节几乎不摄取 $^{99m}TcO_4$，为低功能结节，可以见于甲状腺囊肿等情况。

　　甲状腺显像可以帮助鉴别甲状腺结节的性质，所以有时候已经做了B超，还需要做甲状腺显像（图5）。

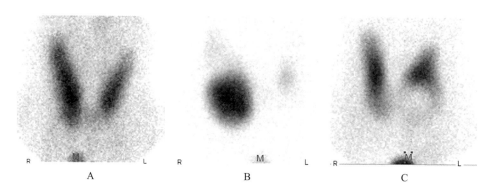

图5　正常甲状腺及各类甲状腺结节的甲状腺显像示例

　　注：A.甲状腺未见明显异常；B.甲状腺右叶下极"热"结节；C.甲状腺左叶下极"冷"结节。

（郑　堃　孟召伟）

10.　搞清甲状腺结节"身份"要做哪些检查

［要点聚焦］

　　明确甲状腺结节性质的相关检查主要有甲状腺超声、甲状腺功能、甲状腺显像、甲状腺细针穿刺细胞学检查、血清降钙素测定等，每一类检查的侧重点均不一样，都有各自的优缺点和适应证，应根据患者的具体情况合理选择。

　　甲状腺结节有良恶性之分，良性结节常见于桥本甲状腺炎、结节性甲状腺肿、甲状腺腺瘤或囊肿、亚急性甲状腺炎、甲状腺结核等；恶性结节就是甲状腺癌。对于甲状腺结节，人们最关心的就是它的"身份"是良性还是恶性？那么，为了明确甲状腺结节的良恶性质，患者需要做哪些检查呢？

　　1.甲状腺超声检查　医生用手触摸能识别出1cm以上的甲状腺结节，而超声检查不仅能发现2～3mm的结节，并且还能协助医生判断结节的良恶性。

　　辨别结节的良恶性重点看形态、结构、回声、钙化、血流、纵横比这几项。结节实性、形态不规则、呈低或极低回声、内部有微小钙化、结节内血流紊乱、纵横比＞1均为恶性结节的征象（图6），但是单独一项特征还不足以诊断恶性病变，一般说来，恶性征象具备越多，诊断符合率越高。

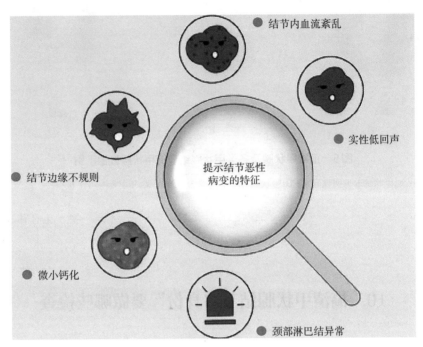

结节内血流紊乱

实性低回声

结节边缘不规则

提示结节恶性
病变的特征

微小钙化

颈部淋巴结异常

图6　恶性甲状腺结节特征

2．甲状腺功能测定　所有甲状腺结节患者都应化验甲状腺功能全套（包括FT3、FT4、TSH、TPOAb、TgAb），以协助诊断是否存在甲亢、甲减或桥本甲状腺炎等。如果血清TSH降低，甲状腺激素（FT3、FT4）升高，提示有可能是自主性高功能结节，这种情况几乎都是良性的。

3．甲状腺显像　正常甲状腺显像：甲状腺双叶呈蝴蝶状，双叶内放射性分布均匀（图7）。核素显像如果显示是热结节（结节对示踪剂高摄取），甲状腺癌的可能性低；如果显示是冷结节（结节对示踪剂没有或者只有很少摄取），尤其是单个冷结节，则有一定可能是甲状腺癌，需要引起重视，进一步明确诊断。事实上，大多数冷结节都是良性的，恶性只占少数。

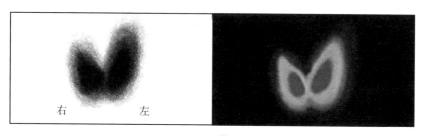

图7　正常甲状腺^{99m}Tc显像示例

4. 甲状腺细针穿刺细胞学检查　甲状腺细针穿刺细胞学检查（FNAC）是术前判定结节良恶性最可靠的检查方法（图8），但也不是百分之百准确，因为如果恰好穿刺在良性组织上，那么恶性组织就成了漏网之鱼。另外，FNAC对滤泡状肿瘤的诊断效能较低。

并非所有甲状腺结节都需要做结节穿刺活检，只有当超声怀疑是恶性结节时，才需要做这项检查。

5. 血清降钙素的测定　甲状腺髓样癌来源于甲状腺滤泡旁细胞（C细胞），后者分泌降钙素，因此，对有甲状腺髓样癌家族史或多发性内分泌腺瘤病家族史的患者，应测定血清降钙素、癌胚抗原等指标。

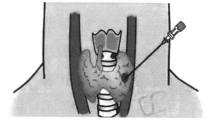

图8　FNAC示意

如果血清降钙素、癌胚抗原水平明显升高，则提示甲状腺结节为髓样癌。

判断甲状腺结节良恶性用到的检查主要就是以上这些。如果是甲状腺疾病的一般筛查，甲状腺超声和甲状腺功能这两项检查就可以了。只有当超声怀疑为恶性结节（TI-RADS分级4级或以上），且结节直径在1cm以上，方考虑做甲状腺结节穿刺活检；1cm以下的结节，不常规推荐行穿刺活检，但对高度怀疑恶性的结节除外。

（王建华）

11. 带你了解甲状腺摄碘率试验

［要点聚焦］

甲状腺摄碘率试验是评估甲状腺碘代谢功能的一项重要检查，临床主要用于 ^{131}I 治疗前的药量设计和甲状腺毒症病因的鉴别。孕妇及哺乳期妇女禁行该项检查。

当我们拿到一张甲状腺功能报告单，T3、T4、FT3、FT4全部升高就一定是患了甲亢吗？那可不一定！有时还需要到核医学科做一项检查才能确诊，这项检查就是甲状腺摄碘率试验。那么，什么是甲状腺摄碘率试验？它能起到什么作用？如何检测？下面就为您一一解答。

1. 何谓甲状腺摄碘率试验 甲状腺依靠碘和酪氨酸来合成甲状腺激素。甲状腺对碘有主动浓集功能，体内绝大部分碘存在于甲状腺。喝下的 ^{131}I，经胃肠道吸收并随血流进入甲状腺，并迅速被甲状腺滤泡上皮细胞摄取，之后参与甲状腺激素合成，碘被摄取的数量和速度与甲状腺功能状态密切相关，因此，可以通过测定甲状腺摄取碘的情况来反映甲状腺碘代谢功能。

^{131}I 具有与稳定碘相同的化学性质，机体摄入 ^{131}I 后，浓集在甲状腺内的 ^{131}I 释放出少量 γ 射线，用甲状腺功能测定仪（简称甲功仪）在不同时间点测定甲状腺部位吸收的 ^{131}I 释放的 γ 射线的量，然后与标准源的放射性计数进行比较（取比值），得出24小时内不同时间点的甲状腺摄碘率，由此了解受检者的甲状腺功能状况（图9）。正常人的甲状腺摄碘率随时间推移逐渐上升，通常24小时达到高峰。甲状腺功能亢进时表现为摄碘率的增加，部分患者高峰前移。

2. 甲状腺摄碘率的步骤及注意事项

（1）检查前2～4周，禁食含碘丰富的食物（如海带、紫菜、海鲜等），根据病情和医嘱决定是否停用抗甲状腺药物（如甲巯咪唑、丙硫氧嘧啶）及含碘药物（如左甲状腺素片、胺碘酮、华素片等），因为含碘量过高的食物和药物可以使试验时摄入的 ^{131}I 减少，造成摄碘率降低。

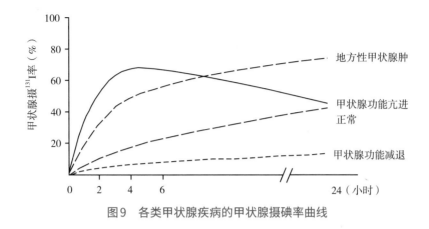

图9 各类甲状腺疾病的甲状腺摄碘率曲线

（2）检查当天早上需要空腹。

（3）口服微量^{131}I溶液或胶囊。

正常参考值（不同地区，不同单位可有所不同）：一般2小时摄碘率为10%～30%，4小时摄碘率为15%～40%，24小时摄碘率为45%～60%，摄碘率高峰出现在24小时，2～4小时的摄碘率为24小时的一半左右。

3．目前甲状腺摄碘率试验的用途

（1）主要用于估算^{131}I治疗甲亢时所需剂量。准备进行^{131}I治疗的甲亢患者，通过该项检查，可以了解患者甲状腺摄碘率和有效半衰期，再结合患者甲状腺的大小，估测^{131}I的治疗剂量。

（2）用于Graves病与亚急性甲状腺炎的鉴别诊断。二者均可有心悸、多汗、乏力等甲状腺毒症的表现。Graves病患者的甲状腺摄碘率明显升高，而亚急性甲状腺炎患者由于甲状腺组织被破坏，甲状腺摄碘率是明显下降的，这种甲状腺激素水平升高而摄碘率减低，即为医生所谓的"分离现象"。现已基本被更方便快捷的^{99m}Tc甲状腺显像取代。

4．甲状腺摄碘率检查的禁忌证 孕妇和哺乳期妇女禁做甲状腺摄碘率检查。

（王建华 邱李恒）

12. 关于甲状腺结节穿刺那些事

［要点聚焦］

甲状腺细针穿刺活检是术前评估结节良恶性的金标准，可以减少误诊，避免不必要的手术。穿刺不会导致癌细胞扩散。

甲状腺结节的人群检出率很高，而如何确定结节的良恶性是医患共同面临的重要问题。虽然超声检查在这方面可以提供很大的帮助，但有时分辨起来也十分困难。超声引导下甲状腺细针穿刺细胞学检查（FNAC）可将甲状腺癌从高发的甲状腺结节中甄别出来，是目前确定甲状腺结节性质最有效、最经济、最常用的方法（图10）。另外，还可用于颈部淋巴结的鉴别诊断，为术前确定手术范围提供依据，这是超声检查所不能完全代替的。

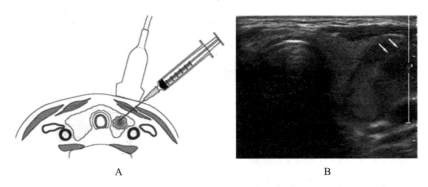

A   B

图10 超声引导下FNAC模式图

注：A.超声引导下FNAC的模式图；B.箭头所指为穿刺针。

一、什么是FNAC

FNAC就是在超声引导下，用一根空芯细针，从可疑恶性甲状腺结节或可疑淋巴结内里取一些细胞，涂到玻片上，在显微镜下观察，辨别结节的性质。

甲状腺FNAC是术前判断甲状腺结节良恶性最有效、最实用的一种诊断方法，可以避免许多不必要的甲状腺手术，有助于及早发现甲状腺癌，还可帮助医生术前制订恰当的手术方案。

二、FNAC的优势与不足

优势：①微创安全。②简单易行，门诊即可完成。③准确性高，诊断符合率超过80%。

不足：①存在一定的假阳性率［5%（0～7%）］与假阴性率［5%（1%～11%）］。②不能区分甲状腺滤泡状癌和滤泡细胞瘤。

三、FNAC会导致癌灶播散吗

尽管目前FNAC在国内外应用已经非常普遍，但还是有不少患者对穿刺后是否会发生肿瘤播散心存顾虑，其实，这种担心大可不必。因为穿刺是根据负压吸引的原理，用细针穿刺抽吸取材，穿刺针都是带芯的套针，在进入病灶前是实心的，进入病灶后抽出针芯再取材，吸取的组织由于负压藏于针芯中，不会漏出而污染其他层次的组织，种植转移风险很低。

四、哪些患者需要做FNAC

并非每个甲状腺结节患者都要做FNAC检查，根据结节大小、超声检查特征等，FNAC检查主要针对以下患者。

（1）结节直径＞1cm，超声检查显示有恶性征象（如实性低回声、边界不清、形态不规则、结节内部微钙化、结节纵横比＞1、结节内部血流紊乱等）的甲状腺结节。

（2）0.5cm≤直径≤1cm的甲状腺结节，不推荐常规行穿刺活检。但如果存在下述情况之一，也建议做FNA。①超声检查提示结节有恶性征象。②B超检查发现有颈部淋巴结转移。③儿童或青少年时期有颈部放射线照射史或辐射污染接触史。④有甲状腺髓样癌或多发性内分泌腺瘤Ⅱ型（MEN2）家族史。⑤伴血清降钙素（CT）水平异常升高。⑥PET/CT显像阳性，提示有高摄取灶者。

　　临床上，对于直径＜0.5cm的甲状腺结节，即使超声怀疑恶性，也不推荐FNAC，因为甲状腺癌大多数发展缓慢，对于这类结节国内外专家通常都是建议以观察为主。

五、哪些情况不能做FNAC

　　出现以下情况不能做FNAC。

　　（1）有严重出血倾向，凝血机制有障碍者。

　　（2）长期服用抗凝药。

　　（3）穿刺针途径可能损伤邻近重要器官。

　　（4）检查不能配合者，如频繁咳嗽、吞咽。

　　（5）女性月经期为相对禁忌证。

　　（6）穿刺部位感染，须处理后方可穿刺。

六、结节穿刺操作是否有危险

　　毋庸讳言，任何有创性操作均存在一定风险，甲状腺结节穿刺同样存在一定的出血概率及神经损伤可能，如果不严格执行无菌操作，还可能招致局部感染。但是，因为穿刺在超声引导下进行，大大降低了上述风险，总体而言，可以说是一项安全可行的检查技术。

七、如何解读FNAC结果

　　目前我国大部分医院都是采用美国贝塞斯达检测系统（TBS）六级分类报告系统，具体解读如下。

　　Ⅰ级：标本无法诊断或不满意（占比＜10%）。主要指适合镜下观察的细胞少，这和穿刺操作、涂片固定等有关。该类别恶性风险为1%～4%。建议至少间隔3个月后再次穿刺，对连续两次标本不满意或无法诊断者，应考虑B超随访或手术。

　　Ⅱ级：良性病变。最常见（占比＞60%），镜下一般可看到良性滤泡细胞和炎性细胞，恶性风险只有0～3%，该类患者无须手术，只需间隔6～12个月临床随访，持续3～5年。期间如结节明显增大或超声发现异常，建议再次行穿刺活检。

Ⅲ级：意义不明确的细胞非典型病变/滤泡性病变。镜下细胞出现非典型性，但还不够诊断为Ⅳ、Ⅴ和Ⅵ类。该类别恶性风险为5%～15%，建议3个月后重复穿刺，重复穿刺仍不能确诊者，如超声提示恶性风险高建议手术。

Ⅳ级：滤泡性肿瘤或可疑滤泡性肿瘤。镜下主要为微滤泡或嗜酸细胞。该类别恶性风险为15%～30%，细胞学检查对滤泡性病变无法准确区分良恶性，仅起筛选作用，其良恶性判断主要靠术后病理检查，因此建议手术切除。

Ⅴ级：可疑恶性肿瘤。镜下距诊断Ⅵ级在细胞数量或异型性方面尚稍有欠缺，其恶性风险高达60%～75%，建议手术切除。

Ⅵ级：恶性肿瘤。该类别恶性风险为97%～99%，尽快手术切除。

八、FNAC有关注意事项

（1）患者颈部不要佩戴饰物，注意清洁颈部皮肤，穿低领易于暴露颈部的衣服，便于医生操作。

（2）操作前1周停用抗血小板药（如阿司匹林、氯吡格雷等）和抗凝药（如华法林），完善血常规、凝血功能、甲状腺功能等相关检查。

（3）女性患者建议避开月经期。

（4）操作过程中患者不要说话、咳嗽或做吞咽等动作，尽可能减少甲状腺移动，以免误伤颈部气管、血管等组织。

（5）穿刺后局部加压15分钟、观察休息30分钟后无不良情况即可离院。

（6）穿刺部位如无异常，局部敷贴可于24小时后自行揭除。

（7）离院后若出现以下症状请及时就诊：穿刺区域出现异常肿块、持续性剧烈肿痛、局部感染，晕厥或呼吸困难等。

（王建华）

第三章　甲状腺功能亢进

本章导读

提起甲亢，我们似乎并不陌生。那么，甲亢究竟是怎么回事？它有哪些典型和不非典型症状？对人体又有哪些危害？有哪些治疗方法？各有哪些优缺点？怎样合理选择？甲亢患者日常生活中应该注意什么？如何避免复发？甲亢诊治存在哪些临床误区？以上就是本章的主要内容。

1.　一文读懂甲亢

［要点聚焦］

甲状腺功能亢进症简称甲亢，是由于甲状腺本身分泌过多甲状腺激素所导致的甲状腺毒症，临床主要表现为高代谢症候群和神经兴奋症状，部分甲亢患者可有甲状腺肿大及突眼。甲亢的常用治疗方法包括抗甲状腺药物治疗、^{131}I治疗和手术治疗。

在这个充斥美食诱惑又以瘦为美的时代，"能吃不胖"无疑是许多人梦寐以求的境界。您还别说，现实生活中我们身边还真不乏这类人，多见于中青年女性，其共同特点是食欲特别好，怎么吃都不胖，脾气特别暴躁。说到这里，您也许想到了，这类人很可能是得了甲亢。

广义上的甲亢又称甲状腺毒症，包含各种原因所致的血中甲状腺激素水平升高以及由此引起的高代谢状态及神经兴奋综合征。这里面包含两种情况：一种是由于自身甲状腺组织合成及分泌甲状腺激素过多所致，这是真正意义上的甲亢（真甲亢），我们平常所说的甲亢指的就是这种情况（如Graves病）；另一种是由于甲状腺组织遭到破坏，导致滤泡内贮存的甲状腺激素大量释放，引起血中甲状腺激素升高（如早期亚急性甲状腺炎），从严格意义上讲，它属于破坏性甲状腺毒症，是"假甲亢"，这类患者甲状腺激素的升高往往是暂时性的，通常是先高后低，因为其自身甲状腺的摄碘率、合成及分泌甲状腺激素的功能都是下降的。

一、甲亢分类

甲亢有多种分类方法，分述如下。

1．按病因分类　根据病因不同，甲亢分多种类型，最常见的是毒性弥漫性甲状腺肿（Graves病，约占80%），其他还有毒性多结节性甲状腺肿（约占10%）、毒性结节性甲状腺肿（又称Plummer病，约占5%）、药源性甲状腺毒症（如过量服用左甲状腺素钠、胺碘酮、免疫检查点抑制剂等药物）、人绒毛膜促性腺激素（HCG）相关性甲状腺毒症、垂体性甲亢等。

2．按病变部位分类　根据病变部位不同，分为原发性甲亢和继发性甲亢。原发性甲亢病变部位在甲状腺，如毒性弥漫性甲状腺肿、毒性多结节性甲状腺肿、毒性甲状腺腺瘤等；继发性甲亢病变部位在脑垂体，又称垂体性甲亢。

3．按甲亢的程度分类　分为临床甲亢和亚临床甲亢。临床甲亢指的是促甲状腺激素（TSH）水平低于正常，而三碘甲状腺原氨酸（T3）、甲状腺素（T4）水平升高，患者有典型的甲亢症状；亚临床甲亢指血清TSH水平低于正常，但T3、T4水平在正常范围，没有或伴有轻微的甲亢症状。

二、甲亢有哪些临床表现

甲亢患者的典型症状有怕热、多汗、心悸、多食、消瘦等高代谢症候群以及兴奋、急躁、易怒、手抖、失眠等交感神经兴奋症状。此外，多数患者还有颈部增粗，少数患者有突眼、胫前黏液性水肿等阳性体征。

由于甲亢对人体的影响是全身性的，因此，患者可以有全身多个系统的症状表现，如心悸、胸闷、早搏、心房颤动、心力衰竭等心血管症状，大便次数增多、腹泻、黄疸、肝功能异常等消化道症状，女性往往出现月经减少甚至闭经，男性可有阳痿、不育等。

需要注意的是，老年人甲亢的症状常不典型，甚至与典型甲亢症状完全相反，表现为食欲减退、沉默寡言、情绪低落、表情淡漠等。

三、确诊甲亢要做哪些相关检查

这里面包括甲状腺功能测定以及围绕甲亢病因的有关检查。

甲状腺功能检查：用于明确有无甲亢。当患者TT3、FT3、TT4、FT4升高，TSH降低，即可诊断为广义上甲亢（确切地讲，应为甲状腺毒症）。其病因既可能是由于甲状腺自身合成甲状腺激素增多所致（真正的甲亢），也可能是由于甲状腺组织被破坏导致滤泡内甲状腺激素释放增加所致（即破坏性甲状腺毒症）。

另外，如果患者T3、FT3、T4、FT4升高，TSH正常或轻度升高，还应高度怀疑垂体性甲亢或甲状腺激素抵抗综合征（resistance to thyroid hormone，RTH）。垂体性甲亢通过磁共振成像（MRI）检查往往可以发现垂体微腺瘤。

甲状腺自身抗体检测：甲状腺自身抗体包括甲状腺过氧化物酶抗体（TPOAb）、甲状腺球蛋白抗体（TgAb）和促甲状腺激素受体抗体（TRAb），主要用于明确甲亢的病因。TRAb是Graves病的标志性抗体，TRAb明显升高，支持Graves病的诊断；TPOAb、TgAb属于破坏性抗体，若这两种抗体显著升高，考虑可能是桥本甲状腺炎引起的一过性甲状腺毒症。如果TRAb与TPOAb、TgAb并存，则可能是桥本甲状腺炎合并甲亢。

甲状腺摄碘率试验：该项检查临床主要用于Graves病与早期亚急性甲状腺炎的鉴别。二者均可有甲状腺毒症的症状表现，但Graves病患者甲状腺摄碘率明显升高，且有高峰前移，而亚急性甲状腺炎患者甲状腺摄碘率明显降低，同时伴有发热、甲状腺部位疼痛、血沉显著加快。

甲状腺超声：了解甲状腺有无肿大及结节，可以协助诊断毒性多结节性甲状腺肿及毒性甲状腺腺瘤。

甲状腺显像：对有结节的甲亢患者，甲状腺显像有助于发现毒性甲状腺腺瘤。对拟行[131]I治疗者，还可以帮助估算所需[131]I的用量。

其他检查：如前所述，甲亢可以影响全身各个系统，如心血管系统、消化系统、血液系统等，导致心动过速、心房颤动、腹泻、肝功能异常、白细胞减少、电解质紊乱（如低血钾）等。因此，在甲亢确诊以后，还要检查血常规、肝功能、电解质、心电图等，了解患者有无白细胞减少、肝功能异常、低血钾、心律失常（如心房颤动）等，以利于评估病情及指导治疗。

四、为什么有些甲亢患者甲状腺摄碘率低

这里面存在两种可能：一种是这些甲亢可能并不是真正的甲亢（如Graves病），而是破坏性甲状腺毒症，如亚急性甲状腺炎、亚急性淋巴细胞性甲状腺炎等，这些患者尽管有甲状腺毒症的临床表现，化验甲状腺激素水平升高，但这是由于甲状腺受损伤造成甲状腺激素释放增加所致，故甲状腺摄碘率往往是降低的。另一种是患者未严格限碘，碘摄入过多。

五、甲亢有哪些危害

甲亢带给患者的不只是多食、消瘦、心悸、多汗、急躁易怒、突眼、甲状腺肿大等改变，更令人担心是可以导致全身多系统功能损害，例如，损害心脏，导致甲亢性心脏病（严重的室性心律失常、心房颤动、心力衰竭等）；损害肝脏，导致肝功能异常；累及胃肠道，引起顽固性腹泻；累及造血系统，导致白细胞减少；累及肌肉骨骼系统，引起周期性麻痹、肌无力；影响生殖系统，导致女性月经不调及不孕。此外，如果病情控制不好，还可导致失明、症状性精神病、甲状腺危象等严重并发症，甚至危及生命。

六、如何治疗甲亢

甲亢治疗方法有3种：①抗甲状腺药物治疗，疗效确切、安全、无创伤，缺点是疗程长、复发率高。②[131]I治疗，疗效好，但易发生甲减，多数患者需终身服用左甲状腺素钠片。③手术治疗，适用于甲状腺特别大，有压迫症状或怀疑甲状腺癌或胸骨后甲状腺肿。

破坏性甲状腺毒症（即假甲亢）通常只需要对症处理（如口服β受体阻滞

剂），一般不需要抗甲状腺药物治疗，^{131}I及手术治疗更属禁忌。

碘是合成甲状腺素的原料，因此，甲亢患者应低碘饮食（甲亢孕妇除外），限制海带、紫菜等高碘食物。此外，还要注意避免精神紧张，保持良好睡眠。

（王建华）

2. 甲亢危害知多少

［要点聚焦］

甲亢对人体的影响是全身性的，可导致循环、消化、造血、生殖、神经、骨骼、肌肉等全身多个系统的损害，引起甲亢性心脏病、高血压、腹泻、肝功能异常、白细胞减少、骨质疏松、肌无力、突眼、精神异常、早产、流产、胎儿发育迟缓、甲状腺危象等。

甲亢是一种由于甲状腺激素分泌亢进所致的内分泌疾病。甲状腺激素可以作用于全身各个系统，一旦人体甲状腺激素分泌过多，往往会造成全身各个系统（如心血管、消化、骨骼肌肉、精神、血液、生殖系统等）的损害，导致各种并发症，不仅会影响患者的生活质量，严重者还可危及生命。

接下来，就让我们来细数一下甲亢的种种危害。

1. 甲状腺肿大　通常表现为对称性甲状腺肿大，严重者会压迫气管及食管，导致呼吸及吞咽困难。

2. 突眼　突眼既可与甲亢（主要指Graves病）同时发生，也可出现在发生甲亢之前或者甲亢好转以后，甚至还可以单独出现（即患者甲功始终是正常的），突眼的严重程度和甲亢往往不平行，有些患者尽管甲亢不明显，突眼却很严重。

突眼程度轻重不一，轻者主要表现为轻度突眼、睑裂增宽、眼睑后缩、眨眼减少，重者表现为重度突眼，眼睑无法闭合、结膜水肿及充血、眼球活动受限，不仅严重影响外貌美观，而且会导致复视、视野缺损、视力下降甚至失明。

3．下肢黏液性水肿 好发于小腿胫前，表现为局部皮肤增厚粗糙，呈棕红色，皮肤肿胀但手指按压无凹陷，这点有别于一般的水肿。

4．高代谢症状 患者主要表现为怕热、多汗、心悸、手抖、多食、消瘦、乏力等，严重影响患者的生活质量及工作效率。

5．精神异常 甲亢患者常常表现为容易激动、爱发脾气、注意力涣散、焦虑不安、失眠多梦等，严重者还会出现胡言乱语、幻听幻视、狂躁不安或淡漠抑郁等精神异常，临床称之为甲亢性精神病，属于症状性精神病的一种，这种情况以老年人多见。

6．心血管病变 甲亢长期控制不好，可导致静息心动过速、心律失常（早搏、阵发或永久性心房颤动等）、心脏扩大、心力衰竭、血压升高（主要是收缩压升高）等心血管疾病症状，谓之甲亢性心脏病，本病多见于病史较长、病情未能良好控制的甲亢患者（尤其是老年患者）。治疗关键是要控制好甲亢，若出现心力衰竭、心律失常，可以对症处理。

7．胃肠功能紊乱 甲亢可导致胃肠蠕动加快、大便次数增多及腹泻，临床常被误诊为慢性肠炎。甲亢引起的腹泻属于非感染性、功能性腹泻，患者大便无脓血，也不伴有腹痛及里急后重，大便常规正常。临床上，当遇到慢性腹泻同时伴有消瘦、乏力、心悸、烦躁的患者时，一定要注意排除甲亢。

8．肝功能损害 甲亢可通过多种机制导致肝功能损害，引起转氨酶升高、腹胀、食欲减退、黄疸等。一般认为，甲亢导致肝功能损害的机制主要与自身免疫损伤有关，此外，超生理水平的甲状腺激素也可直接损伤肝细胞。

9．月经及生殖功能异常 现已发现，甲亢可引起女性月经紊乱、经量减少、闭经及不孕等问题，即使怀孕，也容易导致胎儿发育不良、早产、流产及死胎的情况。甲亢可导致男性性欲减退、阳痿、精子数量减少、不育及乳房发育。

10．造血功能异常 甲亢可导致白细胞减少、贫血、血小板降低等，这种情况可通过治疗甲亢而得到纠正。

11．慢性甲亢性肌病　本病多见于中年男性，起病缓慢，主要表现为进行性肌无力和肌萎缩，患者常诉说蹲下、起立、上楼、提物困难等。

12．周期性麻痹　多发生于青壮年男性，常在半夜发作，起病较急，主要表现为四肢（主要是下肢）发作性软瘫，严重者可伴有呼吸肌麻痹，症状可持续数小时至数日。症状发作时常伴有低血钾，可能与钾由细胞外向细胞内转移有关。临床处理首先是补钾，再是治疗原发病（甲亢）。临床上，对于低钾麻痹患者，一定要注意排除甲亢。

13．糖代谢异常　甲状腺激素具有胰岛素拮抗作用，可以促进糖异生以及肠道对葡萄糖的吸收，导致血糖升高。在甲亢得到有效控制以后，患者血糖可随之恢复正常。

14．骨质疏松　甲亢可同时促进成骨细胞和破骨细胞的活性，但增强破骨细胞活性更加明显，因而骨吸收大于骨形成，导致骨量丢失及骨质疏松。另外，生成新骨的原料是钙，而甲亢会造成维生素D合成不足，影响钙的吸收。此外，甲亢性腹泻也会影响钙的吸收，增加骨质疏松及骨折的发生风险。

15．甲状腺危象　主要见于病情长期控制不佳的老年甲亢患者。多由感染、精神创伤、手术、分娩、劳累过度、擅自停药等诱发，主要表现为高热（体温多在40℃以上）、大汗、心动过速（常高于160次/分）、呕吐、腹泻、烦躁不安、谵妄甚至昏迷，严重者可危及生命。本病虽然比较少见，但病情凶险，死亡率高达20%～50%。

总之，甲亢是一种危害全身的内分泌疾病，临床表现也是多种多样。如果病情得不到及时有效的控制，会对心血管、消化、神经、精神、血液、生殖等全身各个系统产生严重的影响。

（王建华）

3. 甲状腺毒症与甲亢，别再傻傻分不清

［要点聚焦］

甲状腺毒症是指由各种原因导致的血液循环中甲状腺激素过多的一组临床综合征，可分为甲亢型和非甲亢型两大类。非甲亢型甲状腺毒症患者，其甲状腺本身功能并无亢进，而是由于摄入过量外源性甲状腺激素或是甲状腺滤泡细胞受损、导致滤泡内甲状腺激素释放增多所致。

门诊上，经常有患者拿着化验单忧心忡忡地找我咨询："王主任，我化验甲状腺激素（T3、T4）升高，医生说是甲状腺毒症，我这到底是中了什么毒？病情严不严重？"很显然，这些患者是犯了"望文生义"的错误。其实，不光是普通患者，就连许多基层医生对甲状腺毒症的认识同样也是模糊不清，常把甲状腺毒症与甲亢混为一谈，进而导致处置错误。下面就来谈谈甲状腺毒症是怎么回事，它与甲亢又有何区别。

一、甲状腺毒症究竟是怎么回事

所谓甲状腺毒症，并非甲状腺中了什么毒，而是泛指各种原因所致的血中甲状腺激素水平升高。究其病因，既可能是因为甲状腺自身合成及分泌甲状腺激素过多所致；也可能是由于甲状腺组织遭到破坏后，储存在甲状腺滤泡内的甲状腺激素释放增加所致（即破坏性甲状腺毒症），或是补充外源性甲状腺激素过量所致。我们把前者称为甲亢型甲状腺毒症，这是真正意义上的甲亢，即真甲亢；把后者称为非甲亢型甲状腺毒症，又称假甲亢。

由此可知，甲亢与甲状腺毒症尽管都有血中甲状腺激素（T3、T4）水平升高以及甲亢的一些临床表现，如心悸、出汗、多食、消瘦、乏力、烦躁、失眠等，但二者并不能完全划等号，甲状腺毒症涵盖的范围更广，甲亢只是甲状腺毒症的一个重要组成部分。

二、如何区分"真甲亢"和"假甲亢"

1. 致病原因不同 "真甲亢"是由于甲状腺本身功能亢进所致，最常见于Graves病（即毒性弥漫性甲状腺肿），约占80%；其次是毒性结节性甲状腺肿，约占10%；再就是毒性甲状腺腺瘤，约占5%，其他少见的有垂体性甲亢等。

"假甲亢"多是由于甲状腺滤泡遭到破坏使得滤泡内甲状腺激素溢出增加所致，主要见于各种甲状腺炎的早期，包括亚急性甲状腺炎、慢性淋巴细胞性甲状腺炎（即桥本甲状腺炎）、产后甲状腺炎以及放射性甲状腺炎等。还可见于服用过量的外源性甲状腺激素（如左甲状腺素钠片），比较少见的还有甲状腺激素抵抗综合征等。

2. 症状轻重不一样 真正的甲亢患者往往高代谢症状较重、持续时间较长，病程可达数年，可伴有突眼及胫前黏液性水肿等。

假甲亢患者症状相对较轻，且为一过性，有些患者还可伴有发热、颈部疼痛等全身症状（如亚急性甲状腺炎），不伴有突眼及胫前黏液性水肿等。

3. 检查结果有别 甲亢患者甲状腺激素（T3、T4）呈持续性显著升高，TRAb为阳性，甲状腺摄碘率明显升高，甲状腺核素显像可见显像剂摄取弥漫性显著增高或热结节。

假甲亢患者甲状腺激素（T3、T4）呈一过性轻度升高，TRAb为阴性，甲状腺摄碘率明显降低，甲状腺核素显像可见显像剂摄取弥漫性减低。例如，亚急性甲状腺炎患者的特征性表现是血清甲状腺激素（T3、T4）水平升高，而甲状腺摄碘率明显降低，二者呈明显分离。

三、"真甲亢"与"假甲亢"的临床处理有何不同

尽管"真甲亢"与"假甲亢"都表现为高甲状腺激素血症，但二者的临床处理明显不同，"真甲亢"（如Graves病）通常需要较长时间（1.5～2年）的规范的抗甲状腺药物治疗，也可采取 [131]I治疗或手术治疗；而"假甲亢"（如早期亚急性甲状腺炎、早期桥本甲状腺炎等）由于甲状腺激素升高为一过性而且

病情较轻，且其本身有发展为甲减的趋势，因此，一般不需要抗甲状腺药物治疗，^{131}I 或手术治疗更属于绝对禁忌，只需要对症处理即可。例如，患者感觉心悸、出汗等不适，口服 β 受体阻滞剂（如普萘洛尔）对症处理即可。

四、查出甲状腺毒症该咋办

临床上，如果患者甲功化验结果是甲状腺激素（FT3、FT4）水平增高，只说明患者存在甲状腺毒症，接下来，还应根据病史（如患者近期是否有上呼吸道感染病史、是否存在甲状腺激素替代治疗剂量过大）、症状表现（症状是轻是重、是一过性还是持续性、是否伴有无发热及颈前疼痛、有无突眼及胫前黏液性水肿）以及相关检查（如甲状腺自身抗体检查、甲状腺摄碘率测定、甲状腺核素显像等），仔细鉴别，查找病因。切忌一看见甲状腺激素水平增高，就轻率地诊断为甲亢，给予抗甲状腺药物治疗，这样很可能会导致医源性甲减。

（王建华）

4. 如何识别非典型甲亢

[要点聚焦]

甲亢的典型症状有甲状腺肿大、突眼、易激动、多食、消瘦、怕热、多汗等。然而，还有相当一部分甲亢患者（尤其是老年患者）症状不典型，经常是以某一系统的症状作为突出表现，很容易被误诊为其他疾病，必须引起临床重视。

典型的甲亢患者大都具备多食、消瘦、怕热、多汗、心悸等高代谢症状以及急躁、易激动等交感神经兴奋表现，并常伴有甲状腺肿大、突眼、胫前黏液性水肿等特殊体征，因此识别起来并不困难。然而，还有大约20%的甲亢患者（尤其是老年患者）临床症状不典型，甲状腺肿大及突眼均不明显，而经常是以某一系统的症状作为突出表现，临床上很容易被误诊或漏诊。下面，就让我们一起来认识一下非典型甲亢的种种伪装。

1．伪装成心脏病　这类甲亢多见于老年患者，患者缺乏甲亢的典型症状，而是以心悸、胸闷、心律失常（尤其是心房颤动）、心脏扩大、心绞痛、心力衰竭等心脏病症状作为突出表现，常被误诊为冠心病、高血压性心脏病、扩张型心肌病等心血管疾病。这种由甲亢引起的心脏病（即甲亢性心脏病）只有控制好甲亢，病情才能得到根本缓解或治愈，单纯应用扩血管药物治疗往往效果欠佳。

在此提醒大家，临床上遇到心率偏快、不明原因心房颤动、明显消瘦的老年心脏病患者，一定要注意检查甲功，排除甲亢。

2．伪装成胃肠道疾病　甲状腺激素可刺激胃肠蠕动，因此，有些甲亢患者（尤其是年轻患者）常常是以慢性腹泻作为突出表现，患者每日大便少则数次，多到十余次，便溏，无脓血（这点有别于感染性腹泻），不伴有腹痛及里急后重，常被误诊为慢性结肠炎、消化道肿瘤、肠易激综合征等消化道疾病。

临床上，对于慢性腹泻的患者，经血常规、大便常规及胃肠镜检查，排除器质性消化道疾病后，应进一步检查甲功，排除甲亢。

3．伪装成慢性肝病　甲亢患者由于自身免疫紊乱及高代谢等原因，经常会引起肝脏损害，患者可出现乏力、食欲减退、腹胀、黄疸等症状及转氨酶（或胆红素）升高。临床上，遇到肝功能异常的患者，如果排除了病毒性肝炎（如甲型肝炎、乙型肝炎、丙型肝炎等）、酒精性或药物性肝损伤、自身免疫性肝炎等疾病，这时别忘了查查甲功，排除甲亢。

4．伪装成更年期综合征　甲状腺激素升高可兴奋中枢神经并导致内分泌失调，引起神经过敏、心悸、多汗、焦虑、失眠、月经不调等症状，如果发生于中年妇女，很容易被误诊为更年期综合征或自主神经功能紊乱。

5．伪装成抑郁症　典型甲亢往往表现为高代谢状态及神经兴奋症状，但有些老年甲亢则恰好相反，表现为食欲缺乏、反应迟钝、情绪低落、沉默寡言、嗜睡等症状，常被误诊为老年抑郁症或老年性痴呆。因此，对不明原因精神抑郁、迟钝呆滞的老年人，应注意检查甲功，排除甲亢。

6．伪装成恶性肿瘤等消耗性疾病　有些老年甲亢患者主要临床表现为食欲减退、消瘦、进行性体重下降，甚至出现恶病质，常被怀疑得了消化道恶性肿瘤、结核、糖尿病等严重消耗性疾病，如果经过全面检查，排除了上述疾病，这时要想到查查甲功，排除甲亢。

7．伪装成慢性发热性疾病　有些甲亢患者（尤其是青年女性）以长期低热为突出表现，常伴有心悸、消瘦等症状，易被误诊为风湿热、结核病、尿路感染、慢性胆囊炎等慢性发热性疾病。因此，对于原因不明的长期低热患者，特别是当体温升高与心率增快不成比例（通常体温每升高1℃，心率平均增加10次/分），心率增快更显著时，应想到检查甲功，排除甲亢。

8．伪装成眼病　甲亢可导致不同程度的突眼，发生率约为20%。表现为双侧对称或不对称，严重者眼睑不能闭合、眼结膜充血水肿、眼球活动受限、视力下降及复视，临床谓之甲状腺相关性眼病。临床上，这种患者往往首先就诊于眼科，如果医生不注意询问病史，很容易将其误诊为眼眶肿瘤。因此，对突眼患者一定要检查甲功，以免漏诊甲亢。

需要说明的是，大多数患者都是先有甲亢，而后出现眼部病变，但也有少数患者例外，在刚发生眼病时，甲功（TSH、FT3、FT4）是正常的，一段时间之后才会出现甲功异常（也可能始终正常），但这种患者TRAb通常是高的。

9．伪装成发作性软瘫　这种情况多见于中年男性，表现为发作性肌无力或肌麻痹，常在过度劳累或饱餐（尤其是摄入大量糖类食物）后发生。由于患者甲亢症状不明显或出现较晚（先出现肌无力，后发现甲亢），因此，很容易被误诊为家族性低钾性周期性麻痹或重症肌无力，临床上对于周期性发作的肌无力、肌麻痹患者要常规检查甲功，排除甲亢。

10．伪装成月经不调　甲亢可引起月经不调、月经稀少甚至闭经，导致女性不孕。因此，对于月经不规律、长期不孕的育龄期妇女，要注意检查甲功，排除甲亢。

11．伪装成糖尿病 甲状腺激素不仅可以加速新陈代谢，还具有升血糖作用，因此，甲亢患者也可以表现为多食、消瘦及血糖升高，易被误诊为2型糖尿病。但这种由甲亢引起的继发性糖尿病空腹血糖一般不高，主要表现为餐后高血糖，患者口渴、多饮、多尿症状常不明显，往往伴有心动过速，甲亢治愈后，血糖可随之恢复正常。

甲亢是一种影响全身的慢性疾病，临床表现可以多种多样。作为临床医生，一定要对甲亢症状多样性有充分的认识，不但要熟悉甲亢的典型症状，还要了解甲亢的不典型症状，只有这样，才能减少甲亢的漏诊或误诊。

（王建华）

5．警惕老年人甲亢玩"变脸"

［要点聚焦］

与年轻人相比，老年人的甲亢症状常不典型，甚至与甲亢的典型症状完全相反，临床上很容易被误诊，这一点务必要引起足够重视。

甲亢可以发生于各年龄段，以30～40岁的中青年女性最为常见，其典型症状和体征包括怕热、多汗、多食、消瘦、心悸、手抖、乏力、情绪急躁、容易激动、大便次数增多、甲状腺肿大、眼球突出等。

据统计，老年人（＞60岁）甲亢占全部甲亢患者的10%～20%，临床并不少见。由于老年人的甲状腺随增龄而逐渐萎缩，器官组织对甲状腺激素的反应性减弱，使得老年人甲亢与年轻人甲亢的临床表现有所不同，老年人甲亢往往缺乏典型甲亢的高代谢及神经兴奋症状（如心悸、多汗、多食、善饥、容易激动、焦虑、失眠等），甚至与甲亢典型症状截然相反，再加上老年人甲亢患者突眼及甲状腺肿大常不明显，因此，临床上很容易被误诊或漏诊。

1．伪装成心血管疾病 高水平的甲状腺激素作用于心脏，可使患者出现心动过速、早搏、心房颤动、心脏增大、心力衰竭、心绞痛等心血管疾病症状，临床谓之甲亢性心脏病。由于老年甲亢患者突眼及甲状腺肿大常不明显，很容易被误诊为冠心病。因此，临床上，对于不明原因发生心房颤动的老年患者，一定别忘了化验甲功，排除甲亢。

2．伪装成消化道肿瘤　与年轻人甲亢常伴有腹泻不同，老年人甲亢常表现为食欲减退、恶心、呕吐、体重明显下降，有的患者短时间内可下降10～20kg，常被怀疑得了胃癌等消化道恶性肿瘤。

3．伪装成老年抑郁症　年轻人甲亢通常表现为烦躁易怒、多言好动、焦虑、失眠、神经过敏等交感神经兴奋症状，而部分老年人甲亢则恰好相反，表现为神情淡漠、少言寡语、目光呆滞、反应迟钝、嗜睡等精神异常，称为淡漠型甲亢，常被误诊为老年抑郁症或老年痴呆。所以，当患者无故出现精神异常时，一定要排除甲亢，以免误诊误治。

4．伪装成帕金森病　有些老年人甲亢突出表现为肌肉震颤、手脚发抖、步态不稳，常被误诊为老年性震颤或帕金森病。

综上所述，老年人甲亢的症状常不典型，突眼和甲状腺肿大也不明显，对此一定要有足够的认识，否则很容易被误诊或漏诊。临床上，当老年人不明原因出现心动过速、心房颤动、极度食欲减退、体重急剧下降或精神抑郁等情况时，要警惕甲亢的可能，及时检查甲功，避免误诊误治。

（王建华）

6．看甲亢，只查甲功就够了吗

［要点聚焦］

导致甲状腺激素水平升高的原因很多，不一定都是甲亢，也可能是破坏性甲状腺毒症。病因不同，治疗方法也不一样。因此，看甲亢只化验甲功是不够的，还需要进一步检查，明确病因。

临床上，有些基层医生往往一看甲功报告T3、T4升高而TSH降低，未经仔细鉴别，就轻易诊断为甲亢，这种做法显然不妥，因为这样有可能将破坏性甲状腺毒症当成Graves病而错误地给予抗甲状腺药物治疗。此外，甲亢作为一种影响全身的自身免疫性疾病，可以导致血液、心血管、消化道、神经等多系统功能异常，故这些方面的相关检查同样必不可少，尤其是血常规、肝功能和心电图，必须在开始药物治疗之前及治疗过程中定期复查，以确保治疗安全，因此，看甲亢绝不是只查查甲功那么简单。下面，就和大家谈谈甲亢诊断及并发症筛查要做的有关检查。

1. 甲状腺功能检查　甲功主要包括TSH、TT3、FT3、TT4、FT4，该项检查主要用于了解甲状腺的功能状态。如果患者TT3、FT3、TT4、FT4降低，TSH升高，可以诊断为甲状腺毒症，患者既可能是真正的甲亢（"真甲亢"），也可能是破坏性甲状腺毒症（"假甲亢"）。

2. 甲状腺自身抗体检查　甲状腺自身抗体包括TRAb、TPOAb、TgAb，这些抗体指标有助于明确甲状腺毒症的病因。TRAb阳性，支持Graves病的诊断；TPOAb及TgAb强阳性，TRAb阴性，支持桥本甲状腺炎的诊断；如果TRAb阳性，TPOAb及TgAb也较高，则支持桥本甲状腺炎合并甲亢。

3. 甲状腺摄碘率试验　该项检查主要用于Graves病与亚急性甲状腺炎的鉴别诊断，前者甲状腺摄碘率明显升高且高峰提前，后者甲状腺摄碘率明显下降。

4. 甲状腺核素显像　甲状腺核素显像用以了解患者甲状腺，尤其是甲状腺结节的位置及功能状态（冷、热）。临床常用于诊断毒性甲状腺腺瘤，为临床治疗提供决策帮助。如果确诊是毒性甲状腺腺瘤，首选手术治疗。

5. 甲状腺超声检查　超声可以帮助了解甲状腺形态、大小、有无结节、内部血流以及颈部淋巴结情况等，协助诊断甲亢及判断甲状腺结节的良恶性，而且可以通过定期随访，了解治疗前后患者甲状腺的变化情况。

6. 心脏检查　心脏检查包括心电图、动态心电图、超声心动图等检查。通过这类检查，可以对老年、既往有心脏疾病或伴有心血管疾病高危因素的甲亢患者进行心脏评估，了解患者是否合并心肌缺血、心律失常及心功能不全。

7. 其他有关检查　血常规、肝肾功能、电解质等可以了解患者是否存在白细胞（或粒细胞）减少、肝损伤，是否有低血钾等。另外，过量的甲状腺激素可造成骨代谢异常，可通过测定血清钙、磷、骨代谢标志物以及骨密度检查等进行评估。

综上所述，对临床疑似甲亢的患者先要检查甲功（FT3、FT4、TSH），看看是否存在甲状腺毒症；如果有甲状腺毒症，还要结合患者的病史、临床特点以及相关辅助检查（如甲状腺自身抗体、甲状腺摄碘率试验、甲状腺超声等），进一步明确原因。确诊Graves病之后，还要围绕甲亢可能导致的多器官损害做相关检查，对病情进行全面评估，以确保治疗安全，并为下一步精准治疗提供科学决策。

（王建华）

7. 有一种甲亢，不能让甲状腺背锅

［要点聚焦］

绝大多数甲亢问题都出在甲状腺上，但也有少数是甲状腺外的病变所致，如垂体TSH腺瘤所致的甲亢。临床上，当患者的甲功化验结果显示FT3、FT4水平增高，而TSH水平正常或升高时，要注意排除垂体TSH腺瘤。

甲状腺功能亢进（简称甲亢）是甲状腺本身产生过多甲状腺激素所导致的甲状腺毒症，临床主要表现为机体代谢亢进以及神经、循环、消化等系统兴奋性增加。

临床上，绝大多数甲亢的病变部位都是在甲状腺，我们称之为原发性甲亢，像大家熟悉的弥漫性甲状腺肿伴甲亢（即Graves病）、结节性甲状腺肿伴甲亢、毒性甲状腺腺瘤等，都属于原发性甲亢。除此之外，还有少数甲亢，其病变部位不在甲状腺，而是在垂体，这就是我们接下来将要介绍的垂体TSH腺瘤。

一、什么是垂体 TSH 腺瘤

垂体 TSH 腺瘤又称垂体促甲状腺激素腺瘤，这种功能性腺瘤能够自主分泌具有生物学活性的 TSH，TSH 可刺激甲状腺大量分泌甲状腺激素而引起甲亢。大多数 TSH 腺瘤仅分泌 TSH，但有 20% ～ 25% 的腺瘤还会分泌其他腺垂体激素，主要是生长激素或催乳素。

垂体 TSH 腺瘤是导致中枢性甲亢的主要原因，临床罕见，其发病率占全部垂体腺瘤的 0.5% ～ 3.0%。

二、垂体 TSH 腺瘤的临床表现

垂体 TSH 腺瘤的临床表现主要由甲状腺功能亢进综合征和瘤体的鞍区占位效应两部分组成。

1. 甲状腺功能亢进综合征 主要有怕热、多汗、心悸、多食、消瘦、腹泻、失眠、易急躁等高代谢症状及神经兴奋性增高表现。查体可发现甲状腺弥漫性肿大，但 TSH 腺瘤患者一般无突眼、胫前黏液性水肿等 Graves 病的特征性表现。

2. 鞍区占位效应的相关症状 包括：①视交叉受压所致视野缺损、视力下降、头痛等。②正常垂体受压所致腺垂体功能减退症状，如乏力、精神差、食欲欠佳、继发性闭经、不育、泌乳、阳痿等。

此外，有些垂体 TSH 腺瘤患者还可伴有其他腺垂体激素（如生长激素、催乳素等）分泌增多表现，如生长激素分泌过多引发肢端肥大症或巨人症，泌乳素分泌增加引起月经不调、闭经、泌乳等。

三、如何区分垂体 TSH 腺瘤和 Graves 病

垂体 TSH 腺瘤以血清 FT3、FT4 水平增高，TSH 水平不被抑制并伴有不同程度甲状腺毒症表现和甲状腺肿为临床特征，易被误诊为 Graves 病，但二者的临床处置完全不同。如果误将垂体 TSH 腺瘤诊断为 Graves 病而实施甲状腺切

除手术或 ^{131}I 治疗，反而会促使垂体 TSH 腺瘤增大而加重病情，因此，做好二者的鉴别尤为重要。以下几点有助于二者的鉴别（表3）。

1．TSH水平 垂体TSH腺瘤患者血TSH水平正常或升高，而未经治疗的Graves病患者血TSH水平显著降低甚至测不出。

2．甲状腺自身抗体 垂体TSH腺瘤患者血清甲状腺自身抗体（如TRAb等）通常为阴性，而Graves病患者TRAb检查呈阳性。

3．症状表现 垂体TSH腺瘤患者往往没有突眼、黏液性水肿等自身免疫性甲状腺疾病的相关表现，Graves病患者常可伴有；垂体TSH腺瘤患者可有头痛、视野缺损等垂体受压表现，而Graves病患者则没有。

4．影像学检查 垂体TSH腺瘤患者垂体影像学检查可显示腺瘤（多为大腺瘤），Graves病患者垂体影像学检查一般无阳性发现。

表3 垂体TSH腺瘤与Graves病的比较

检查项目	垂体TSH腺瘤	Graves病
TSH水平	正常/升高	低/测不出
甲状腺自身抗体	阴性	阳性
临床表现	伴有头痛、视野缺损	伴有突眼、黏液性水肿
影像学检查	垂体可发现腺瘤	垂体无阳性发现

四、垂体TSH腺瘤与甲状腺激素抵抗综合征（RTH）的鉴别

RTH同样可表现为血清FT4、FT3升高，而血清TSH不被抑制（正常或升高），部分患者也可有甲状腺肿大及甲状腺功能亢进症状，易与垂体TSH腺瘤混淆，但RTH患者常有家族遗传史，垂体MRI平扫鞍区无阳性发现，甲状腺激素受体β（TRβ）基因突变检测阳性，这些均有助于二者的鉴别。

五、垂体TSH腺瘤的治疗

垂体TSH腺瘤的治疗方法包括手术治疗、药物治疗及放疗。手术治疗是本病的首选治疗方法，放疗只用于有手术禁忌证或手术未治愈的垂体TSH腺瘤患者，一般不作为TSH腺瘤的首选治疗方法。垂体TSH腺瘤的治疗药物主要有生长抑素类似物（如奥曲肽），主要用于术前准备或术后未缓解的患者。抗甲状腺药物可使TSH增高，故不建议单独长期使用，仅可术前短期应用。

临床上，对于血清FT3、FT4增高而TSH正常或增高的患者，应高度警惕垂体TSH腺瘤，此外，还要注意与RTH、甲状腺炎早期（破坏性甲状腺毒症）及原发性甲亢早期、原发性甲减替代剂量不当等相鉴别。

（王建华）

8. 甲亢药物治疗知多少

［要点聚焦］

甲亢的治疗方法主要分为药物治疗、^{131}I治疗以及手术治疗三大类，药物治疗仍然是目前国内治疗甲亢的首选方法，患者应严格遵守药物适应证、足疗程规范用药，同时要提防药物副作用，以确保用药安全。

甲亢的治疗方法主要分为药物治疗、^{131}I治疗及手术治疗三大类，其中，抗甲状腺药物是国内采用最多的治疗方法。接下来，我们就重点谈谈关于抗甲状腺药物治疗的那些事。

一、甲亢药物治疗的优缺点

与手术治疗及^{131}I治疗相比，甲亢的药物治疗有利有弊。优点是疗效确切、方法简便、无创、不会造成"永久性甲减"。缺点是疗程较长（1.5～2年，甚至更长），停药后容易复发（复发率接近50%），少数患者用药后会出现肝损伤、粒细胞减少、皮肤过敏等药物不良反应。

二、抗甲状腺药物的作用机制

临床常用的抗甲状腺药物主要有甲巯咪唑（又称他巴唑）和丙硫氧嘧啶，其作用机制是抑制甲状腺激素的合成，但对已经合成并储存在甲状腺滤泡内的甲状腺激素不起作用，也不能阻止甲状腺激素的释放。因此，服用抗甲状腺药物后需要经过1～2周，待甲状腺滤泡内储存的激素消耗至一定程度后方能见效，而要将高代谢状态恢复至正常水平则往往需要4～8周。

三、哪些甲亢患者适合采用药物治疗

适用于各类型的甲亢，尤其适用于：①病情较轻、甲状腺轻中度肿大者。②年龄在20岁以下、孕妇、年迈体弱或合并严重心肝肾等疾病而不宜手术者。③手术前的准备阶段。④手术后复发且不宜用[131]I治疗者。

四、抗甲状腺药物的分类、特点及用法

抗甲状腺药物分为硫脲类和咪唑类两大类，其代表药物分别是丙硫氧嘧啶和甲巯咪唑。丙硫氧嘧啶的半衰期仅为1～2小时，药效持续时间短，故需每日3次服药；而甲巯咪唑的半衰期为4～6小时，作用可维持24小时，故可以将全天的药量于早晨一次顿服，疗效等同于每日3次口服。

甲亢药物治疗一般首选甲巯咪唑，因其作用较强、药效持久而稳定、肝毒性较小、服药次数少，患者治疗依从性好。但妊娠早期甲亢或甲状腺危象时，则应首选丙硫氧嘧啶，这是因为丙硫氧嘧啶通过胎盘量较少，对胎儿的影响相对较小，还有就是大剂量丙硫氧嘧啶可在外周组织抑制T4转变为活性更高的T3，起效较快，故常用于甲状腺危象的救治。

五、抗甲状腺药物的副作用及如何应对

抗甲状腺药物的副作用主要有白细胞减少、肝损伤及皮肤过敏反应等，严

重者可导致粒细胞缺乏、肝衰竭及全身剥脱性皮炎。因此，甲亢患者在用药之前以及用药过程中应定期监测血常规（前3个月）及肝功能（前6个月）。

1. 当白细胞低于$4×10^9/L$，中性粒细胞低于$2×10^9/L$时，须加用升白细胞药物（如利血生、鲨肝醇、维生素B$_4$）。如果经过上述治疗，白细胞仍低于$3×10^9/L$，中性粒细胞低于$1.5×10^9/L$，同时伴有发热、咽痛、关节痛等粒细胞缺乏症状时，患者要立即停药，同时给予粒细胞集落刺激因子，并加用高效广谱抗生素对症治疗，有条件的患者应予消毒隔离，否则可能会导致严重感染而危及生命。鉴于抗甲状腺药物之间存在交叉反应，应用一种抗甲状腺药物导致的粒细胞缺乏症禁用其他种类的抗甲状腺药物。

2. 对于肝功能异常，要注意区分是甲亢本身引起的，还是服用抗甲状腺药物所致。如果肝功能异常发生在药物治疗之前，说明是由甲亢本身引起，可以在保肝治疗的同时，继续服用抗甲状腺药物，患者的肝功能往往会随着甲亢的缓解逐渐好转；如果肝功能异常是在服药之后出现的，说明是抗甲状腺药物所致，是否继续用药要视患者具体情况而定：①如果只是轻度肝功能异常，可以在加用保肝药物的同时，继续服用抗甲状腺药物，并密切观察肝功能变化。②如果肝功能严重受损（如胆汁淤积性黄疸），转氨酶进行性升高，则应立即停药，并加大保肝力度，可酌情给予糖皮质激素治疗，待肝功能好转后改行 ^{131}I 治疗或手术治疗。

3. 对于药物引起的皮肤过敏反应（如皮肤瘙痒、皮疹等），轻者可加用抗组胺药物（如氯雷他定）或换用其他抗甲状腺药物，暂不停药；倘若皮疹严重，恶化成剥脱性皮炎，则须立即停药，并采用糖皮质激素治疗。

六、甲亢药物治疗分哪几个阶段？如何调整用药剂量

甲亢药物治疗分控制期、减量期和维持期3个阶段，每个阶段的时长个体差异性较大，甲亢整个疗程需要1.5～2年，甚至更长。

1. 控制期 又称初治期，此期的抗甲状腺药物用量最大，视患者病情轻重给予丙硫氧嘧啶100～300mg/d，分3次口服，或甲巯咪唑10～30mg/d，

分1～2次口服。一般用药1～2周后开始起效，经过4～8周，患者甲亢症状（如怕热、多汗、心悸、亢奋等）缓解，FT3、FT4接近或达到正常之后（由于TSH回升滞后于FT3、FT4下降，故此时TSH有可能仍低于正常），进入减量期。

2．减量期 每2～3周减1次，每次减丙硫氧嘧啶50～100mg（或甲巯咪唑5～10mg），当减至每日丙硫氧嘧啶用量为25～100mg（或每日甲巯咪唑用量为2.5～10mg），并且患者病情控制良好（FT3、FT4、TSH均正常）时，即可进入维持期。整个减量过程需要2～3个月。

3．维持期 用最小有效剂量的抗甲状腺药物将患者甲功维持在正常水平，时间长达1～1.5年或更长，目的是防止停药后甲亢复发。

需要注意的是，当患者遭受感染或精神受创时，需要临时加大药量，待应激反应结束后再逐渐减量。

七、如何掌握抗甲状腺药物停药指征

抗甲状腺药物治疗甲亢的缺点是停药后易复发（50%左右），第一年复发率最高，特别是在停药后的前6个月内，4～5年后很少见复发。

现已证实，TRAb是反映甲亢活动性的标志性抗体，抗甲状腺药物虽然能在短期内（1～2个月）使患者症状缓解、甲状腺激素（FT3、FT4）水平恢复正常，但要使血液中TRAb转阴却需要较长时间（1年以上），过早停药容易导致患者甲亢复发。

甲亢停药需符合以下几点：①甲亢症状完全缓解，甲状腺明显缩小，甲状腺血管杂音消失。②甲功（FT3、FT4、TSH）恢复正常，TRAb转阴。③维持治疗所需的药物剂量很小（如甲巯咪唑2.5～5mg/d以下，最好是2.5mg，隔天1次）。④总的疗程达到18～24个月，甚至更长（主要针对TRAb高滴度者）。对于达不到上述要求的甲亢患者，应延长抗甲状腺药物的疗程。

达到以上全部4条标准，停药后复发率低。停药后复发者可再用抗甲状腺药物治疗，或改用¹³¹I或手术治疗。

八、如何选择甲亢辅助治疗药物

甲亢的辅助治疗药物主要有β受体阻滞剂、碘剂等，其中碘剂主要用于甲亢的术前准备及甲状腺危象的救治，一般不作为常规用药，这里重点讲讲β受体阻滞剂的使用方法。

β受体阻滞剂分为非选择性β受体阻滞剂（可同时阻断β_1和β_2受体，如普萘洛尔）和选择性β_1受体阻滞剂（如美托洛尔、阿替洛尔、比索洛尔、艾司洛尔等），此类药物可以减轻甲亢患者的交感神经兴奋症状（如心悸、手抖、精神亢奋等症状），还可在一定程度上抑制T4向T3转化。一般作为控制阶段的辅助用药，与抗甲状腺药物配合使用，尤其是在开始治疗的1～2周内，此时抗甲状腺药物尚未充分起效，对缓解患者的临床症状很有帮助。但此类药物只是对症治疗，不能纠正病因，故不作为长期治疗用药，当心率降到80次/分以下，甲状腺激素水平恢复正常后即可停用。

注意：处于支气管哮喘急性发作期或合并严重心力衰竭的甲亢患者禁用β受体阻滞剂（尤其是非选择性β受体阻滞剂）。如果处于支气管哮喘非急性发作期，可使用选择性β_1受体阻滞剂（如美托洛尔、阿替洛尔），因其对呼吸道影响小且具有更好的心脏保护和心房颤动预防作用。

九、甲亢治疗过程中，出现甲减怎么办

甲亢药物治疗过程中出现的甲减，大多是由于抗甲状腺药物剂量过大所致。如果患者尚未完成足疗程（至少1.5年）治疗，可以采取短暂停药，然后再接着治疗，或是将抗甲状腺药物减量，同时加用左甲状腺素钠片；如果抗甲亢疗程已基本接近尾声（达到1.5年），TSH恢复正常达半年以上，TRAb已转阴，可以直接停药。

十、如何保证用药安全及疗效

甲亢患者治疗期间，除了定期复查甲功，还要密切监测血常规及肝功能，

防范药物不良反应的发生。另外，在饮食方面，一定要注意限制碘的摄入，患者应当采用低碘饮食，不吃海带、紫菜等高碘食物，忌用含碘药物和含碘造影剂，以免影响药物疗效。

十一、为什么有的患者在治疗过程中颈部越来越粗

有些甲亢患者经过药物治疗后症状缓解，但甲状腺肿大及突眼较前加重，这并不代表甲亢病情加重，而可能是因为甲亢被控制以后，早前被抑制的TSH开始升高，后者可刺激甲状腺组织增生及肿大。出现这种情况，应及时减少抗甲状腺药物剂量，并加用左甲状腺素片，使FT3、FT4、TSH尽快恢复到正常水平。

（王建华）

9. 抗甲状腺药物的副作用及应对策略

［要点聚焦］

抗甲状腺药物的副作用主要有白细胞减少、肝损伤、药物性皮疹、血管炎等，大多发生于甲亢治疗初期，因此，在这个阶段要格外注意复查血常规及肝功能，发现问题，及时处理。

甲亢的治疗方法主要分为药物治疗、^{131}I治疗及手术治疗3种，其中，药物治疗仍是目前我国甲亢患者的首选方案。抗甲状腺药物主要包括硫脲类（如丙硫氧嘧啶）和咪唑类（如甲巯咪唑），其副作用主要有白细胞减少、肝损伤、皮肤过敏反应、血管炎等，尽管发生率不是太高（13%左右），但有时可以导致危及生命的严重后果，因此，一定要高度重视和警惕。

1．白细胞减少及应对措施 甲亢本身和抗甲状腺药物均可引起白细胞减少，通过对比服药前、后血常规的检查结果，有助于区分白细胞减少的原因究竟是前者还是后者。如果白细胞减少发生在抗甲状腺药物治疗之前，说明是甲

亢本身所致，此时可以酌情加用一些升高白细胞的药物，而抗甲状腺药物仍可继续使用，因为患者的血常规会随着甲亢的控制而逐渐好转；如果白细胞减少发生在服用抗甲状腺药物之后，说明是抗甲状腺药物所致，此时需要格外慎重，应加大血常规复查频率，必要时需要停用抗甲状腺药物，待血常规恢复正常以后，再改用¹³¹I治疗或手术治疗。

2．肝损伤及应对措施　甲亢本身和抗甲状腺药物均可引起肝功能异常，严重者甚至会导致重症肝炎而危及生命，因此，甲亢患者在用药之前及药物治疗期间应定期化验肝功能。如果肝功能异常发生在抗甲状腺药物治疗之前，说明是由甲亢本身引起，可以在保肝治疗的同时，继续应用抗甲状腺药物，患者的肝功能将随着甲亢的控制逐渐好转；如果肝功能异常发生在抗甲状腺药物治疗之后，说明是抗甲状腺药物所致，是否继续用药要视具体情况而定。如果只是轻度肝功能异常，可以加用保肝药物，暂不停用抗甲状腺药物，但要密切观察肝功能变化；如果肝损伤严重，转氨酶进行性升高，则应立即停药，同时加大保肝措施力度，必要时给予糖皮质激素治疗，待肝功能恢复正常后改行¹³¹I治疗或手术治疗。

3．药物性皮疹及应对措施　对于药物性皮疹，如果皮损不重，可加用抗组胺药物（如氯雷他定）或更换其他种类的抗甲状腺药物，一般不必停药。如发生剥脱性皮炎等严重的皮肤过敏反应，应立即停药，亦不能更换另一种抗甲状腺药物。

4．抗中性粒细胞胞质抗体（ANCA）相关性血管炎及应对措施　临床发生率很低，丙硫氧嘧啶引起的ANCA相关性血管炎比甲巯咪唑多。患者可出现发热、关节痛、皮肤病变以及肾、肺等内脏损害，血中抗中性粒细胞胞质抗体阳性。

一般说来，抗甲状腺药物的副作用主要发生于甲亢初治期（前1～3个月），因此，应反复叮嘱患者，在这个阶段要严格按医嘱复查血常规及肝功能，特别是在开始治疗的前1个月，要求每周化验1次血常规，每1～2周查1次肝功能，以策安全。

在此特别提醒：治疗期间，患者一旦出现咽痛、发热、乏力、食欲减退、巩膜及小便发黄、皮肤瘙痒或皮疹等症状，应想到可能是出现了粒细胞减少、肝损伤或过敏性皮炎，患者应立即去医院接受检查和治疗。

（王建华）

10. 服用抗甲状腺药物要注意哪些细节问题

[要点聚焦]

细节决定成败。在抗甲状腺药物使用过程中，为了确保治疗安全、有效，对以下这些细节问题不可不知。

1. 服药之前要先查血常规和肝功能　由于甲亢本身和抗甲状腺药物均可引起白细胞减少和肝功能异常，临床上为了区分这两种情况，在服用抗甲状腺药物之前，应先检查血常规和肝功能。如果用药前即已存在白细胞减少和/或肝功能异常，则考虑是甲亢本身所致；如果是用药以后出现的白细胞减少和/或肝功能异常，则考虑是药物所致。

2. 药物治疗不可急于求成　由于T4的血浆半衰期是7天，加之甲状腺内储存的甲状腺激素代谢约需两周时间，而抗甲状腺药物只能抑制甲状腺激素合成而不能影响激素的释放，所以抗甲状腺药一般需要服用2～3周才开始见效，4～6周后甲功逐渐下降至正常，因此，不能急于求成。

3. 用药剂量不能一成不变　甲亢药物治疗分为控制期、减量期和维持期3个阶段，其中，控制期的用药剂量最大，维持期的用药剂量最小。一般情况下，通过4～6周的控制期治疗，多数患者的甲功可以降至正常，这时药物就应开始逐渐减量，否则，极有可能导致药物性甲减、甲状腺肿大及突眼。

4. 甲亢治疗过程中需要监测血常规和肝功能　对服用抗甲状腺药物的患者应进行药物不良反应的监测。抗甲状腺药物引起的白细胞减少和肝损伤大多发生在服药后前3个月内，第1个月发生率最高。因此，在服药第1个月，要求每周化验1次血常规，每1～2周化验一次肝功能；在服药第2～3个月，每2周复查1次血常规，每月复查1次肝功能；在3个月以后，可以每1～3个月复查1次血常规和肝功能，以策安全。

5．当一种抗甲状腺药物出现严重药物副作用，一般不建议换用另一种抗甲状腺药物 甲巯咪唑和丙硫氧嘧啶两种药物的交叉反应率较高（50%），所以，其中一种药物引起发生严重不良反应（粒细胞缺乏、严重肝损伤或剥脱性皮炎）时，为慎重起见，一般不建议换用另一种抗甲状腺药物。此时，可考虑^{131}I治疗或手术治疗。

（王建华）

11. 双雄对决，甲巯咪唑与丙硫氧嘧啶谁更胜一筹

［要点聚焦］

甲巯咪唑和丙硫氧嘧啶是目前临床最常用的甲亢治疗药物，尽管二者作用机制相似，但在药物半衰期、作用维持时间、副作用及安全性、临床用法、适应证等方面，仍有所不同。

甲巯咪唑和丙硫氧嘧啶是临床最常用的两种抗甲状腺药物，尽管二者的作用机制大致相同——均是通过抑制甲状腺过氧化物酶活性来减少甲状腺激素（T3、T4）合成来发挥作用，但二者在药代动力学（如起效时间、半衰期长短等）、不良反应以及临床药效等方面仍存在一定差别。只有对此有所了解，才能在临床治疗时合理选用。

一、甲巯咪唑与丙硫氧嘧啶的比较

（1）甲巯咪唑半衰期长（4～6小时），每天1次给药，疗效等同于每天3次给药；丙硫氧嘧啶起效快、半衰期短（1～2小时），需要每天3次给药。由于甲巯咪唑可以每天1次给药，故患者服药依从性更好。

（2）与甲巯咪唑相比，丙硫氧嘧啶除可抑制甲状腺激素合成以外，还可通过抑制5'-脱碘酶，阻止外周组织中的T4转化为生物活性更高的T3（注：T3的生物活性是T4的10倍），可以更加快速而有效地控制甲亢症状，因此，甲状腺危象患者首选丙硫氧嘧啶。

（3）与甲巯咪唑相比，丙硫氧嘧啶可与血浆蛋白结合，不易通过胎盘，故导致胎儿畸形的风险较小，缺点是偶可引起严重肝损伤（如中毒性肝坏死）；甲巯咪唑不与血浆蛋白结合，可以通过胎盘，故致畸风险相对较高，但其肝毒性相对较小。妊娠早期是器官形成的关键时期，应当首选丙硫氧嘧啶，如果不能应用丙硫氧嘧啶，甲巯咪唑可以作为第二选择用。至于妊娠早期之后是继续应用丙硫氧嘧啶还是转换成甲巯咪唑，目前尚无定论，因为这两种药物均存在一定副作用，而且转换药物可能导致甲状腺功能变化。

（4）丙硫氧嘧啶和甲巯咪唑均可导致白细胞减少，但丙硫氧嘧啶所致的白细胞减少与用药剂量无关，有点类似于过敏反应；甲巯咪唑的上述副作用与用药剂量相关，为剂量依赖性，主要出现在初治期服药剂量较大时。丙硫氧嘧啶引起粒细胞减少的发生率为0.3%，而甲巯咪唑引起粒细胞减少的发生率为0.1%。

（5）丙硫氧嘧啶和甲巯咪唑皆可引起肝细胞损害，但甲巯咪唑所致的肝细胞损害与剂量相关，发生率低且程度较轻，以肝内胆汁淤积为主（如胆汁淤积性肝炎），主要表现为胆红素升高及黄疸；而丙硫氧嘧啶引起的肝损伤与剂量无关，程度往往比前者要重，以肝细胞损伤为主，主要表现为转氨酶升高，偶可引发致死性急性重型肝炎及肝衰竭。

（6）丙硫氧嘧啶和甲巯咪唑均偶可引起抗中性粒细胞胞质抗体相关性血管炎，但丙硫氧嘧啶发生的概率高于甲巯咪唑，患者常有多系统受累表现，如肾损伤、肺咯血、发热、肌肉关节疼痛等，严重者可导致肾衰竭。

（7）甲巯咪唑偶可引起低血糖症，又称胰岛素自身免疫综合征，临床特征为自发性低血糖、高胰岛素血症和高滴度的胰岛素自身抗体。

（8）甲巯咪唑罕见引起急性胰腺炎，症状表现为持续性上腹部剧烈疼痛，常向背部放射，常伴有腹胀、恶心、呕吐，血、尿淀粉酶升高。

（9）在对重症甲亢患者进行^{131}I治疗的前期准备中，药物首选甲巯咪唑。这是因为甲巯咪唑抑制甲状腺组织摄取碘的作用持续时间较短（24小时），而丙硫氧嘧啶则长达数周到数月，会影响^{131}I的疗效。

二、甲巯咪唑与丙硫氧嘧啶的选择

随着临床研究的不断深入，目前对甲巯咪唑和丙硫氧嘧啶的安全性已有较为明确和公认的结论。甲巯咪唑的不良反应（尤其是在肝毒性方面）明显低于丙硫氧嘧啶，并且，甲巯咪唑的不良反应大多具有剂量依赖性特点，而丙硫氧嘧啶的不良反应则与药物剂量没有明显关系。此外，在药物疗效、治疗依从性以及对^{131}I的影响等方面，甲巯咪唑也均优于丙硫氧嘧啶。鉴于此，《中国甲状腺功能亢进症和其他原因所致甲状腺毒症诊治指南》建议：甲亢患者（尤其是儿童、青少年甲亢）药物治疗尽量首选甲巯咪唑，只有3种情况除外，妊娠早期甲亢、甲状腺危象、不耐受甲巯咪唑且不愿接受手术或^{131}I治疗。

三、注意事项

（1）由于甲亢本身就可以引起白细胞减少及肝功能异常，因此，用药之前要查一次血常规和肝功能作为对照，以便于判断患者的上述异常究竟是甲亢本身造成的还是服用抗甲状腺药物引起的。

（2）用药期间一定要密切监测血常规及肝功能，前1个月每周至少要查1次血常规，每1～2周查1次肝功能。患者一旦出现发热、咽痛或黄疸、尿黄时，要高度警惕粒细胞减少或肝损伤，立即停药就医。

（3）由于甲巯咪唑和丙硫氧嘧啶有较高（50%）的交叉过敏性，因此，在治疗过程中，当一种抗甲状腺药物出现粒细胞缺乏、严重肝损伤、剥脱性皮炎等严重药物不良反应时，须立即停药，禁止换用另一种抗甲状腺药物，而以选择其他治疗方法为宜。当然，如果只是皮疹、瘙痒等轻度皮肤过敏反应，可以加用抗过敏药物后继续用药，也可换用另一种抗甲状腺药物。

（4）Graves病妇女最好在甲状腺功能控制至正常并平稳后妊娠，以减少妊娠不良结局。妊娠早期首选丙硫氧嘧啶，如果不能应用丙硫氧嘧啶，甲巯咪唑可以作为第二选择用药。

（王建华　高　莹）

12. 复方碘溶液在甲亢治疗中的临床应用

［要点聚焦］

都说甲亢要禁碘，但不绝对。复方碘溶液曾称卢戈氏液，尽管含有大量的碘，但在特定情况下，也能用于甲亢患者的治疗。但什么样的患者适合用？具体如何应用，这里面可是大有讲究。

复方碘溶液是取5g碘、10g碘化钾，加入10ml蒸馏水溶解后，再加水至全量100ml，混匀制备而成，这也就是我们常说的卢戈氏液。在实际临床工作中，常规甲亢治疗中一般不需要服用复方碘溶液，只有在甲亢患者的术前准备或是出现甲状腺危象等特殊情况时才使用。复方碘溶液对甲亢的控制主要是利用碘阻滞效应来抑制甲状腺激素的合成和释放，但使用过程中要避免脱逸效应。核医学科医生对于甲亢病情十分严重而又不能继续服用抗甲状腺药物，且伴有复杂或严重的合并症（肝损伤或血常规异常等情况），此时为控制病情，或者衔接[131]I治疗时会应用复方碘溶液。

复方碘溶液需要在医生的指导下使用，那应该怎么使用的呢？

（1）初始剂量要足量（最大剂量可以给到每次1ml、3次/天）。

（2）服用后医生会根据甲亢症状和甲功水平恢复情况，再逐渐减少剂量（减少剂量要慢）。

（3）随着患者甲亢病情缓解情况，医生会重新尽快考虑抗甲状腺药物、[131]I和手术治疗。

如果考虑[131]I治疗时，复方碘溶液的停用时间是非常重要的，因为它会降低甲状腺摄碘率而影响干扰[131]I治疗的疗效，所以需要至少停用复方碘溶液

4～7天，这种短时间停用一般不会引起甲亢症状加重或反弹，而且还可以恢复摄碘功能，确保 ^{131}I 治疗的疗效。

（孟召伟）

13. 甲亢缘何易复发？该怎么办

［要点聚焦］

控制甲亢不难，难的是让它愈后不再复发。甲亢复发的原因非常复杂，包括药物使用、饮食习惯、精神压力、应激因素、年龄大小等，因此，对难治性甲亢患者，一定要注意具体问题，具体分析，找出原因，精准治疗。

［临床实例］

小丽是一位职场白领。6年前，她大四复习考研时患上甲亢。此后的这些年，她几乎都是在吃药、化验、停药、复发，再吃药、再化验、再复发的怪圈中循环往复、难以自拔。像小丽这种情况临床并不少见，在很多甲亢患者看来，得了这个病就仿佛人生陷入无休止的噩梦。

甲亢复发是一个非常普遍而又特别棘手的临床问题。据统计，采用药物治疗的甲亢患者接近一半停药后会复发，明显高于 ^{131}I 治疗和手术治疗。临床经常会听到甲亢患者抱怨："为什么我的甲亢老是反反复复，总好不了？"。那么，究竟是哪些原因造成甲亢容易复发？怎样做才能降低甲亢的复发率呢？

一、甲亢复发与哪些因素有关

1. 用药不规范　甲亢的用药疗程通常需要1.5～2年，甚至更长（如儿童甲亢）。如果过早停药，疗程不够，患者停药后很容易复发。服药时间2年以上者，甲亢复发的风险明显降低。用药不规范是导致甲亢复发最常见的原因。

2. TSH受体抗体（TRAb）阳性　观察发现，同样是达到足疗程（1.5～2年）的甲亢患者，TRAb阳性者，停药后容易复发；TRAb阴性者，停药后复发的风险较小。

3．精神压力过大 工作、学习、生活压力过大，经常熬夜或失眠，精神长期处于高度紧张状态的甲亢患者，停药后容易复发。

4．饮食不当 忽视限碘饮食，可以使用加碘盐，但是经常吃海带、紫菜等高碘食物，甲亢容易复发。

5．过度劳累 体力活动过重，疲劳过度，也容易使甲亢复发。

6．应激因素 外伤、车祸、亲人亡故、妊娠等应激因素的刺激，引起情绪显著波动，也是导致甲亢复发的常见诱因。

7．感染因素 感冒、扁桃体炎、腹泻等感染性疾病也容易导致甲亢复发。

8．年龄与性别 临床观察发现，男性比女性、年轻者比年长者更容易复发。尤其是儿童及青少年甲亢，来自学习及升学压力较大，停药后很容易复发，故疗程比成年甲亢明显要长。

9．伴有突眼 临床观察发现，伴有明显突眼的甲亢患者，停药后容易复发。

10．甲状腺大小 甲状腺肿大越明显，患者停药后越容易复发。如果经过药物治疗，患者甲状腺体积明显缩小，则停药后复发的概率也相应减少。

以上就是导致甲亢复发的一些常见诱因。当然具体到每个患者，其复发的诱因也不尽相同，需要具体分析，区别对待。

二、如何预防甲亢复发

为了降低甲亢的复发风险，必须有的放矢地采取针对性的预防措施，在日常生活中注意以下几个方面。

（1）饮食方面，宜采用低碘饮食，尽量不吃或少吃含碘丰富的食物，如海带、紫菜等，戒烟，尽量不喝酒、咖啡、浓茶、碳酸饮料等兴奋性较强的刺激性饮品。

（2）保持作息规律，不要熬夜，保证充足睡眠。

（3）学会自我减压，避免精神长期过度紧张、焦虑不安，减少不良情绪刺激，既来之，则安之，避免急躁，以平和之心对待疾病。

（4）注意休息，劳逸结合，避免过度劳累。

（5）在治疗方面，一定要遵守医嘱，不要擅自减药、停药或缩短疗程，尤其是儿童及青春期甲亢，维持期要尽可能长一些。

（6）停药后应定期（2～4个月）复查甲功，发现复发苗头（如静息心率增快、腹泻、多食、消瘦等），及时处置。

当然，即便注意了这些诱因，也不能完全避免甲亢复发，但可以在很大程度上降低甲亢的复发风险。

（王建华）

14. 浅谈甲亢的手术治疗

［要点聚焦］

手术是甲亢的三大治疗方法之一，优点是治疗周期短、疗效肯定、治愈率高，复发率低。但因为手术属于有创治疗，存在一定的风险，故一般不作为首选，只用于某些特定的甲亢患者。

甲亢的治疗方法主要有药物治疗、^{131}I治疗以及手术治疗3种，目前临床上大多选择药物治疗，其次是^{131}I治疗，手术有一定并发症和风险，临床用得比较少。下面，我们就简单谈谈手术治疗甲亢的有关问题。

一、手术治疗甲亢的原理

甲状腺是生产甲状腺激素的工厂，而甲亢就是因为甲状腺合成及分泌甲状腺激素过多所致。通过手术将甲状腺的大部分或完全切除，达到治疗甲亢的目的。

术后复发以往在手术治疗的甲亢患者中并不少见，这主要与切除的腺体不够有关，因此，近年甲亢外科治疗的术式首选甲状腺近完全切除或完全切除。

正常人甲状腺的重量有 20 ～ 30g。甲状腺近全切除术是双侧腺叶各保留 2 ～ 3g 组织，或是一侧全切、对侧保留 4 ～ 6g 组织，而甲状腺全切除术是指切除全部甲状腺腺体。

二、哪些甲亢患者适合手术治疗

（1）中、重度甲亢长期药物治疗效果不佳或无效，对抗甲状腺药物过敏，或难以坚持长期服药治疗者。

（2）毒性甲状腺腺瘤或结节性甲状腺肿伴甲亢者。

（3）甲状腺明显肿大（Ⅲ度以上）对周围脏器有压迫者或胸骨后甲状腺肿。

（4）甲亢合并甲状腺癌者。

（5）抗甲状腺药物治疗效果欠佳的儿童甲亢患者。

（6）妊娠中期甲亢，药物控制不佳者。

三、手术治疗甲亢的优缺点

甲亢手术治疗优点是治疗周期短、疗效肯定、治愈率高，复发率低，但因为是有创治疗，可出现术中或术后创面出血，有可能损伤喉返神经或喉上神经导致声音嘶哑，有可能损伤甲状旁腺而导致甲状旁腺功能减退，选择甲状腺全切的甲亢患者术后会出现永久性甲减而需要终身补充甲状腺激素；选择甲状腺大部分切除的患者，如果甲状腺组织残留过多，有可能发生甲亢复发。因此，手术治疗一般不作为甲亢的首选治疗方法。

（王建华）

15. 甲亢术前准备及注意事项

［要点聚焦］

充分而完善的术前准备，是保证手术顺利进行和减少术后并发症的关键。

充分的术前准备是保证手术顺利进行及减少术后并发症的关键。那么，在对甲亢患者实施手术前，需要做好哪些准备工作呢？

（1）手术前，通过抗甲状腺药物治疗，使患者甲功恢复至正常水平（主要指FT3、FT4，不必追求将TSH控制到正常水平），甲亢症状消失，情绪稳定，心率控制在80次/分左右，对心率达不到要求的患者可以配合服用普萘洛尔，常用剂量为20～60mg,6小时口服1次，连服4～7天后心率可降至正常水平。应用普萘洛尔的禁忌证为严重心动过缓、支气管哮喘。对服用普萘洛尔的患者应监测心率，若心率低于60次/分，应及时停药。此阶段可在门诊准备。

由于抗甲状腺药物可导致甲状腺充血、肿大，因此，应在术前5～7天停用（碘剂继用）。

（2）在手术前2～3周给患者加服碘剂（复方碘溶液，含5%碘和10%碘化钾）。术前服用碘剂的目的有二：①它可减少甲状腺血流量，使腺体缩小、变硬，从而减少术中出血，便于手术操作。②它可抑制蛋白水解酶，阻止甲状腺球蛋白的分解，从而抑制甲状腺激素的释放，防止手术诱发甲状腺危象。

服用方法：从3滴/次、3次/天开始，此后逐日每次增加1滴，加至16滴/次、3次/天后继续维持，5～7天内安排手术，维持时间不要超过1周，否则可能出现碘脱逸，有可能引起甲状腺危象。

（3）术前准备成功的标准：①患者情绪稳定、安静和放松。②睡眠良好。③心率稳定在90次/分以下。④基础代谢率低于＋20%。⑤腺体变小、变硬。

注：基础代谢率＝脉压＋脉率－111，正常值为±10%；＋20%～＋30%为轻度甲亢，＋30%～＋60%为中度，＞＋60%重度。

（4）其他注意事项：①碘剂（复方碘溶液）口感极差，对胃肠道有一定刺激性，可将其滴在馒头或饼干上一同服用，或饭后用凉开水稀释后服用。②由于碘剂不能抑制甲状腺激素的合成，只是抑制甲状腺激素的释放，并且这种作用是暂时的，服用时间超过4周后就无法再抑制甲状腺激素释放，反而会引起反跳，导致甲亢症状再现甚至加重，因此，碘剂只能短期使用。③甲亢患者在甲功没控制好以前，切勿服用碘剂。④一般在手术前2～3周开始加用碘剂，与抗甲状腺药物一同服用。由于抗甲状腺药物会加重甲状腺充血，一般于术前5～7天停用抗甲状腺药物，单用碘剂直至手术。⑤甲亢患者术后需继续短期服用碘剂，由每天每次15滴开始，逐日每次减少1滴，至每次3滴时止，目的是抑制甲状腺素释放。⑥β受体阻滞剂（普萘洛尔或倍他乐克）可继续服用至手术前。⑦手术前1周须停用抗血小板聚集药物及抗凝药物，如阿司匹林、波立维、华法林等。

（王建华）

16. 甲亢术后并发症及其处理

［要点聚焦］

甲亢手术治疗后，患者有可能发生伤口出血、呼吸困难及窒息、喉返神经或喉上神经损伤、甲状旁腺误切、甲状腺危象、甲减等，因此，术后一定要加强监护，发现问题，及时处理。

甲状腺周围分布有丰富的血管、神经及相应的器官，如双侧的喉上神经、喉返神经及甲状旁腺等。作为甲亢的一种治疗方法，手术治疗可使大多数甲亢患者获得痊愈，同时，也可能出现一些手术并发症。

一、术后有可能出现哪些并发症

1. 甲状腺功能减退　这主要与患者选择的术式有关，甲减也可以说是手术治疗甲亢的目的，因此，术后出现甲减不属于医疗差错事故。

2. 喉返神经损伤　一侧喉返神经损伤术后可出现声音嘶哑，双侧喉返神经损伤则可引起呼吸困难，甚至窒息。

3. 喉上神经损伤　术后可出现声音低沉（音调低）、饮水呛咳等。

4. 甲状腺危象　多与患者术前准备不够充分，甲亢病情没控制好有关。

5. 术后呼吸困难和窒息　这是术后最危急的并发症，多发生在术后48小时内。常见原因包括手术创面出血、喉头水肿、双侧喉返神经损伤等，严重者可引起窒息。

6. 甲状旁腺功能减退　手术有可能损伤或误切甲状旁腺（常与腺体位置变异有关），导致甲状旁腺激素分泌减少，患者出现低钙抽搐、面部麻木。

二、如何应对术后并发症

1. 甲状腺功能减退　患者需要长期口服左甲状腺素替代治疗。

2. 甲状旁腺功能减退　简称甲旁减，患者可出现血钙降低、颜面麻木及手足搐搦。一过性甲旁减一般在术后1～7天内恢复；永久性甲旁减需长期口服钙剂、维生素D等药物治疗。

3. 喉返神经损伤　单侧损伤会引起声音嘶哑，双侧损伤会导致失音或严重呼吸困难，需要紧急处理。如果是由术中牵拉、压迫等引起的暂时性损伤，可以行理疗及功能锻炼，症状多可在数周至半年内恢复；如果是喉返神经被切断，则属于永久性损伤。

4. 呼吸困难、窒息　多发生于术后48小时内，常见原因包括手术创面出血、喉头水肿、双侧喉返神经损伤等，严重者可发生窒息，需由医生紧急处理。

5. 甲状腺危象　多见于术前准备不充分的重症甲亢患者，患者表现为高热（体温＞39℃）、大汗淋漓、心动过速（心率＞160次/分）、恶心、呕吐、焦虑、烦躁及精神异常，病情十分凶险，必须及时救治，否则会危及生命。

（王建华）

17. 为什么 ^{131}I 可以治甲亢

[要点聚焦]

^{131}I 治疗甲亢的原理是基于甲状腺生理性浓集碘元素的前提，^{131}I 浓集在甲状腺后释放出 β 射线对甲状腺细胞产生毁损效应，达到减少甲状腺激素的合成及分泌的治疗目的。^{131}I 治疗具有方法简便、疗效确切、副作用小、安全性高等优势，特别适合于抗甲状腺药物疗效不佳或多次复发、不能耐受药物副作用、甲亢合并严重心肝功能不全及不能耐受手术的甲亢患者。

提起放射性同位素（又称放射性核素），很容易让人联想到核辐射，不免担心射线会对身体造成伤害，其实这是一种误解。^{131}I 是碘元素的一种放射性同位素，是当今治疗甲亢的三大利器之一。

1. ^{131}I 治疗甲亢的原理 甲状腺对碘元素具有高度选择性吸收及浓聚能力。^{131}I 进入人体后被甲状腺摄取，其在衰变过程中释放出 β 射线，β 射线有较强的电离辐射能力，可以破坏甲状腺滤泡细胞，使甲状腺体积缩小，减少甲状腺激素的产生，起到类似甲状腺部分切除的效果，从而达到治疗甲亢的目的。因此，^{131}I 治疗也被称为"不开刀的手术"。

2. ^{131}I 治疗是否安全？有没有痛苦 很多人担心 ^{131}I 治疗的辐射安全问题。事实上，口服 ^{131}I 后，绝大部分的 ^{131}I 被甲状腺组织摄取，在甲状腺以外的组织中分布很少。由于治疗 Graves 病所用的 ^{131}I 剂量一般不大，释放的 β 射线射程很短（一般 $2 \sim 3mm$），因此，^{131}I 治疗不会损害甲状腺周围的器官和组织，对骨髓、性腺、肝脏及胃肠道均不会构成辐射危害，不会增加甲状腺癌、白血病及其他恶性肿瘤的发生率，不会影响生育能力。

绝大多数 Graves 病患者接受 ^{131}I 治疗后无明显不适反应。少数患者在服 ^{131}I 后 $1 \sim 2$ 周内有食欲减退、恶心、呕吐等消化道症状以及颈部胀痛等不适，但症状大多比较轻微，一般不需要特殊处理。此外，还有些患者会出现一过性甲亢症状加重（甲状腺滤泡被破坏导致血液中的甲状腺激素增高）。

3. 哪些人适合用^{131}I治疗 ①对抗甲状腺药物出现不良反应。②抗甲状腺药物疗效差或多次复发。③有手术禁忌证或手术风险高。④有颈部手术或外照射史。⑤病程较长。⑥老年患者（特别是伴发心血管疾病者）。⑦合并肝功能损伤。⑧合并白细胞或血小板减少。⑨合并骨骼肌周期性麻痹。⑩合并心房颤动。

妊娠患者、甲亢患者合并疑似或确诊甲状腺癌，则不适合^{131}I治疗。

（邱李恒　林岩松）

18. 甲亢 ^{131}I 治疗前、后要注意什么

［要点聚焦］

为了让^{131}I治疗取得满意的疗效，治疗前要做好饮食准备（低碘饮食）和药物准备（停用抗甲状腺药物），治疗后要注意隔离防护及并发症的监测与处理。

随着人们对甲亢疾病认识的提高及对^{131}I治疗甲亢的全面了解，如今接受及采用^{131}I治疗甲亢的患者越来越多，但由于治疗前的准备不足，很多人到了医院后被医生告知暂缓给药，耽误时间精力不说，还延误了治疗。所以，有必要跟大家聊聊^{131}I治疗前的准备工作和治疗后的注意事项。

一、治疗前需做好哪些准备工作

（1）由于食物或药物中的稳定碘会与^{131}I竞争进入甲状腺，影响甲状腺对^{131}I的摄取，因此，服^{131}I前2～4周宜避免服用高碘的食物及药物，如海带、紫菜、深海鱼油、复方碘溶液、胺碘酮、华素片、甲状腺素片、含碘造影剂、含碘中草药等。如果在治疗前甲状腺已经摄入大量的碘，会影响甲状腺对^{131}I的摄取，削弱^{131}I的治疗效果。

（2）抗甲状腺药物会抑制甲状腺对碘的摄取，通常要求服用抗甲状腺药物的患者停服抗甲状腺药物。针对甲亢病情严重者，如心率过快，血清FT3、

FT4明显升高，除常规给予β受体阻滞剂外可继续服用或给予抗甲状腺药物预治疗。丙硫氧嘧啶和甲巯咪唑影响程度不一样，丙硫氧嘧啶的影响更大些，甲巯咪唑需要停服3天以上，丙硫氧嘧啶停服2周以上。

（3）治疗前需要排除妊娠。

（4）为避免进食影响^{131}I的吸收，口服^{131}I前须禁食2小时，服用^{131}I后2小时方可进食，期间可以少量饮水。

二、治疗后应注意哪些问题

（1）服^{131}I后尽量不要揉压甲状腺，注意多休息，不要过度用眼，避免过度劳累和精神刺激，注意保暖，预防感染。

（2）服^{131}I治疗后，应继续禁服高碘食物及药物一段时间（至少1周），以免影响甲亢治疗效果。

（3）服^{131}I后的2～3周内，由于甲状腺滤泡被破坏，滤泡内的甲状腺素释放增加，患者有可能出现短期甲亢症状加重，这属于正常反应，可酌情给予普萘洛尔（或倍他乐克）对症治疗，直至症状缓解。合并周期性麻痹或肌无力者可以补充氯化钾。

（4）定期复查甲功。由于^{131}I治疗起效较慢，所以，不能期望立竿见影，多数患者在治疗后1个月左右症状好转，建议患者治疗后前半年每2～3个月复查1次甲功（具体可根据不同医院的要求而定），以了解甲亢控制情况；半年后每3～6个月复查1次；1年后可每年随访，以便及时发现甲减或甲亢复发。

（5）突眼患者慎用碘治疗，治疗前需眼科、内分泌等多学科综合评估。如治疗后出现突眼加重，建议眼病专科就诊。

（6）如果出现乏力、怕冷、腹胀、食欲减退、体重增加过快等情况，应及时复查甲功，如确诊为甲减，应采用甲状腺激素替代治疗。为了及时发现甲减，治疗后的第1、3、6个月应该复查甲功。终生应该每年至少检查1次甲功随访。

（7）育龄期男女在^{131}I治疗后半年，同时甲功正常后可考虑妊娠。

（邱李恒　林岩松）

19. 甲亢3种治疗方法各有哪些优缺点

[要点聚焦]

甲亢的治疗方法主要有3种：抗甲状腺药物治疗、^{131}I治疗及手术治疗，每种方法都有各自的优缺点和适应证，应根据每个患者的具体情况，合理选择。

目前国内外公认的甲亢治疗方法主要有3种：抗甲状腺药物治疗、^{131}I治疗及手术治疗。这3种治疗方法各有哪些优缺点？应当如何正确选择呢？

一、3种治疗方法的原理

抗甲状腺药物治疗是利用药物抑制甲状腺合成甲状腺激素，降低血液中甲状腺激素水平，达到缓解和治愈甲亢的目的；^{131}I治疗则是通过具有放射性的^{131}I被甲状腺摄取后，放出射线破坏甲状腺，使甲状腺激素的合成及分泌减少，达到治疗目的；手术治疗则是通过切除大部分或全部甲状腺组织，达到治疗甲亢的目的。

二、每种治疗方法的优缺点、适应证及禁忌证

1. 抗甲状腺药物的优缺点及适应证　优点：①方法简便，疗效确切，超过50%的甲亢患者经过抗甲状腺药物治疗能够治愈停药。②抗甲状腺药物治疗不会引起永久性甲减（部分患者用药过程中可能会出现甲减，将药物减量后甲功可以恢复）。③孕妇服用抗甲状腺药物相对安全，故可以用于妊娠期甲亢的治疗。

缺点：①抗甲状腺药物治疗的疗程较长，一般需要服药1.5～2年，甚至更长。②部分患者服用抗甲状腺药物可出现白细胞减少、肝损伤、皮肤过敏（瘙痒、皮疹等）等不良反应。③停药后容易复发，复发率达30%～40%。

适应证：①病情较轻、甲状腺轻度肿大者。②妊娠、哺乳期以及青少年甲亢患者。③年迈体弱或有严重的心、肝、肾合并症不能耐受手术者。④手术后

复发且不适宜 ^{131}I 治疗者。⑤作为 ^{131}I 治疗前、后的辅助治疗。⑥甲亢的术前准备。⑦甲状腺危象的救治。

禁忌证：有严重肝损伤或白细胞减少，对抗甲状腺药物过敏的甲亢患者。

2. ^{131}I 治疗的优缺点及适应证 优点：①简便无创，患者通常只要喝一次药水即可。②疗效确切，一次性治愈高，复发率比较低。③安全性高，不会引起肝肾功能及造血功能的损害，也不会增加致癌风险。④治疗费用相对较低。

缺点：①部分患者 ^{131}I 治疗后会出现甲状腺功能减退（甲减是 ^{131}I 治疗的正常转归之一），需要终身补充甲状腺素。②短期内不宜怀孕及哺乳。③有可能加重突眼，故突眼活动期的甲亢患者不宜采取 ^{131}I 治疗。

适应证和禁忌证见17问。

3. 手术治疗的优缺点及适应证 优点：①起效快，治疗效果立竿见影。②治愈率较高，可达70%～90%（药物治愈率约为50%）。③可以避免长期药物治疗的潜在不良反应。

缺点：①手术不能确保切得恰到好处，切除过少甲亢易复发，切除过多会导致永久性甲减。②有可能造成喉返神经损伤、甲状旁腺功能减退等手术并发症。③如果术前准备不充分，手术还有可能诱发甲状腺危象。④传统手术方式会在颈部留下手术瘢痕，影响外形美观。⑤妊娠早期和妊娠晚期均不适合手术。

适应证：①甲状腺显著肿大，有明显压迫症状者。②胸骨后甲状腺肿。③甲状腺细针穿刺细胞学检查怀疑有恶变。④结节性甲状腺肿继发甲亢或毒性甲状腺腺瘤患者。⑤抗甲状腺药物治疗无效，停药后易复发，不能坚持服药而又不适合做 ^{131}I 治疗者。

禁忌证：①老年人及有较严重的心、肝、肾合并症，一般情况较差，不能耐受手术者。②妊娠早期（前3个月）和妊娠晚期（后3个月）均不宜行手术治疗，手术一般选择在妊娠中期（妊娠4～6个月）进行。

总而言之，上述3种治疗方法都有各自的优缺点及适应证，没有哪种方法是最好的。临床上应根据每个患者的实际情况（如患者年龄、是否处于妊娠期及哺乳期、甲状腺肿大程度、有无并发症、对药物的耐受性等），选择最适合的方案。目前我国甲亢患者大多采用抗甲状腺药物治疗，其次是 [131]I 治疗，采用手术治疗的患者最少。

（王建华）

20. 甲亢治疗的新选择——消融治疗

［要点聚集］

消融治疗主要分为热消融和化学消融两种类型。热消融治疗甲亢就是通过在超声引导下以热量凝固部分甲状腺组织，损毁激素产地来达到治疗目标。

甲亢的经典治疗方法主要有3种：抗甲状腺药物治疗、[131]I 治疗及手术治疗，3种方法各有利弊。药物治疗疗程长、复发率相对较高、药物有可能对部分患者产生一定的不良反应；手术治疗有创伤，瘢痕影响美观，而且有可能带来手术的并发症；[131]I 治疗后患者往往需要长期服用甲状腺素片，而且有可能引起突眼加重。因此，如何在安全、有效的前提下，寻求新的治疗方法成为临床医生积极探索的方向。

近年来，超声引导下的消融治疗技术进步很快，主要包括热消融和化学消融两种类型。热消融的特点是利用射频、微波、激光等技术，将外径1～2mm的消融针插入到甲状腺腺体内，局部加温达到60～100℃，腺体内组织发生凝固性坏死并被缓慢吸收，使甲状腺激素的生产工厂——甲状腺组织缩小，从而起到控制甲亢的目的。消融治疗甲亢还有一个优点就是如一次疗效未达到标准，还可以二次、三次消融。相较于传统手术，微波消融术创伤小、手术时间短、过程较安全，疗效好，恢复快，特别对于药物治疗疗效不稳定，停药后病情反复的年轻患者，不失为一个优选治疗方案。

另外，还有一种技术相对于热消融而言，即化学消融，就是将无水乙醇这种化学物质用无菌技术注入甲状腺腺体内，使得局部的组织脱水坏死。特别对于毒性甲状腺腺瘤之类，这类结节周边有完整的包膜，注入的乙醇不容易渗出到包膜外的腺体内，也不容易渗透到甲状腺周围组织，注射乙醇后，局部的瘤体体积缩小，起到治疗甲亢的作用。对于Graves病，则乙醇弥散的范围不容易控制，现多采用热消融的办法。

（张　波）

21. 哪些儿童和青少年甲亢需要 ^{131}I 治疗

［要点聚焦］

儿童和青少年甲亢首选抗甲状腺药物治疗，但是有一部分患儿不能应用或者使用后出现严重不良反应而被迫停用。这时，^{131}I治疗会起到很好的效果，当然我们需要知道哪些患儿应该使用以及如何使用^{131}I来治疗。

儿童和青少年甲亢^{131}I治疗前需要医生仔细评估病情，充分和患儿及其家属沟通选择。考虑到婴幼儿对辐射敏感性，通常建议年龄在5岁以内的孩子应避免使用^{131}I治疗。

出现下列情况的甲亢患儿考虑^{131}I来治疗：①抗甲状腺药物治疗无效或出现严重不良反应。②有手术禁忌证或不宜手术。③甲状腺明显肿大、血清TRAb值较高、FT4＞50pmol/L。④经过1～2年抗甲状腺药物治疗后甲亢无缓解。⑤接受2年以上抗甲状腺药物治疗的患儿，需6～12个月重新评估病情来选择。

（郑　堃　陆克义）

22. 诊治青少年甲亢不能照搬成人模式

［要点聚焦］

青少年甲亢早期症状不典型，容易被忽视。首选抗甲状腺药物治疗，疗程比成人甲亢更长，过早停药容易复发。药物不良反应更多见，须提高警惕，加强监测。

[临床实例]

小丽今年17岁，2年前高一入学后不久查出甲亢，服用甲巯咪唑治疗快2年了，目前仍继续小剂量维持。眼看就要上高三了，小丽心里也很着急。这天下午特意来门诊就诊，想咨询一下她现在能不能停药？我告诉她，青少年甲亢不同于成年人甲亢，复发率高、疗程长，尽管她目前病情尚稳定，但考虑到高三学习压力更大，为稳妥起见，建议她继续服药至高考结束，再根据检查情况决定是否停药。

与成人甲亢相比，青少年甲亢无论是在症状表现还是在临床治疗方面，都有一定的特殊性，下面，我们就来谈谈青少年甲亢的临床表现及诊治特点。

一、青少年甲亢与成人甲亢的不同

（1）青少年甲亢发病率远低于成人，并且随着年龄的增长而增加，5岁以下非常少见，高发年龄在7～16岁。

（2）青少年甲亢在症状方面与成人甲亢有相似之处，例如都有怕热、多汗、多食、体重下降、心动过速、甲状腺肿大等。但青少年甲亢也有其自身特点，特别是在病情早期，症状往往不典型，常表现为上课注意力不集中、记忆力减退、学习成绩下降、情绪不稳定（如容易激惹、烦躁、焦虑、失眠等），或者出现低热、腹泻、月经不规律、体重增长缓慢等情况。这些症状常被忽略，导致就诊时间较晚，从发病到就诊需要6～12个月。

（3）青少年甲亢治疗疗程比成人甲亢长。成人甲亢服药时间一般是1.5～2年，而青少年甲亢的药物治疗时间需要2～3年，个别患者甚至需要用药10年以上。

（4）青少年甲亢比成人甲亢复发率高。青少年甲亢停药后1年内复发率高达59%，2年内复发率高达68%。其中，年龄小、青春期前发病、初诊时病情严重，以及抗甲状腺药物治疗疗程小于2年的患者，更容易复发。

二、青少年甲亢治疗方式的选择

与成人一样，青少年甲亢的治疗方法有抗甲状腺药物治疗、^{131}I治疗及手术治疗。

抗甲状腺药物治疗是当今国内外青少年甲亢的首选治疗方法。其优点是无手术创伤及放射性辐射的风险，不会造成永久性甲减；缺点是疗程长、缓解率低、容易复发、药物副作用发生率较高。

^{131}I治疗的优点是较方便、疗程短、治愈率高，缺点是容易导致永久性甲减，如果纠正不好，会影响青少年儿童生长发育。另外，^{131}I治疗有可能增加幼儿（主要指5岁以下）甲状腺癌的发生风险。因此，一般不推荐儿童做^{131}I治疗，仅限于药物治疗无效而又无法手术的青少年（5岁以上）甲亢患者选用。

手术治疗有可能损伤喉返神经、甲状旁腺或导致永久性甲减，青少年甲亢很少采用。但甲亢伴有甲状腺癌的患者，或者对抗甲状腺药物不能耐受的甲亢患者，可选择手术治疗。

三、青少年甲亢如何选择抗甲状腺药物

抗甲状腺药物主要有两大类：硫脲类和咪唑类，前者的代表药物是丙硫氧嘧啶（PTU），后者的代表药物是甲巯咪唑（MMI）。目前国内外指南均一致推荐甲巯咪唑作为青少年甲亢的首选治疗药物，这是因为丙硫氧嘧啶有导致严重肝损伤的风险，临床仅在抢救甲状腺危象时才选择丙硫氧嘧啶。

四、青少年甲亢甲巯咪唑的使用原则

青少年甲亢甲巯咪唑的使用原则是低剂量、长疗程、缓慢停药。初始剂量一般为0.2 ～ 0.5mg/（kg·d），范围是0.1 ～ 1.0mg/（kg·d）。对于婴儿，甲巯咪唑推荐剂量为每天1.25mg；对于1 ～ 5岁的儿童，其推荐量为每天2.5 ～ 5.0mg；对于5 ～ 10岁的儿童，每天需要给予5 ～ 10mg；而10 ～ 18岁的青少年，推荐剂量为每天10 ～ 20mg。

针对青少年甲亢存在疗程长、易复发的特点，为了提高缓解率，药物治疗至少应持续2～3年，复发风险高者需坚持服药3～6年。若长时间无缓解趋势或逐渐出现对药物不耐受，必要时需考虑手术治疗或^{131}I治疗。

五、应用抗甲状腺药物应注意的不良反应

药物不良反应与成人相似，但发生率高于成人。常见不良反应有肝功能异常、白细胞减少和皮肤过敏反应（瘙痒、荨麻疹等），其他少见的严重不良反应有粒细胞缺乏、重度肝损伤（多由丙硫氧嘧啶所致）、ANCA相关性血管炎等。

六、如何做好患者病情监测

在实施抗甲状腺药物治疗前，需常规检测血常规和肝功能。在治疗初期，每周复查1次血常规、肝功能，每2～4周复查1次甲状腺功能；在药物减量阶段，每4～6周复查1次甲功；在小剂量抗甲状腺药物维持阶段，应做到每6～8周复查1次甲功；在药物治疗结束停药后的阶段，开始每2～3个月复查1次甲功，病情稳定后每3～6个月复查1次甲功即可。

（王建华）

23. 甲亢治疗，过犹不及

［要点聚焦］

甲亢控制不好固然危害很大，但若"矫枉过正"，同样对患者有害，因此，甲亢治疗一定要把握好"度"。

人体就像是一部由多个零件组成的机器，它的正常运转离不开神经、内分泌的精细调控。内分泌疾病的发生大多与体内激素失衡有关，治疗措施就是使体内的激素水平重新恢复正常，重建机体内分泌平衡。而这个调整过程要求非常地精细，增一分太多，减一分太少，恰如其分刚刚好，而要做到这一点并不

容易，临床上经常会出现"矫枉过正"的情况。

一、甲亢过度治疗的危害

（1）甲亢过度治疗会导致药物性甲减，而甲减对机体的危害甚至比甲亢还大，不光是导致机体代谢减低（如乏力、怕冷、心率减慢、腹胀、水肿等）及神经兴奋性下降（如寡言少语、情绪低落、嗜睡、抑郁等），其对孕妇及婴幼儿的影响更为严重，可导致孕妇流产、早产，并严重影响胎儿骨骼生长及智力发育。

（2）甲亢过度治疗导致甲状腺激素（T3、T4）降低，后者可反馈性引起垂体分泌TSH增加，而TSH水平升高可引发或加重甲状腺肿大及突眼。

（3）甲亢过度治疗还会增加抗甲状腺药物的不良反应，导致白细胞减少、肝损伤及过敏性皮炎等。

二、甲亢过度治疗常见于哪些情况

1. 抗甲状腺药物用量过大或减量不及时　甲亢的药物治疗分为控制期、减量期和维持期3个阶段，每个阶段的用药剂量及时限都有一定的要求。如果控制期用药剂量过大，或是减量期没及时减少药量，都会因治疗过度而引起药源性甲减。

2. 抗甲状腺药物的适应证掌握不当　导致甲状腺激素水平升高的原因很多，除了大家熟知的Graves病（即毒性弥漫性甲状腺肿）以外，许多炎性甲状腺疾病（如亚急性甲状腺炎、产后甲状腺炎等）引起的破坏性甲状腺毒症以及妊娠早期的一些生理变化（如妊娠一过性甲状腺毒症）同样也会引起甲状腺激素水平升高，而后者通常无须抗甲状腺药物治疗。

三、哪些甲亢无须用药

甲亢也分真假，假甲亢一般不需要抗甲状腺药物治疗，主要见于以下情况。

1．亚急性甲状腺炎或桥本甲状腺炎引起的一过性甲状腺毒症 与Graves病不同，亚急性甲状腺炎和桥本甲状腺炎所致的甲亢并非由于甲状腺激素合成及分泌增多所致，而是由于甲状腺滤泡毁损致使甲状腺激素溢出增加引起，属于破坏性甲状腺毒症，常见于疾病的早期阶段，患者病情一般较轻，甲状腺激素水平升高呈一过性，对症处理即可（如患者感觉心悸，可以口服普萘洛尔），通常不需要抗甲状腺药物治疗，否则极易导致甲减。

2．妊娠一过性甲状腺毒症 这种情况主要发生于妊娠早期，与HCG水平升高有关。由于HCG与TSH的化学结构相似，所以，HCG对甲状腺细胞表面TSH受体同样具有兴奋作用，可导致FT3、FT4轻度增高及TSH水平降低。

妊娠一过性甲状腺毒症属于妊娠早期的一过性生理变化，患者往往伴有妊娠剧吐，而甲亢的高代谢症状（如心悸、多汗等）则相对较轻，患者通常不需要抗甲状腺药物治疗。随着妊娠的进展，体内HCG水平逐渐回落，甲状腺激素水平也随之逐渐恢复正常。

3．妊娠期亚临床甲亢 妊娠期亚临床甲亢与妊娠期亚临床甲减不同，目前尚无证据证实亚临床甲亢与孕妇不良妊娠结局及胎儿脑发育障碍有关，因此，妊娠期亚临床甲亢不需要抗甲状腺药物干预。

4．新生儿甲亢 本病主要发生于Graves病妇女分娩的新生儿。由于母亲患有甲亢，母体的TRAb通过胎盘进入胎儿体内引起新生儿甲亢。其特点是患儿出生时就有甲亢的表现，如肤色潮红、多汗、心率快、烦躁、多食但体重不增加、甲状腺肿大等。由于新生儿的TRAb是来源于母体，非自身产生，随着时间的推移，体内的TRAb也逐渐被代谢清除，患儿通常不需要抗甲状腺药物治疗（显著升高者除外），大多在出生后1～3个月自行缓解，无复发，也不留后遗症。

5．药源性甲亢 药源性甲亢多发生于甲减替代治疗过程中，不恰当地给患者服用过量甲状腺激素所致。针对这种情况，只需将甲状腺激素（左甲状腺素钠片）减量或暂停即可，通常不需要服用抗甲状腺药物。

6．毒性甲状腺腺瘤 毒性甲状腺腺瘤又称自主性高功能甲状腺腺瘤，是指由甲状腺内单发或多发的毒性甲状腺腺瘤所致甲亢。腺瘤具有自主分泌的特点，不受垂体TSH的调节。患者有心悸、多汗、消瘦、乏力等甲亢表现，但无突眼及胫前黏液性水肿，化验TRAb呈阴性。这种患者药物治疗效果不好，往往需要手术治疗或¹³¹I治疗。

四、如何避免甲亢过度治疗

首先，要清楚，甲状腺激素水平升高不一定就是甲亢，也可能是破坏性甲状腺毒症，而后者往往不需要抗甲状腺药物治疗，因此，一定要做好鉴别诊断，严格掌握用药指征。其次，甲亢用药要注意个体化和规范化，用药剂量不宜太大，该减量时要及时减量，以防矫枉过正。另外，用药过程中，要经常监测甲功（FT3、FT4、TSH），根据检测结果，适时调整药量。

（王建华）

24. 把甲亢治成甲减算不算医疗差错

［要点聚焦］

与甲亢相比，甲减的治疗相对简单。目前认为，¹³¹I治疗把"甲亢"治成"甲减"，是为了彻底根治甲亢而不得不付出的代价，因此，这不属于医疗差错，而应被视作是甲亢治疗有效的标志。

抗甲状腺药物、¹³¹I治疗及手术是治疗甲亢的3种主要方法，这3种方法各有利弊，应根据每个患者的具体病情及个人意愿合理选用。就拿放射性¹³¹I治疗来说，该方法具有简便、安全、治愈率高、并发症少等优点。但不可否认，接受¹³¹I治疗的甲亢患者日后发生甲减的概率较大，而一旦出现甲减，患者往往需要终身服用甲状腺激素替代治疗。有鉴于此，许多甲亢患者表示难以接受。在他们看来，这不是按下葫芦又起瓢吗？也正是出于这方面的担心，一些甲亢患者，尽管病情老是反反复复、久治不愈，却宁可长期服药，也不愿意接受¹³¹I治疗。有的患者及家属甚至把¹³¹I治疗后出现甲减当作"医疗差错"投诉院方，那么，我们应当如何正确看待上述问题呢？

1. 两害相较取其轻　对于那些久治不愈且出现并发症、停药后易复发、需要长期服药控制的难治性甲亢患者，或者出现甲亢药物副作用不能再服药的患者，如果让我帮他们在甲亢与甲减之间做一个取舍，我宁可选择甲减也不愿选择甲亢。这是因为，普通甲减（注：孕妇、胎儿及婴幼儿除外）对身体带来的危害，要远小于甲亢复发及其并发症（如甲亢性心脏病、甲状腺危象等）所带来的风险；甲减的治疗相对简单，只需每天一次补充适量的甲状腺激素即可，而甲亢药物治疗则要复杂得多；甲状腺激素没什么副作用（除非过量服用），而抗甲状腺药物大多存在一定的副作用（如白细胞减少、肝损伤、皮肤过敏等），有的还很严重；甲亢的疗程至少需要1.5～2年，有的甚至更长，而且停药后容易复发，与之相比，甲减尽管需要长期治疗，但很容易控制。

2. 甲状腺激素≠糖皮质激素　提到甲状腺激素，有些患者自然联想到糖皮质激素，担心长期服用甲状腺激素会不会像长期使用糖皮质激素一样，对人体健康造成危害。其实这种担心是多余的，因为临床用的外源性甲状腺激素（左甲状腺素钠片）与机体自身分泌的甲状腺激素完全一样，安全无副作用，不用担心会对肝肾及造血系统造成损害。只要补充的剂量合适，不会对身体造成任何影响。甲减纠正以后，完全可以像正常人一样生活、工作和学习，育龄期妇女可以正常怀孕生子。

3. 医学不可能总是完美的　既能治好甲亢，又不出现甲减，这当然是医患双方共同的心愿。但事实上，¹³¹I治疗很难做到"两全其美"，即便用药剂量计算得再精确，也难免会有部分患者出现甲减。因为每个患者对¹³¹I的敏感性不同，即便是病情完全相同的两个人，用相同剂量的¹³¹I，最终的结局也未必相同，有的患者可能刚好治愈，有的患者则可能发生甲减。¹³¹I治疗甲亢，不存在既可以纠正甲亢又不会造成甲减的绝对理想剂量，换句话说，甲减是¹³¹I治疗的目的，是为了取得满意疗效——根治甲亢、避免复发，有时不得不付出的代价，是一种正常的治疗转归，因此，这种结局不属于医疗差错，而应被视作是

[131]I 治疗有效的标志。

彻底治愈疾病是每个医生追求的目标，但医学不总是完美的，每种治疗方法都有它的局限性。之所以选择 [131]I 治疗是充分权衡甲亢与甲减后果影响之后，尽可能做到对患者最有利。对于难治性甲亢患者，与其长期暴露在甲亢以及药物副作用的危害之中，还不如接受甲减，每天只需要服一次甲状腺激素（左甲状腺素钠片），把甲功维持正常，患者生活质量可以跟健康人一样，其他什么都不受影响。

由于 [131]I 治疗甲亢有可能发生甲减，因此，治疗前应跟患者进行充分沟通，让患者在完全知情同意的情况下接受治疗。而一旦发生甲减，患者也不必过分担心，把终身服药权当做每天我们都要吃饭一样，坦然接受，乐观面对，这才是对待疾病、对待医学不完美的一种明智态度。

（王建华　孟召伟）

25. 甲亢突眼是何因？该如何治疗

［要点聚焦］

突眼是甲亢的常见并发症之一，既可以出现在甲亢确诊之前，也可与甲亢同时发生，还可以在甲亢之后出现。按严重程度分为轻度、中度、重度和极重度，按活动性分为非活动期和活动期。甲亢突眼的治疗首先要纠正甲功异常，活动期严重突眼往往还需配合糖皮质激素治疗、免疫抑制剂治疗、局部放疗以及眶后减压治疗等。

［临床实例］

最近一段时间，王女士看东西有些模糊，办公室的同事也觉得她两眼看上去有点"变大"和"外突"，建议她去医院查查。王女士去医院挂了眼科，在做了眼科专项检查后，医生又让她化验了甲功，结果显示：甲状腺激素水平升高，促甲状腺激素受体抗体（TRAb）阳性，符合Graves病，综合患者临床表现及化验检查结果，最终确诊王女士患的是甲状腺相关性眼病，也就是传说中的"甲亢突眼"。

提到甲亢，很多人想到的是颈部增粗、怕热多汗、心率增快、多食消瘦、脾气暴躁，其实甲亢还有一个常见的临床表现——突眼，这是一种与甲状腺疾病相关的、累及眼眶组织的自身免疫性疾病，医学上称之为甲状腺相关性眼病（TAO），又称Graves眼病，大约20%的甲亢患者会出现TAO。本病大多为双眼发病（同时或先后），少数也可单眼发病。

眼睛是心灵的窗户，出了问题对人体的危害非同小可，不仅影响患者的外貌，还严重威胁患者的视力，常让患者苦不堪言。

一、TAO 的发病机制

TAO 的发病机制至今尚不清楚，一般认为与自身免疫紊乱有关。正常情况下，眼球四周被眼外肌包裹，周围垫着许多脂肪和软组织，妥妥当当地呆在眼眶里。眼眶除了前方开着一扇"心灵之窗"外，四周都是坚硬的骨壁，当发生TAO 时，由于自身免疫炎症反应，导致眼球后组织（眼外肌和眶内脂肪及结缔组织）浸润水肿，使得眼眶内部的压力不断增高，眼球就被推挤到前面而形成突眼。

甲亢突眼多数情况下与甲亢同时发生，但也有少数患者的突眼发生在甲亢之前、甲亢治疗过程中，甚至在甲亢治愈之后。目前认为，Graves病与TAO是由同一病因——自身免疫紊乱所引起不同靶组织（甲状腺、眼部）的损伤，二者是伴生关系而非因果关系。

二、TAO 的分类及临床表现

TAO 根据病因及严重程度不同可分为两大类。

一类是单纯性突眼，主要是由于甲状腺毒症导致交感神经兴奋性升高，使得眼外肌和提上睑肌张力增加而导致眼球突出。因未出现眼球后组织淋巴细胞浸润这一特征，这种突眼又被称为非浸润性突眼。患者主要表现为轻度突眼、睑裂增宽、眨眼次数减少、眼睛凝视或呈现惊恐眼神等。单纯性突眼常随着甲亢的好转而逐渐恢复，患者预后良好。

另一类是浸润性突眼，与眼球后组织的炎症反应（即淋巴细胞浸润）有关，炎症反应造成眶内的脂肪组织增生及眼外肌肿胀而导致突眼。此类患者往往突眼程度较重（指眼眶外缘与角膜顶点的垂直距离，正常成人的眼球突出在12～14mm，此类患者的眼球突出多在18mm以上），眼球活动明显受限，眼睑不能闭合，结膜及角膜外露，患者会出现畏光、流泪、异物感、视力下降、复视，结膜充血水肿、角膜溃疡，严重者甚至会导致失明。

需要说明的是，浸润性突眼与甲状腺功能之间没有明确关系，有些浸润性突眼患者，其甲功甚至可以是正常的。

三、甲亢突眼须与哪些疾病鉴别

一提起突眼，许多人马上会想到甲亢，其实，突眼并不是甲亢的专利，临床上许多其他疾病，如眶内肿瘤、眼眶蜂窝织炎、头部外伤、高度近视等也可引起突眼。

甲亢引起的突眼多为双眼病变，少数可表现为单眼病变。临床上对单侧眼病的患者应格外小心，因为绝大多数眼内肿瘤以及恶性肿瘤的眼眶转移都表现为单侧眼病，尤其对于双眼突出度相差≥3.0mm的患者更应警惕眼内肿瘤和恶性肿瘤眼眶转移的可能性。

如何区分甲亢突眼和近视眼突眼呢？一般说来，前者的眼皮比较紧，突眼常常随着甲亢病情变化而变化；后者的眼皮一般不会发紧，突眼变化相对缓慢。

四、甲亢突眼需做哪些检查

1．甲状腺功能及相关抗体检查　包括甲功三项（FT3、FT4、TSH）和甲状腺自身免疫性抗体（TRAb、TPOAb、TgAb）。

2．眼部CT或MRI检查　可以明确眼外肌受累的数目及程度，并排除球后占位性病变。眼肌增厚中，以下直肌浸润为最常见，其次为内直肌、上直肌和外直肌。正常眼肌的厚度一般为3～4mm，当眼肌增厚≥5mm，我们可以肯定为眼肌增厚。眼肌增厚很少见于其他疾病。如果同时有2条或数条眼肌增厚，呈梭形，基本可以明确TAO的诊断。

3．眼部超声检查 对眼球周围及球后组织进行超声检查，能显示眼外肌的厚度，呈梭形中低回声，并能显示眶后组织异常等。

4．视网膜血管彩色多普勒检查 可提供视网膜中央动静脉及后睫状动静脉的血流情况，预测及判断视神经损害的可能性及损害程度。

五、如何评估TAO的严重性及活动度

按照美国甲状腺学会提出的NOSPECS分级，甲亢突眼由轻到重可分为7个等级。

0级：既无症状，也无体征。

1级：仅有体征（上睑挛缩、凝视、迟落），没有症状，突眼＜18mm。

2级：眼部软组织受累（眼睑肿胀/结膜充血），有症状，有体征，突眼＞18mm。

3级：眼球突出明显，＞正常上限3mm。

4级：眼外肌受累，眼球活动受限（常伴有复视等症状）。

5级：角膜受累，出现炎症、溃疡。

6级：视神经受损，视力明显下降甚至失明。

根据临床活动性评分（CAS），TAO分为活动期和静止期，以下7项表现各为1分：①自发性球后疼痛。②眼球运动时疼痛。③眼睑红斑。④结膜充血。⑤结膜水肿。⑥泪阜肿胀。⑦眼睑水肿。积分达到3分定为活动期TAO。积分越多，活动性越高。

对TAO进行分级、分期的目的主要有三：①评估病情严重程度。②指导临床治疗策略。③评价临床治疗效果。

六、如何治疗TAO

对于TAO，首先要积极治疗原发病——甲亢，将甲功稳定在正常状态，吸烟者要戒烟，这两项是治疗甲亢突眼的基本措施。随着甲亢的控制，单纯性突眼往往可以随之明显好转甚至完全恢复。相比之下，浸润性突眼的治疗则要复杂得多，往往需要内分泌科、眼科、放疗科、外科等多学科协作配合，治疗方法包括药物治疗（如糖皮质激素、免疫抑制剂等）、球后放疗、手术治疗（如眼眶减压手术、眼睑退缩矫正术和眼肌手术等），治疗前先要对患者病情严重程度及活动性进行科学评估，然后根据评估结果，确定治疗方案。

七、TAO能否完全恢复

一般说来，轻度TAO，主要源于交感神经兴奋性升高，在甲亢得到有效控制后，突眼多可自行恢复。重度TAO，由于其球后组织增生明显，即使甲功恢复正常，突眼也很难恢复。

八、如何预防TAO

甲亢突眼虽非不治之症，但治疗相对困难，因此，应高度重视本病的预防。

1．戒烟 研究发现，吸烟是诱发和加重甲亢突眼最常见的原因之一。甲亢患者即使没有突眼，也必须坚决戒烟（包括被动吸烟）。

2．防止矫枉过正 抗甲状腺药物起始用量过大或减量不及时，可导致药物性甲减及TSH升高，由此可能加重甲亢突眼。因此，在甲亢治疗过程中，要注意把握好用药剂量，定期监测甲功，一旦发现甲减要及时予以纠正。

3．避免甲亢复发 彻底治愈甲亢是预防甲亢突眼的基础。因为疗程不足而导致甲亢复发也是诱发甲亢突眼的一个重要原因。

4．应用小剂量糖皮质激素 [131]I治疗会使TRAb升高，增加TAO的发生风险，[131]I治疗前使用小剂量糖皮质激素可预防突眼发病，避免突眼恶化。TAO高风险患者：泼尼松0.3～0.5mg/（kg·d）作为起始剂量，逐渐减少，3个月后停药。TAO低风险患者：泼尼松0.1～0.2mg/（kg·d）作为起始剂量，逐渐减少，6周后停药。

（王建华　孟召伟）

26. 甲亢突眼日常护理应该注意什么

［要点聚焦］

俗话说：三分治疗七分护理，对甲亢突眼患者来说，日常护理和规范治疗同等重要。良好的眼部保健可以阻止病情进展，加速眼病的恢复，让患者尽快摆脱疾病困扰。

甲亢突眼患者往往存在眼睑闭合不全，因此，做好眼部护理保健非常重要，具体需要注意以下几点。

1. 彻底戒烟　国内外研究证实，主动和被动吸烟都可以加重突眼，另外，吸烟还会降低甲亢突眼患者对治疗（如糖皮质激素治疗、眼眶放疗）的敏感性，故甲亢突眼患者必须坚决戒烟。

2. 饮食保健　患者要低盐饮食，避免因水钠潴留而加重眼部肿胀；限制辛辣刺激性食物（如生葱、生蒜、辣椒等）以及海带、紫菜等含碘丰富的食物；减少浓茶、咖啡、酒精等兴奋性饮料。

3. 避免强光刺激　减少不必要的外出。外出遇强日光照射时，应佩戴墨镜以减轻强光对眼的刺激。

4. 防止用眼过度　不要长时间看手机、电脑、电视，以免用眼过度导致病情加重，最好用眼1～2小时就让眼睛休息一会儿。有些患者就是因为连续熬夜，导致病情突然加重，要引起注意。

5. 注意睡眠体位　睡眠时应适当抬高头部，以缓解因静脉回流受阻造成的眶压升高，减轻球后水肿及眼部肿胀。

6. 加强眼保护　眼睑不能闭合的患者，睡前应涂抹抗生素眼膏或是用油纱布或眼罩，以防尘、保湿、护眼，防止出现暴露性角膜炎；眼有异物时勿用手揉搓；如有结膜充血、水肿，用冷毛巾（或50%葡萄糖）湿敷，可有效缓解症状。

7. 坚持眼部锻炼　每天做眼球运动以锻炼眼肌，改善眼肌功能。

8. 保持心态平和　甲亢突眼恢复慢、易反复，对此要有充分的认识，患者要保持良好的心态，尽量避免因情绪波动影响病情恢复。

9. 定期复查　要定期去医院复诊，监测甲功、TRAb、眼压、视力和眼部疾病的变化。甲亢或甲减均会加重甲亢突眼；TRAb水平的下降代表病情好转，TRAb反复升高或持续不下降，则会引起不可逆的突眼。

（王建华）

27. 带你了解甲亢性心脏病

［要点聚焦］

心脏是甲状腺激素的重要靶器官。当甲状腺分泌功能异常时，可以从多方面影响心脏的功能，导致一系列临床症状，如心动过速、心房颤动、高血压、心肌肥厚、心脏扩大、心力衰竭等。治疗甲亢性心脏病的关键在于根治甲亢，治疗方法首选^{131}I治疗。

［临床实例］

某老年女性患者，反复心悸、胸闷、多汗10余年，先后在多家医院就诊，均按冠心病治疗，效果一直不佳。半年前，因发生快速心房颤动住院治疗，经过全面检查，最后确诊是甲亢性心脏病，后经^{131}I治疗，甲亢治愈，心房颤动消失，心脏病症状明显好转。

1. 概述　甲状腺与心脏的关系也非常密切。心脏是甲状腺激素的重要靶器官，当甲状腺分泌功能异常时，会引起心脏相应的病理改变及临床症状。

提起冠心病大家都不陌生，其实，甲亢性心脏病临床也不少见，它属于甲亢的心血管并发症，是指在甲亢的基础上出现心律失常、心脏增大、心力衰竭、心绞痛或心肌梗死等一系列心血管病症，其发生率为甲亢患者的10%～20%。本病主要见于病程较长且治疗不正规的老年甲亢患者，但在长期患严重甲亢的青年患者也可发生。

2．甲亢性心脏病的发病机制　本病是由于高浓度的甲状腺激素作用于心肌上的甲状腺激素受体，导致心肌收缩力增强、心率加快、血液循环加速，持续的血流动力学超负荷状态引起代偿性心脏肥大，最终导致心力衰竭。另有文献报道，Graves病患者心肌可见淋巴细胞浸润，笔者通过免疫抑制疗法，用泼尼松治疗甲亢合并心房颤动取得良效，故也有学者认为自身免疫紊乱也是导致本病的原因之一。

3．甲亢性心脏病的诊断标准　①甲亢诊断明确。②具备下列一项或多项心脏病症状：心律失常（如室性期前收缩、心动过速、心房颤动）、心脏扩大、心力衰竭、心绞痛或心肌梗死等。③除外其他原因引起的心脏病，如冠心病、高血压性心脏病、风湿性心脏病、肺心病等。④当甲亢得到控制以后，心脏病也随之改善或消失。

4．甲亢性心脏病的临床特点　甲亢性心脏病常常同时兼具甲亢症状（如怕热、多汗、多食、消瘦等）和心脏病症状（如心悸、气短、早搏等）。临床上，本病多见于老年人，而老年人甲亢的症状和体征常不典型，无论是多食、消瘦、怕热、多汗等高代谢症状，还是甲状腺肿大、突眼等甲亢体征往往都不明显，而主要表现为心悸、胸闷、房性早搏、心房颤动、收缩期高血压等，心房颤动早期为阵发性，后期可转为持续性。如果甲亢得不到及时、有效的控制，随着病程的延长，患者会逐渐出现心脏扩大及心力衰竭。与冠心病不同，甲亢性心脏病患者发生心绞痛和心肌梗死比较少见。心房颤动和心力衰竭是老年人甲亢最常见的两大心血管并发症。

5．如何做好鉴别诊断　由于老年甲亢患者往往缺乏甲亢的典型症状及体征，而突出表现为心血管方面的症状，因此，临床上常常被误诊为冠心病、高血压性心脏病。以下几点有助于二者的鉴别。①高代谢症状：甲亢性心脏病患者除了心率快，通常还有明显的消瘦，而其他心脏病患者体重变化往往不明显。②心房颤动时心室率的快慢：甲亢性心脏病心房颤动的心室率甚快，往往大于130次／分，而冠心病心房颤动的心室率大多低于130次／分。③对洋地黄类强心剂的反应性：甲亢性心脏病者的心力衰竭，对洋地黄类强心剂治疗效果差，且易引起洋地黄中毒，而冠心病引起的心力衰竭使用洋地黄类药物治疗效果好。④对扩冠药物的反应性：甲亢性心脏病患者心绞痛是高代谢、心动过速、心肌负荷过重引起心肌相对缺血、缺氧所致，其症状轻重与甲亢严重程度有关，只要控制好甲亢，心绞痛可随之缓解，对扩冠药物效果差。而冠心病心绞痛与心脏供血不足有关，患者对扩冠药物效果好。⑤合并高血压的特点：甲亢患者的高血压以收缩压升高、舒张压正常、脉压增大为特征，患者往往同时伴有心动过速。

6．甲亢患者心悸就是甲亢性心脏病吗　由于甲亢患者处于高代谢状态，患者心率加快，因此，往往会出现心悸、胸闷等不适症状，但不能因此认定一定是甲亢性心脏病。诊断甲亢性心脏病必须具备下列心脏异常至少一项，同时要除外其他原因引起的心脏改变。①心律失常：严重的室性心律失常，阵发性或持续性心房颤动。②心脏增大。③心力衰竭。④心绞痛或心肌梗死。

7．甲亢性心脏病严重吗　如果能在病情早期将甲亢控制好，绝大多数患者的心律失常及心功能减退可以实现逆转，这也是甲亢性心脏病的一大特点。一旦控制不好，甲亢性心脏病会对患者的生活质量和生存期带来严重影响。患者可有心悸、胸闷、乏力、消瘦、怕热、多汗等不适，心律失常以早搏最常见，其次是阵发性或持续性心动过速或心房颤动，严重时可导致心力衰竭、心绞痛和心肌梗死，甚至死亡。

8．如何避免漏诊或误诊　为了减少漏诊或误诊，除了要提高对本病的认识水平以外，建议对下列患者常规检查甲功：①不明原因心动过速的老年患者。②不明原因的阵发性或持久性快速心房颤动，且不易被洋地黄类药物控制者。③不明原因的右心衰竭，应用洋地黄制剂及利尿剂后效果不佳者。④心尖部第一心音亢进，血压波动而脉压增大，伴有消瘦、多汗、腹泻者。⑤按冠心病正规治疗，疗效不佳的老年患者。

9. 甲亢性心脏病的治疗策略　甲亢性心脏病是因甲亢而引起，所以，积极控制甲亢是治疗本病的关键。鉴于药物治疗甲亢的复发率较高，同时考虑到心脏病患者手术风险较大，因此，为了安全、彻底地解决甲亢问题，甲亢性心脏病首选根治性的^{131}I治疗，其目的是防止甲亢复发导致甲亢性心脏病进一步加重。只有不适合^{131}I治疗的甲亢性心脏病患者才考虑采用抗甲状腺药物治疗。

具体方法：首先用抗甲状腺药物治疗，待甲亢症状缓解以后停药1～2周（服甲巯咪唑需停药1周，服丙硫氧嘧啶需停药2周或更长），然后口服^{131}I治疗。通常情况下，2～3周后患者甲亢症状逐渐缓解，如仍感心悸，可短期加用β受体阻滞剂（如普萘洛尔），将心率控制在70～90次/分为宜，必要时，可酌情小剂量短期服用抗甲状腺药物。^{131}I治疗后，患者须定期监测甲功，如出现甲减，应给予甲状腺素（左甲状腺素钠片）替代治疗，将血清TSH控制在正常范围。

此外，对于合并心房颤动的甲亢性心脏病患者，可常规给予口服抗凝药物（如华法林、达比加群、利伐沙班等）以预防相关栓塞并发症；对于合并心力衰竭水肿的甲亢患者可考虑给予抗心力衰竭药物治疗，如地高辛和利尿剂；对于合并心肌缺血的患者使用硝酸酯类药物扩张血管。

一般说来，甲亢性心脏病大多是可逆的，在甲亢得到控制后，心脏病会随之明显好转甚至痊愈。如果诊治不及时，病程拖得较长，即便之后甲亢被控制或治愈，心脏病变仍可继续存在，留下永久性的心脏增大，因此，防治甲亢性心脏病关键在于早期正确诊断、及早正规治疗。

（王建华）

28. 下肢突然瘫痪，原是甲亢作祟

［要点聚焦］

·在大多数人的印象中，甲亢患者通常是突眼、颈部增粗、特别怕热、能出汗、好着急，但也有少数甲亢患者表现为反复发作的肢体无力和瘫痪，因此，当临床上遇到肢体瘫痪反复发作的患者（尤其是青壮年男性）时，一定要注意排除甲亢。

［临床实例］

李明是在校大学生。近半年来，他饭量见长，身体却日渐消瘦，另外一个突出变化是情绪不稳定，特别好发脾气。上周末，他坐在电脑前打了一阵游戏后想站起来活动活动，突然感觉自己两条腿不听使唤，怎么也站不起来了，室友见状赶紧拨打120将他送到附近医院。急查血糖正常，血钾1.6mmol/L，严重降低，随即给予静脉输液补钾，几个小时以后，小李四肢肌力逐渐恢复正常。医生经了解得知，今年春节期间李明也曾有过一次类似发作，当时家人还以为他是"中风"了，紧急送到医院后输液很快就好了，当时一家人都没太在意。医生进一步检查发现患者甲状腺明显肿大，随后又给他化验了甲功，报告显示：FT3、FT4升高，TSH降低，TRAb阳性，甲状腺超声：双侧甲状腺体积增大，回声不均匀，甲状腺内血流信号丰富。结合患者的病史，最终确诊为Graves病合并低钾性周期性麻痹。

周期性麻痹是以骨骼肌弛缓性瘫痪（软瘫）为主要表现的一组疾病，以低钾性周期性瘫痪多见。引起低血钾的原因很多，其中就包括甲亢。由甲亢引起的瘫痪称为甲亢性低钾性周期性麻痹（简称甲亢性周期性麻痹），主要见于20～50岁的青壮年男性，占甲亢患者的3%～4%。大多数患者都是先有甲亢，后出现周期性麻痹；但也有少数患者先出现周期性麻痹症状，之后才出现甲亢。对于后一种情况或者甲亢症状相对较轻而以发作性肌无力作为突出表现的患者，临床上很容易被误诊，需要引起高度警惕。

1. 低血钾何以导致肌无力　钾是体液中最重要的电解质之一，除了在维持心电稳定性方面具有重要作用之外，对于保持神经肌肉正常的应激性同样起着重要作用。当机体由于某些原因出现低血钾时，就会导致神经肌肉的应激性降低而出现肌无力甚至瘫痪。

2. 甲亢为何会导致低血钾　血钾的正常值范围是3.5～5.5mmol/L，当血钾＜3.5mmol/L时，谓之低血钾。导致低血钾的原因主要有三：①钾摄入不足。②钾排出过多。③钾由细胞外向细胞内转移过多。甲亢引起低血钾一般认为与钾离子转运异常有关，其可能的机制如下。

（1）甲亢患者甲状腺激素分泌增加，后者可增强细胞膜Na^+-K^+-ATP酶的活性，促使细胞外的钾离子进入到细胞内，从而导致血清钾离子浓度降低，但实际患者体内并非真正缺钾。

（2）甲亢患者在大量摄入碳水化合物以后，血糖升高，胰岛β细胞的分泌功能加强，随着细胞对糖的利用加快，钾离子也迅速由细胞外转移到细胞内，使血清钾离子浓度降低。

（3）甲亢时交感神经兴奋，诱导胰岛素和醛固酮分泌增加，组织对儿茶酚胺的敏感性增加、加速钾的利用，也是引起低血钾的原因之一。

3．甲亢性周期性麻痹有哪些临床特点　本病多见于青壮年男性（20～40岁），女性非常少见。发病很突然，诱因多为过度疲劳（最常见）、大量进食碳水化合物或输注葡萄糖、注射胰岛素、精神紧张、受凉、感染等，有时也可能找不到具体的诱因。

患者多在夜晚或早晨睡醒后发病，发作时意识清晰，往往是双下肢首先受累，表现为对称性双下肢无力、站立不稳或无法站立。随着低血钾的加重，可发展至双上肢，但很少累及头面部肌肉及呼吸肌。症状较轻的患者可仅表现为疲乏、软弱等症状，病情严重者肢体完全不能活动，极个别严重低血钾患者可出现呼吸肌麻痹甚至呼吸衰竭。体格检查可见肌张力减低，腱反射减弱或消失，无感觉障碍，病理征阴性。发作时大多数患者血钾低，也有少数患者发作时血钾正常。

发作频率可一日数次，也可数年一次，每次持续时间短则数十分钟，长则数日，可以自行缓解。肢体麻痹的轻重与甲亢严重程度无关，与低血钾的程度相关，补钾可迅速缓解肢体瘫软症状。

4．如何诊断甲亢性周期性麻痹　本病诊断主要依据以下几点。

（1）患者有明确的甲亢病史。

（2）有周期性麻痹发作的症状和体征：即发作性对称性肢体软瘫，下肢重、上肢轻，近端重、远端轻，无感觉障碍，意识清晰。

（3）症状发作时血钾降低（＜3.5mmol/L），心电图呈低钾性改变。

（4）发病前常有过度劳累、高糖饮食、大量饮酒、精神紧张、注射葡萄糖或使用胰岛素等诱因。

（5）补钾治疗可使瘫痪迅速缓解。

（6）甲功正常后，瘫痪不再发作。

（7）可以排除家族性周期性麻痹及其他原因所致的低钾性麻痹（如原发性醛固酮增多症、肾小管性酸中毒、应用排钾利尿剂等）。

5．如何避免漏诊、误诊　脑卒中是导致肢体瘫痪的主要原因，但不是唯一的原因，其他许多疾病同样也可导致肢体瘫痪。临床上，当遇到反复发作软瘫伴低血钾的青壮年男性，要想到检查甲功，看看是否有甲亢，而不是草草补钾了事。

注意有些甲亢性低钾性周期性麻痹可于甲亢之前发作，因此，即使甲功正常也不能完全排除本病。

6．如何治疗甲亢性周期性麻痹　本病的治疗包括对症治疗（纠正低血钾）和病因治疗（纠正甲亢）。如果仅仅是补钾，虽然可使患者肌麻痹症状很快得到缓解，但之后仍会复发。只有治愈甲亢，才有望从根本上解决病情复发问题。

对症治疗：积极纠正低血钾。病情较轻者可口服10%氯化钾1～2g，3次/日；病情较重者可用10%氯化钾10～15ml加入500ml液体静脉滴注。

病因治疗：积极治疗原发病——甲亢。遵医嘱规律服用抗甲状腺药物，如果患者病情反复发作，建议采取^{131}I治疗。

7．甲亢性周期性麻痹预后如何　本病具有自限性，总体预后良好。通过积极治疗甲亢，注意避免各种诱发因素（如过度劳累、饱餐、酗酒、精神刺激、受凉、感染、静脉滴注高渗葡萄糖等），可以有效地预防本病发生。

注意：靠吃香蕉等含钾高的水果来预防甲亢性周期性麻痹是不可取的，这类食物含糖量高，吃下去更容易诱发而不是减少其发作。

（王建华）

29. 如何让甲状腺危象转危为安

［要点聚焦］

甲状腺危象又称甲亢危象，是甲亢最严重的并发症，若救治不及时，患者往往会因心力衰竭、休克而死亡。面对甲状腺危象，早期诊断、合理治疗尤为重要。

甲状腺危象是指甲亢在某些诱因作用下，病情骤然加剧、危及生命的一种危重状态。一旦救治不及时，患者往往死于心力衰竭、休克，病死率高达20%。因此，及早诊断、合理治疗就显得尤为重要。

与普通甲亢相比，甲状腺危象在诊断和治疗上有很多不同之处，尤其是在药物选择，用法用量以及时机把控等方面，有许多细节问题需要注意。下面，就本病临床诊治的一些关键问题做一简介。

1. 甲状腺危象的常见诱因有哪些　甲状腺危象的最常见诱因是感染，术前准备不足、创伤、精神刺激、应激反应等也是常见的诱因。中断抗甲状腺药物治疗、[131]I治疗1～2周后甲状腺组织大量破坏致大量甲状腺激素入血、含碘造影剂能刺激T3、T4大量释放，偶可诱发甲状腺危象。

2. 诊断及评估甲状腺危象，不是根据甲状腺激素水平高低　对于甲状腺危象，目前国内外尚无统一的诊断标准。1993年国外学者提出了甲状腺危象的半定量评分系统（表4）。这个评分系统是以积分的方式进行定量评估，从发热、心血管症状、中枢神经系统症状、胃肠道症状以及有无诱因这5个方面分别进行评分，总分数为上述5个方面评分之和。总分≥45分可诊断为甲状腺危象，总分介于25～44分为甲状腺危象前期，总分<25分时可排除甲状腺危象。

表4 甲状腺危象诊断积分法

症状与体征	分数	症状与体征	分数
体温（℃）		心率（次/分）	
37.2	5	99～109	5
37.8	10	110～119	10
38.3	15	120～129	15
38.9	20	130～139	20
39.4	25	≥140	25
≥40	30	充血性心力衰竭	
中枢神经系统症状		无	0
无	0	轻度（脚肿）	5
轻度（焦虑）	10	中度（肺部湿啰音）	10
中度（谵妄/精神病/昏睡）	20	重度（肺水肿）	15
重度（癫痫/昏迷）	30	心房颤动	
消化系统症状		无	0
无	0	有	10
中度（腹泻/恶心/呕吐/腹痛）	10	诱因	
重度（黄疸）	20	无	0
		有	10

由此可知，甲状腺危象的诊断主要是根据甲亢病史及症状表现，而不是根据甲状腺激素水平，这一点与糖尿病的诊断不同，后者只要血糖达到诊断标准即可做出诊断。同样的，甲状腺激素水平高低也不能作为评估甲状腺危象病情轻重的参考依据，因为许多甲状腺危象患者的甲状腺激素水平与一般甲亢患者相比并没有显著差异。

3．抑制甲状腺激素合成，首选丙硫氧嘧啶　尽管丙硫氧嘧啶与甲巯咪唑均可抑制甲状腺激素的合成，但丙硫氧嘧啶起效更快，而大剂量时还可抑制T4在外周组织中转化为生物活性更强的T3，显著降低血中T3水平（降低幅度可达50%），迅速改善患者临床症状。因此，治疗甲状腺危象首选丙硫氧嘧啶，而且用药剂量也远远大于普通甲亢。首次剂量600mg，继之200mg，每6～8小时1次，症状好转后逐渐将剂量减至常规剂量。若没有丙硫氧嘧啶，也可用甲巯咪唑代替，二者的剂量兑换关系是：100mg丙硫氧嘧啶≈5～10mg甲巯咪唑，昏迷者可鼻饲给药。

4．使用碘剂要注意用药顺序　抗甲状腺炎药物只是阻止新的甲状腺激素的合成，对已经合成并储存在甲状腺滤泡内的甲状腺激素无效。碘可有效抑制蛋白水解酶的活性，从而导致甲状腺球素蛋白上的甲状腺激素不被水解，减少滤泡腔中的甲状腺激素向血中释放。

甲状腺危象患者需要服用碘剂（复方碘溶液）4～8滴，每6～8小时1次。此后根据病情逐渐减量，一般服用3～7天后停药，以防止碘脱逸现象的发生。

需要特别指出的是，碘剂可能会增加甲状腺激素的合成，因此，应先服用抗甲状腺药物（如丙硫氧嘧啶），1～2小时后再服用碘剂。若在没用抗甲状腺药物阻断甲状腺激素合成之前就服用碘剂，会促进甲状腺激素的合成，不利于病情的控制，甚至还有可能导致病情恶化。此外，碘剂对外科手术后引起的甲状腺危象无效。

5．给甲状腺危象患者退热，禁用水杨酸类药物　甲状腺危象患者往往都有高热，除了酒精擦浴、冰袋、冰毯等物理降温，还可以选择对乙酰氨基酚，但禁用乙酰水杨酸类退热药（如阿司匹林）。这是因为水杨酸盐可竞争性结合甲状腺素结合球蛋白，导致活性更强的游离甲状腺激素（FT3、FT4）浓度增加，从而加重病情。

6．对抗应激反应，首选糖皮质激素　甲状腺危象属于一种严重应激状态，患者往往存在肾上腺皮质功能相对不足，这种情况需要补充糖皮质激素。后者除了可以增强机体对抗应激的能力，还可抑制T4向T3的转化，降低外周组织对甲状腺激素的反应。

初始阶段激素用量相对较大，氢化可的松100mg加入5%葡萄糖氯化钠注射液中静脉滴注，每8小时1次，症状缓解后逐渐减量直至停用，用药时间通常不超过1周。

7．抑制交感神经兴奋，首选β受体阻滞剂　为了降低周围组织对儿茶酚胺及甲状腺激素的反应、抑制T4向T3的转化、缓解患者交感神经兴奋症状（如心悸、多汗、亢奋等）、降低心率，可以给患者服用大剂量的普萘洛尔，根据病情不同，给予60～80mg，每4～6小时1次口服，但合并房室传导阻滞、支气管哮喘的患者禁用。合并心力衰竭的患者，可先静脉注射洋地黄制剂，再酌情给予普萘洛尔。

8．大量补液，防止水电解质紊乱　由于高热、大量出汗、呕吐及腹泻，甲状腺危象患者往往有明显脱水及电解质紊乱，因此，患者每天至少需要补充3000～6000ml的水分。但要注意，对于老年人和充血性心力衰竭患者应适当控制输液量及输液速度。此外，还要补充足够的葡萄糖、电解质及维生素。

9．保心护肝，去除诱因　甲亢本身以及抗甲状腺药物均可导致肝功损害，甲亢还可导致心动过速、诱发心力衰竭，因此，在救治甲状腺危象的过程中，要密切关注患者心功能及肝功能 变化。一旦发现问题，要及时对症治疗。对兴奋烦躁、谵妄、抽搐者，可用地西泮5～10mg肌内注射或静脉注射，此外，如患者存在感染等诱因，还应积极给予抗感染治疗。

10．甲状腺危象前期，不可忽视　甲状腺危象病情急重，稍有延误，后果不堪设想。为了能够及早诊治，应将治疗窗口前移，临床上提出了甲状腺危象前期的概念，按照甲状腺危象诊断积分法，总分介于25～44分的甲亢患者，需警惕。对于甲状腺危象前期患者，要像对待甲状腺危象一样高度重视、积极处理。

11．预防甲状腺危象，必须牢记四点

（1）治疗期间的甲亢患者，如果不符合停药条件，不要擅自停药。

（2）甲亢患者手术前应将甲功控制在正常范围，术中要避免过度挤压甲状腺。

（3）接受^{131}I治疗的甲亢患者，治疗前、后宜酌情服用抗甲状腺药物，使甲功维持正常，并根据甲功复查结果及时调整药量。

（4）尽量避免感染、创伤、过劳及精神创伤等应激反应。

尽管甲状腺危象在临床上比较少见，但若处置不当，病死率很高，因此，一定要引起高度重视。作为专科医生，应该熟悉并掌握甲状腺危象的早期征象、治疗原则及注意事项，做到早发现、早诊断、早治疗，从而提高对本病的救治能力。

12．碘阻滞效应和碘脱逸现象　这是机体根据自身碘摄入量的高低，调节甲状腺激素的合成和分泌的方式。当机体碘含量过高时，通过碘阻滞效应，即过量碘抗甲状腺效应，来抑制甲状腺激素的合成。另外，当机体出现过度抑制现象时，通过脱逸现象，避免过度抑制效应，从而使机体内的甲状腺激素保持在一定的水平上。碘剂对外科手术后引起的甲状腺危象无效。因已使用碘剂做术前准备，出现碘脱逸现象，即使再用作用也不大。

（高　莹　王建华）

30．当甲亢遇上糖尿病，应该如何诊治

［要点聚焦］

糖尿病合并甲亢临床并不少见，二者相互影响，互为因果，彼此加重，故临床上应高度重视，注意识别。在治疗方面，糖尿病合并甲亢不同于单纯糖尿病或单纯甲亢，应遵循"二者兼顾、甲亢优先"的原则。

［临床实例］

刘女士40多岁，在一家私企任会计。3年前因口渴、乏力、体重下降、血糖高，被确诊为2型糖尿病。此后，刘女士一直坚持系统治疗，血糖控制良

好，自觉症状消失，体重也恢复至正常水平。今年"五一"节后不久，刘女士就职公司受疫情影响倒闭，一晃几个月过去了，仍没找到合适的工作，心里非常着急郁闷。最近一段时间，家人发现她情绪变化很大，经常发无名火，饭量明显增加，人却越来越瘦，还特别能出汗。前两天去医院检查，被确诊为Graves病。

1. 糖尿病为何与甲亢结缘 糖尿病与甲亢是临床最常见的两种内分泌疾病，二者看似风马牛不相及，而事实上，糖尿病合并甲亢的患者在临床上并不少见，多数学者认为二者有共同的遗传免疫学基础。两病既可同时发生，也可先后发生。有些患者在患甲亢同时出现糖尿病，多是因为自身免疫紊乱同时累及甲状腺和胰腺，在这种情况下出现的糖尿病往往是1型糖尿病。临床更多见的是2型糖尿病合并甲亢，这是一种"1＋1"的叠加关系，即在2型糖尿病的基础上又得了甲亢。

2. 甲亢使糖尿病雪上加霜 甲亢时，甲状腺激素分泌增多，后者可加速肝糖原分解和糖异生，导致基础血糖升高；甲亢导致胃肠道蠕动增快，促进肠道对葡萄糖的吸收，可使餐后血糖升高。甲亢往往合并交感神经兴奋，儿茶酚胺分泌增多，而儿茶酚胺属于胰岛素拮抗激素，可对抗胰岛素的降糖作用。甲亢患者代谢旺盛，胰岛素降解加速，导致体内胰岛素相对不足。通过上述机制，甲亢导致糖耐量异常或糖尿病加重。因此，糖尿病患者如果甲亢控制不好很容易导致血糖的波动，甚至可以诱发糖尿病酮症酸中毒。

3. 糖尿病合并甲亢的临床表现 当糖尿病患者发生甲亢时，患者糖代谢紊乱及"三多一少"症状会明显加重，同时还会表现出一些甲亢的症状，如怕热、多汗、心悸、手抖、腹泻、情绪不稳、急躁易怒等，有的患者出现心律不齐甚至心房颤动，比较特异的表现是突眼及甲状腺肿大。

4. 如何发现糖尿病合并了甲亢 糖尿病与甲亢在症状上有许多相似之处，二者都有多食、体重减轻等症状，区分起来有一定困难，但二者在症状和体征方面还是有所不同，当糖尿病患者有以下表现时，需要警惕是否同时合并甲亢。

①糖尿病患者在规律饮食、用药的情况下，不明原因出现"三多一少"症状加重。②糖尿病患者在无低血糖的情况下出现心悸、出汗、手抖、烦躁、情绪不稳、失眠等症状。③糖尿病患者血糖控制良好，但仍有明显的乏力、消瘦、多食、易饥症状。④糖尿病患者血糖控制良好且无严重的心血管疾病，但有不明原因的心动过速。⑤糖尿病患者直系亲属中有甲亢患者或者患者本人以前曾经患过甲亢。

当糖尿病患者出现以上情况时，要特别留意是否合并了甲亢，及时检测甲功（FT3、FT4、TSH），以明确诊断。

5. 糖尿病合并甲亢该如何治疗　糖尿病合并甲亢的患者应当遵循优先控制甲亢，同时兼治糖尿病的原则，方可收到满意的疗效。

（1）饮食宜适当放宽：甲亢患者基础代谢快，蛋白分解消耗大，因此，与单纯糖尿病者相比，糖尿病合并甲亢的患者要适当增加进食量，同时注意多吃些富含蛋白质、维生素、钙质的食物。此外，还要注意戒烟戒酒，限制海带、紫菜等含碘丰富的食物。

（2）运动强度不宜过大：运动量要比单纯患糖尿病者要小，而且不能太剧烈，防止过多消耗能量，加重心脏负担，导致甲亢病情加重。患者可选择散步、太极拳等有氧运动方式。

（3）保持情绪稳定及良好睡眠，避免精神刺激及紧张压力。

（4）积极治疗糖尿病：应视病情轻重采取相应的治疗，轻者可选口服降糖药治疗，重者则需采用胰岛素治疗。口服降糖药一般选择胰岛素促泌剂或α-葡萄糖苷酶抑制剂，双胍类药物及胰岛素增敏剂（如噻唑烷二酮类降糖药）则须慎用，因前者会加重患者的消瘦，后者可能会加重甲亢患者的突眼、胫前黏液性水肿等，其原因可能与胰岛素增敏剂可引起水钠潴留、眼球后脂肪组织增生和自身免疫反应加重有关。由于甲状腺激素具有拮抗胰岛素的作用，因此，糖尿病合并甲亢的患者药物用量一般较单纯患糖尿病患者要大。一般说来，随着甲亢的好转，糖代谢紊乱也会随之改善，因此，要经常监测血糖，根据血糖监测结果及时调整降糖药的用量，以免出现低血糖。

(5) 甲亢的治疗：甲亢的治疗方法主要有抗甲状腺药物治疗、手术治疗以及 ^{131}I治疗三种。

抗甲状腺药物治疗：优点是疗效肯定、相对安全，缺点是疗程长、易复发、患者依从性差。与单纯性甲亢相比，糖尿病合并甲亢患者抗甲状腺药物剂量应大些，疗程比单纯甲亢应长1～2倍。用药期间要注意经常监测肝功、血常规和甲功等。

^{131}I治疗：治疗过程简便，见效快（一般3～4个月甲状腺功能即可恢复正常），治愈率高，常被作为甲亢合并糖尿病的首选治疗方案，特别适合于那些服用抗甲状腺药物后出现明显肝功异常、白细胞减少以及药物过敏的甲亢患者。其缺点是远期甲状腺功能减退的发生率较高。

手术治疗：对症状较重、甲状腺肿大较明显的成人甲亢，可采取手术治疗，但手术风险相对较大，如果术前准备不充分，有可能会诱发甲状腺危象。

（王建华）

31. 甲亢难治，究竟难在哪儿

［要点聚焦］

复发率高是甲亢治疗非常棘手的一个临床问题，这里面涉及许多因素，如碘摄入量、吸烟、精神压力、方法选择、治疗依从性、停药时机等，只要很好地解决了上述问题，就可以大大降低甲亢的复发风险。

甲亢是临床最常见的内分泌疾病之一，其治疗手段主要有3种：抗甲状腺药物、^{131}I治疗及手术治疗，每种疗法都有各自的优缺点，需要根据每个患者的具体情况合理选用。在我国，大多数甲亢患者首选抗甲状腺药物治疗，其优点是方便无创、疗效较为肯定、不会导致永久性甲减，缺点是疗程较长，停药后复发率高（50%左右），偶尔还会引起比较严重的药物不良反应。人们常说药物治疗甲亢比较困难，其实，难就难在病情容易复发和药物的副作用，如果能较好地解决这两个问题，那么，所谓的难也将不复存在。

一、甲亢复发的原因及解决方案

1. 没有消除甲亢复发的诱因

（1）没限制碘摄入：碘是合成甲状腺激素的原料，长期进食含碘较多的食物或药物，易致甲亢复发。故甲亢患者应低碘饮食，限制海带、紫菜、虾皮等海产品，禁用胺碘酮、华素片等富含碘的药物。

（2）精神压力过大：学习紧张、工作压力大、经常熬夜、长期失眠是诱发甲亢的重要原因，故患者应注意劳逸结合、放松心态、保证良好睡眠。

（3）应激反应：如外伤、车祸、亲人亡故等应激反应，均可成为甲亢复发的诱因。

（4）反复感染：感冒、腹泻、扁桃体炎等可引起自身免疫紊乱，导致甲亢复发，故应尽量避免。

（5）吸烟：有研究证实长期吸烟与甲亢复发有关，故甲亢患者一定要戒烟。

2. 抗甲状腺药物使用不规范
抗甲状腺药物治疗分为控制期、减量期和维持期3个阶段。甲亢患者之所以病情迟迟得不到控制，或甲亢与甲减反复交替，或者减药或停药后甲亢病情很快反复，与这3个治疗阶段抗甲状腺药物使用不规范有很大关系。常见的错误如下。

（1）初治期药量不足：为了快速有效地控制患者的甲状腺毒症，初治期抗甲状腺药物的用量相对较大，尤其对于甲状腺激素水平较高、甲状腺肿大较明显的患者，抗甲状腺药物的用量一定要足。因为担心药物副作用而擅自减少药物用量，是导致患者病情迟迟得不到有效控制的重要原因。

（2）药物减量不当：甲功控制正常以后，随即进入减量期。此阶段常犯的错误有二：要么是药物减量过快，导致甲亢病情反复；要么是减量不及时，导致药物性甲减。

（3）维持期时间太短：维持期是抗甲状腺药物治疗时间最长的时期，多数患者需要小剂量药物服用 1.5～2 年，有的患者甚至更长。如果时间不够，停药后很容易复发。

（4）停药标准掌握不当：停药不仅要求疗程要够，还要具备无甲亢的临床表现，甲状腺明显缩小，维持所需的药量较小，并且两次复查 TRAb 均为阴性。目前认为，TRAb 阳性的甲亢患者，停药后极易复发。

3. 治疗方法选择不当 甲亢是指由于甲状腺自身合成及分泌甲状腺激素增多所致的高代谢及神经兴奋综合征，其病因包括 Graves 病（毒性弥漫性甲状腺肿）、多结节性甲状腺肿伴甲亢、毒性甲状腺腺瘤（自主高功能性甲状腺腺瘤）、碘甲亢、垂体性甲亢（如 TSH 细胞瘤）、人绒毛膜促性腺激素（HCG）相关性甲亢（即 HCG 相关性甲亢）等。由于病因不同，治疗方法也不一样，方法选择不当，疗效自然欠佳。例如，毒性甲状腺腺瘤、垂体促甲状腺激素分泌瘤所致的甲亢，首选手术治疗，服用抗甲状腺药物通常疗效不佳；再比如 HCG 相关性甲亢，其发生与妊娠早期 HCG 分泌增加有关，是与妊娠相伴的一种生理变化，根本不需要抗甲状腺药物治疗。如果不恰当地给予抗甲状腺药物治疗，很容易导致医源性甲减，反而对母婴不利。

二、如何预防和处置抗甲状腺药物的副作用

抗甲状腺药物不良反应总体发生率大约在 5%，主要是白细胞减少，其次是肝损伤和药物性皮肤损害，少数患者甚至会因为严重粒细胞缺乏、剥脱性皮炎而危及生命。临床常用的抗甲状腺药物有甲硫咪唑和丙硫氧嘧啶，二者都可引起白细胞减少及肝功能异常，相比而言，甲硫咪唑主要引起胆汁淤积性黄疸，且有剂量依赖性的特点；而丙硫氧嘧啶主要为肝细胞损害，无剂量依赖性（有点类似于过敏反应），偶尔还可引起致命性的急性重型肝炎和抗中性粒细胞胞质抗体相关性血管炎。

抗甲状腺药物的不良反应是临床医生必须高度重视的一个问题，它不仅关乎用药安全，也直接影响临床疗效，许多患者就是因为担心药物的副作用而不恰当地减停药物、缩短疗程而导致甲亢久治不愈或愈后复发。为了有效防范抗

甲状腺药物的副作用，临床上应注意以下几点。

1. 合理选择药物 从安全性上考虑，除了妊娠早期甲亢以及甲状腺危象、对甲巯咪唑过敏患者选择丙硫氧嘧啶，尽可能选择副作用相对较小、安全性相对较高的甲巯咪唑。

2. 密切监测血常规及肝功能 在用药之前以及用药过程中应密切监测血常规及肝功能，之所以要求用药之前就做这些检查，是因为Graves病本身由于自身免疫紊乱就可以导致肝损伤及白细胞减少，通过将用药前后的化验结果进行对比，有助于鉴别问题究竟是药物因素所致还是甲亢本身使然。由于抗甲状腺药物的副作用大多发生在用药的前2～3个月，故应加强此间的检测频率，特别是在刚开始用药的前1个月，每1～2周化验1次血常规和肝功能，以便及时发现问题。

3. 妥善处理药物副作用 根据不良反应的程度，可分为轻型和严重型。轻型不良反应包括白细胞轻度减少或轻度肝功能异常、皮肤瘙痒及皮疹等，多为一过性，可以采取升白、保肝、抗过敏等对症治疗，必要时还可以加用糖皮质激素或更换抗甲状腺药物，一般不需要停药。严重型不良反应包括粒细胞缺乏症、急性重型肝炎、剥脱性皮炎、抗中性粒细胞胞质抗体相关性小血管炎等，这类患者必须立即停用抗甲状腺药物，采取积极的抢救措施。待病情稳定后，改用 ^{131}I 或手术治疗。

总之，只要能做到远离甲亢诱因，规范使用抗甲状腺药物，有效防范抗甲状腺药物的副作用，治愈甲亢就不再困难。

（王建华）

32. 甲亢诊治的十大误区

［要点聚焦］

尽管甲亢是一种常见病，但人们对它普遍缺乏了解，存在许多认识误区，以至于漏诊、误诊、治疗不当、忽视用药安全的情况时有发生。

近年来，随着经济的高速发展和生活节奏的加快，人们精神压力越来越大，再加上环境辐射增多以及碘摄入不合理等因素，使得甲亢的发病率明显增加。根据2020年4月《甲状腺》（Thyroid）杂志公布的最新数据，我国临床甲亢的患病率为0.78%，亚临床甲亢的患病率为0.44%。但是，由于科普宣传普及不够，无论是基层医生还是甲亢患者对本病的了解都远远不及糖尿病，临床误诊、误治的现象十分普遍。为此，笔者将临床甲亢诊治的种种误区加以归纳和点评，希望能对广大基层医生和甲亢患者有所帮助。

1. 对甲亢症状多样性认识不足　张大娘性格开朗，说话做事干脆麻利，平时是个闲不住的大忙人。可是，最近一段时间，家人发现她像变了个人似的，整天无精打采，少言寡语，面无表情，食欲减退，体重明显下降。家人怀疑老人长了消化道肿瘤，于是带她去医院消化科检查，排除了消化道病变，最终确诊是甲亢。

张大娘一家人感到不解，甲亢都是脖颈粗、突眼、能吃能喝、脾气大、好着急，这些症状老人家统统没有，怎么会是甲亢呢？

专家解读：甲亢的典型症状有怕热、多汗、多食、消瘦、心悸、失眠、易激动、腹泻等，查体可有突眼、甲状腺肿大、手抖等阳性体征。然而，也有不少甲亢患者的症状不够典型，这种情况主要见于老年患者。例如，许多老年甲亢患者主要表现为心悸、胸闷、早搏、心房颤动、心功能不全等心血管系统症状，而无明显突眼及甲状腺肿大，常被误诊为冠心病；还有些老年甲亢患者的症状甚至与甲亢典型症状完全相反，突出表现为食欲减退、消瘦、精神萎靡、嗜睡，常被误诊为消化道肿瘤。有些中年女性甲亢患者的精神症状比较突出，主要表现为失眠多梦、紧张焦虑、头晕目眩、月经紊乱，常被误诊为更年期综合症或抑郁症。还有些以腹泻为突出表现的甲亢患者，常被误诊为慢性结肠炎或肠易激综合征。此外，还有少数男性甲亢患者表现为周期性发作肌无力，下肢症状较重，发作时同时伴有低血钾。

因此，我们必须对甲亢症状的多样性有足够的认识，这样才能减少和避免误诊和漏诊。

2. 诊断甲亢，全凭甲功化验结果　小李是位在校女大学生，半月前曾患过一次感冒，此后总是感觉咽痛、持续发热、心悸、盗汗，在校医院静脉滴注抗生素治疗无效。后去一家区级医院检查，甲功显示：T3、T4升高、TSH降低，诊断为甲亢，并给予抗甲状腺药物治疗，不久便出现畏寒怕冷、全身乏力、心率减慢等甲减症状。后经上级医院进一步检查（甲状腺摄碘率试验、甲状腺核素显像等），最终确诊为亚急性甲状腺炎。随即停用抗甲状腺药物，并给予糖皮质激素及非甾体抗炎药对症治疗，随之很快康复。

专家解读：甲亢是指自身甲状腺组织合成及分泌甲状腺激素（T3、T4）增加所导致的一组临床综合症，包括Graves病（即毒性弥漫性甲状腺肿）、多发毒性结节性甲状腺肿（即Plummer病）、碘甲亢等。然而，一些其他疾病同样也会引起甲状腺激素水平升高，如亚急性甲状腺炎，其甲状腺组织被炎症破坏，致使储存在滤泡内的甲状腺激素一过性释放增加；再比如，甲减替代治疗时，因外源性甲状腺激素补充过量，也可导致T3、T4升高等。对于后面提到的两种情况，我们称之为甲状腺毒症，并不是真正的甲亢。因此，诊断甲亢，仅凭甲功化验结果还不够，同时还要结合患者的病史、临床表现、甲状腺自身抗体（TRAb等）检查、甲状腺摄碘率、甲状腺核素显像等综合判定。切勿一看化验单上T3、T4升高，就轻率地诊断为甲亢。

3. 甲亢治疗方法选择不当　小梅是一位大四学生，毕业在即，各方面的压力令她不堪重负，经常彻夜难眠。今年寒假回来以后，同宿舍的室友发现小梅眼球明显外突，好发脾气，与原先腼腆文静的性格完全判若两人。到医院一检查，诊断是Graves病。医生建议小梅采取内科药物治疗，整个疗程至少需要1.5～2年。小梅毕业在即，一心想早点把病治好，于是去另一家医院做了[131]I治疗。2～3个月以后，小梅甲功倒是完全恢复正常了，但突眼却较前明显加重，眼睑不能完全闭合，就连睡觉都得半睁着眼，真可谓"按下葫芦起了瓢"，如此现状令小梅苦不堪言。

专家解读：甲亢治疗有抗甲状腺药物治疗、[131]I治疗和手术治疗3种方法，每种方法都有其特定的适应证。选择哪种方法不仅要看该方法是否简单快捷，更要看该方法是否适合患者的具体病情。对于病情较轻、甲状腺轻度肿大的甲亢患者（尤其是20岁以下的年轻患者）以及妊娠期甲亢，一般首选抗甲状腺药物治疗；对已产生压迫症状的重度弥漫性甲状腺肿或伴有甲状腺结节（包括良性和恶性）的甲亢患者可首选手术治疗；尽管目前国内外对^{131}I治疗的指征比以前有所放宽，但并非每位甲亢患者都适合作此治疗，有碘过敏、明显活动性突眼以及妊娠或哺乳期的甲亢患者均不宜做^{131}I治疗，患者不仅将来发生永久性甲减的风险较大，而且还可能导致突眼加重。

4．抗甲状腺药物的用量一成不变　孙女士年近不惑，半年前，不明原因出现心悸、消瘦、乏力、失眠、易激动，月经稀少且不规律，开始还以为是更年期综合征，后经医院检查，确诊是甲亢。医生给她开了甲巯咪唑，30mg，每天一次，并叮嘱她半个月后复诊。从医院回来以后，孙女士照方服药，症状明显好转，由于工作繁忙，复诊的事一拖再拖，药物一吃就是半年多，其间药量没作任何调整。近1个月以来，孙女士感觉全身乏力、怕冷、心率减慢，说话嗓音嘶哑，随到医院就诊，经过检查，原来是药物性甲减惹的祸。

专家解读：甲亢的药物治疗通常分为控制期、减量期和维持期三个不同阶段，不同的阶段，抗甲状腺药物的用量也不一样。控制阶段所需的药物剂量较大，目的是在较短的时间内将患者过高的甲状腺激素水平降至正常，需要4～6周。待甲功（FT3、FT4）降至正常水平以后，就进入减量阶段，此时应逐步减少抗甲状腺药物的剂量，以防矫枉过正导致药物性甲减。一般每2～4周减1次，每次减1～2片，这个过程需要2～3个月。当抗甲状腺药物减至每天1～2片（甲巯咪唑5～10mg/d或丙硫氧嘧啶50～100mg/d）而TSH依旧正常，此时不能停药，而应继续用小剂量长期维持，维持阶段需要1.5～2年甚至更长。然而，有些患者甚至包括一些非专科医生对此并不了解，而是一成不变地按照最初控制阶段的剂量长期服用，没有将药物适时减量，从而导致药物性甲减。

5．抗甲状腺药物用法不当　大约1个月前，孙女士因腹泻伴心悸、出汗、消瘦，在某省级医院检查确诊为甲亢。医生出具的治疗方案是丙硫氧嘧啶100mg，每天3次。半个多月以后，患者自觉症状明显好转。不久前，在一次朋友聚会上，与孙女士同桌的一位女士恰巧也患有甲亢，交谈中得知，这位女士吃的是甲巯咪唑，每天1次顿服，效果很好。随后孙女士就擅自把自己吃的丙硫氧嘧啶也由先前1天3次服药改为每早1次顿服，半个月以后，孙女士的病情又出现了反复，不得已，只好又去医院复诊。

专家解读：甲巯咪唑和丙硫氧嘧啶是治疗甲亢的两种基本药物，但二者的药代动力学特点有所不同。甲巯咪唑的半衰期为4～6小时，作用可维持24小时，故可将一日药量于1次口服，其疗效与每日3次口服相当。而丙硫氧嘧啶半衰期仅2小时，必须每日3次服药，否则起不到应有的疗效。

需要提醒的是，抗甲状腺药物（甲巯咪唑或丙硫氧嘧啶）只可抑制甲状腺激素的合成，但对体内已经合成的甲状腺激素不起作用，也不能阻止甲状腺激素的释放，故服药后不能很快起效，需要等1～2周，待患者甲状腺滤泡内贮存的甲状腺激素被消耗至一定程度后才能临床见效。因此，切不可只服用2～3天后症状改善不明显就轻率地认为药效不好，随意更换药物或治疗方法。在抗甲状腺药物尚未充分显效的早期初治阶段，可以通过服用β受体阻滞剂（普萘洛尔等）抑制交感神经兴奋，缓解患者心悸、胸闷等自觉症状。

6. 疗程不足，擅自停药　半年前，李先生因能吃、消瘦、颈部增粗，被确诊患有甲亢。经过一段时间的药物治疗，自觉症状完全消失，化验甲功恢复正常。2个月前开始，医生建议他改为小剂量，每天服用1片（5mg）甲巯咪唑，继续维持治疗1年半以上。李先生坚持了几个月，自我感觉良好，于是擅自把药物停了。半年后，李先生又出现心悸、出汗、体重下降，遂到医院检查，结果是甲亢复发。

专家解读：有些甲亢患者经过药物治疗，只要症状消失、甲功正常就随之停药，这样做非常不妥，由于疗程不够，极易复发。一般而言，药物治疗甲亢的疗程至少需要1.5～2年，对有甲亢家族史、治疗复发者，服药时间还需进一步延长。切不可过早停药，否则极易导致甲亢复发。

一般认为，只有同时满足下列几个条件方可停药：①甲亢症状完全消失，甲状腺缩小，血管杂音消失，突眼改善。②甲功（FT3、FT4、TSH）恢复正常，TRAb转阴。③药物维持剂量小（丙硫氧嘧啶25mg/d或甲疏咪唑2.5mg/d）。④总的疗程达到两年以上。

7．对药物不良反应重视不够，忽视定期复查　半个月前，李女士查出甲亢，并开始服用抗甲状腺药物治疗。医生再三叮嘱她要经常复查，尤其是在治疗的开始阶段，每周至少要复查一次血常规和肝功能。但李女士并没按医生的要求去做。近两天，李女士出现咽痛、寒战、高热，去医院化验，白细胞仅为$1.6 \times 10^9/L$，中性粒细胞低于$0.8 \times 10^9/L$，确诊是药源性粒细胞缺乏合并感染。立即停用抗甲状腺药物，同时给予抗感染及升白细胞药物治疗，方转危为安。

专家解读：抗甲状腺药物常见的不良反应有白细胞减少、肝损伤和药物性皮疹，严重者甚至有生命危险。由于上述不良反应多在用药后的前3个月内发生，因此，在治疗初期，一定要叮嘱患者每周去医院化验一次血常规和肝功能，用药过程中一旦出现咽痛、发热、全身不适等症状，应立即到医院就诊。

一般说来，当患者白细胞低于$4 \times 10^9/L$，中性粒细胞低于$2 \times 10^9/L$时，须加用升白细胞药物（如利血生、维生素B_4等），白细胞一般会很快恢复。如果经过上述治疗，白细胞数仍低于$3 \times 10^9/L$，中性粒细胞低于$1.5 \times 10^9/L$，同时伴有发热、咽痛、关节痛等粒细胞缺乏症状时，患者须立即停用抗甲状腺药物，监测白细胞和中性粒细胞，加用有效广谱抗生素对症治疗，当中性粒细胞低于$0.5 \times 10^9/L$，给予粒细胞集落刺激因子。有条件的患者应予消毒隔离，否则可能会导致严重感染甚而危及生命。对于药物性皮疹，如果程度较轻，可加用抗过敏药物（如氯雷他定）或更换其他硫脲类药物，一般不必停药。倘若皮疹严重，恶化成剥脱性皮炎，则须立即停药，并采用糖皮质激素治疗。

如果患者在服用抗甲状腺药物之前就有肝功能异常，说明肝功能异常是甲亢本身所致，与服用抗甲状腺药物无关，可以在服用保肝药物的同时，继续采用抗甲状腺药物治疗；如果患者在服用抗甲状腺药物之前肝功能正常，服药之后出现肝功能异常，则往往需要抗甲状腺药物减量甚至停用，换用其他方法治疗。

8．不分病因，盲目补碘　老李是一位正在治疗期间的甲亢患者。今年春节回老家省亲，在跟老乡交谈时得知，当地也有不少老百姓有"粗脖子病"，通过多吃加碘盐及海产品（海带等），病情明显好转。老李听说后如获至宝，回家后顿顿吃海带、紫菜，不料病情却比以前明显加重了，老李纳闷了，同样都是"粗脖子病"，为何我吃了富含碘的食物病情不轻反重了呢？

专家解读： Graves 病（又称毒性弥漫性甲状腺肿）和缺碘性甲状腺肿（又称地方性甲状腺肿）均可导致甲状腺肿大，但二者的病因完全不同。前者与遗传及自身免疫紊乱有关，后者则是由于碘摄取不足导致甲状腺组织代偿性增生所致。碘是合成甲状腺激素的重要原料，为了减少甲状腺激素的合成，甲亢患者应当低碘饮食，尽量不吃紫菜、海带、海鲜等富含碘的海产品，否则甲亢恢复慢且易复发。近年临床发现，抗心律失常药物胺碘酮也是导致老年甲亢发病率增高的一个重要因素，每100mg胺碘酮含37.2mg的碘，长期服用，会增加患者的碘负荷，进而增加甲亢的复发风险。

9．完全依赖药物，忽视身心调养　而立之年的刘先生患甲亢已有四五年了，虽然一直按医嘱正规服药，但其间病情依旧反反复复。后经了解得知，刘先生在某局机关担任秘书，由于工作性质的关系，经常熬夜加班，精神长期高度紧张，由此导致病情反反复复。

专家解读： 长期精神高度紧张，压力过大，作息不规律，经常失眠，饮用刺激性较强的浓茶、咖啡，吸烟、饮酒等均可诱发甲亢。因此，甲亢患者一定要注意保持情绪稳定、心态平和以及良好的睡眠，尤其是在疾病初期阶段，最好能卧床休息或住院治疗。此外，由于甲亢使机体处于高代谢状态，能量消耗很大，因此，一定要注意休息，避免过劳，自我减压，保持良好睡眠。

10．误认为得了甲亢就不能怀孕，一旦怀孕就必须停药　李丽和王刚婚后快两年了，一直没要孩子，因为李丽婚后不久就查出甲亢，此后一直服药治疗，目前病情控制良好。前不久，李丽每月如期而至的"大姨妈"迟迟不来，到医院一检查，原来是肚子里"有喜了"。这孩子究竟能不能要？如果能要，妊娠期间需要注意哪些问题？小两口一时犯了难。

专家解读： 妊娠一般不会导致甲亢病情明显恶化，故甲亢并非妊娠的绝对禁忌证。甲亢患者最好是在疾病痊愈，停药以后再妊娠。但如果患者现阶段病情已得到良好控制，仅需小剂量药物维持，也允许妊娠，不会增加妊娠期母婴的并发症。但若甲亢没得到有效控制，则不宜怀孕，否则，容易引起孕妇流产、早产。不仅如此，由于孕妇处于高代谢状态，不能为胎儿提供足够的营养及氧气，还可导致胎儿生长迟缓及胎儿宫内窘迫。

在用药方面，在妊娠早期应当选择丙硫氧嘧啶，因为丙硫氧嘧啶不容易通过胎盘，进入胎儿血的量较少，对胎儿影响小。此外，在妊娠期间，需密切监测甲功，及时调整用药剂量，使血清FT4水平处于正常高限或轻度高于正常，切不可用药过量，导致甲减，这样会影响胎儿大脑发育。有些甲亢妇女在妊娠期间，因为担心药物对胎儿有影响，擅自停药，致使甲亢病情失控，对自身和胎儿均造成严重不良影响，实不足取。

（王建华）

33. 甲亢患者究竟该怎么吃

［要点聚焦］

甲亢属于高代谢疾病，在饮食方面，患者除了要限制碘的摄入，还要保证充足的营养供给，注意多喝水，避免摄入辛辣食物、浓茶、浓咖啡等。

甲亢是由于甲状腺激素合成及分泌增加所致的机体高代谢综合征。由于患者处于高代谢状态，因而热量消耗多，蛋白质、脂肪分解快，患者消瘦、乏力比较明显。针对甲亢患者的代谢特点，科学合理地安排饮食，对于控制甲亢病情、改善患者营养状态非常重要。下面，我们就从十个方面聊聊甲亢饮食的那些事。

1. 高热量　由于甲亢患者代谢率高，能量消耗大，而且常伴有腹泻、消化吸收不好，因此，患者热量摄入要比普通正常人高一些，才能满足机体的热量所需，减少蛋白质分解。成年患者每天可以吃500g以上的主食（如米饭、馒头等）。

2. 高蛋白　甲亢患者分解消耗大，蛋白质处于负平衡状态，因此，对蛋白质的需求比一般人要高，可以按每天每千克体重1.5～2g供给。比如，一个体重为60kg的成人，每天需要吃60×（1.5～2）＝90～120g的蛋白质。建议患者平常多吃些瘦肉、鸡蛋、牛奶等，以补充机体蛋白质。

3. 多补充维生素和矿物质　甲亢患者代谢率高且常伴腹泻，很容易出现多种维生素（尤其是B族和C族）及钾、钙、磷等矿物质缺乏，因此，平常要多吃些果蔬类富含维生素和矿物质的食物。对于合并骨质疏松的甲亢患者，要注意补充钙剂和维生素D，晒太阳也不失为一个补充维生素D的好办法。此外，为了预防甲亢患者发生低钾性周期性麻痹，建议平日多吃点橘子等含钾丰富的果蔬。

4. 多饮水　甲亢患者代谢快、出汗多，加上常伴有腹泻，水分丢失较多，因此，患者要多喝水，每天保证2000～3000ml的饮水量。

5. 低碘饮食　碘是制造甲状腺激素的主要原料，甲亢患者应限制碘的摄入，以减少甲状腺激素的合成。限制高碘食物（如海带、紫菜、海鱼、海虾、贝类等海产品）；尽量不吃盐腌的食物（如咸菜、腊鱼、腊肉等），因为在其制作过程中使用的盐有可能是加碘盐，导致这些食物中含碘量较高；注意避免其他不易被察觉的碘摄入，如含碘药物、含碘保健品及某些含碘化妆品等。

6. 不吃辛辣食物，不喝刺激性饮料　甲亢的典型症状有怕热、多汗、心悸、易激动等，因此，要限制辣椒、葱、姜、蒜等辛辣食物，以及浓茶、咖啡、酒等刺激性饮料，以免加重患者上述症状。

7. 少吃膳食纤维丰富的食物　甲亢患者往往有大便次数增多、腹泻等消化道症状，因此，患者要少吃富含膳食纤维的食物（如芹菜、韭菜、洋葱、卷心菜、黄豆芽等），以免加重腹泻。尽量选择低纤维素蔬菜（如西红柿、嫩黄瓜、嫩丝瓜、菜瓜等）。

8．适当增加餐次　甲亢患者不仅吃得多、容易饿，而且可引起血糖升高，针对上述特点，建议甲亢患者少吃多餐，每日按"三主三副"安排饮食，这样既可满足机体对热量的需求，又可防止餐后血糖升高。

9．妊娠期及哺乳期甲亢妇女不必严格限碘　甲亢妇女在妊娠期和哺乳期不必低碘饮食，否则有可能导致胎儿缺碘引起甲减，影响婴儿智力发育。

10．病情缓解后要及时减少进食量　随着甲亢病情好转，机体代谢率逐渐趋于正常。此时，要相应减少进食量。如果食量维持不变，有可能因热量过剩造成身体发胖，这也是我们所不希望看到的。

总之，甲亢的治疗不能光靠药物，良好的生活方式同样不可忽视，饮食治疗与药物治疗相辅相成，缺一不可。作为患者，必须充分了解甲亢的代谢特点，知道哪些食物该吃，哪些不该吃，科学合理地安排自己的日常生活，这样更有利于疾病康复。

（王建华　高　莹）

34．小心减肥药吃出甲亢来

[要点聚焦]

甲状腺激素可以增加代谢消耗而降低体重，有些不法商家利用这点在减肥药中添加甲状腺激素。服用这类减肥药之后，虽然减肥效果比较明显，但有可能引起药物性甲亢，对身体造成伤害。

[临床实例]

生完孩子后体重增加是令许多产妇非常头疼的一件事。李女士就为自己产后身材恢复不理想苦恼不已。通过朋友介绍，她从网上购买了一种减肥茶，喝了一段时间，感觉减重效果还挺好，不到2个月，体重就降了20多斤，重新恢复了孕前苗条的身材。但就在李女士为自己减肥成功而感到喜悦之时，发现自己身体出了状况：饭量较前明显增大，但还是感觉很饿，还经常感觉心悸、多汗、好着急、经常失眠，而且最近月经也变得不太正常了。李女士去医院检查，发现患了甲亢。通过询问病史，得知她最近一直在喝减肥茶，医生怀疑减肥茶里可能添加了甲状腺激素，建议她停减肥茶观察一段时间。停用一段时间之后，李女士的体重虽说有些反弹，但上述不适症状逐渐消失，月经也恢复正常了。再去复查甲功完全正常。原来，李女士的"甲亢"是减肥茶惹的祸。

1. 消瘦的背后是甲亢　甲状腺激素可以促进机体新陈代谢、加速脂肪及蛋白质分解、减轻体重。有些不法商家利用甲状腺激素的这个功效，在减肥药中添加了左甲状腺素钠（商品名：优甲乐、雷替斯），服用之后会导致药物性甲亢，患者会出现怕热、多汗、多食、易饥、消瘦等高代谢症状群。

对于这种药源性甲亢，如果能及时发现、及早停药，身体可以恢复正常，但若长期过量服用，则会对身体造成不可逆的伤害。例如，会诱发或加重心血管疾病（如心动过速、心律失常、心房颤动、心力衰竭等）；会增加钙质流失，导致骨质疏松；更为严重的是，对于育龄期妇女，还可造成月经不调、不孕等。

2. 左甲状腺素不能作为减肥药　左甲状腺素主要用于治疗各种原因引起的甲减（包括原发性或继发性甲减）以及甲状腺癌手术后的TSH抑制治疗。临床上左甲状腺素必须严格遵照医生的指导服用。目前国内外没有任何指南推荐其用于减肥治疗。

3. 减肥一定要讲究科学　与其把减肥的希望完全寄托在减肥药上，不如管理好自己的饮食和运动。目前市面上各种减肥药及保健品很多，但经国家食药局批准、真正安全有效的减肥药十分有限（GLP-1受体激动剂的减肥适应证有望获批），因此，药物减肥一定要慎之又慎。减肥还是要靠管住嘴、迈开腿，盲目服用减肥药弊多利少，还可能引发新的健康问题，实不足取，一定要引以为戒。

（王建华）

35. 甲亢患者日常保健秘笈

甲亢虽然不像糖尿病那样是一个终身性疾病，却也属于比较顽固的疾病，具有病程长、易复发的特点。如果对一些细节问题注意不够，不仅影响治疗效果，还会导致愈后复发。一般情况下，甲亢患者大都是居家治疗、定期随诊，那么，患者在"吃、动、治、查、孕"等日常生活中，需要注意哪些细节问题呢？

1. 低碘、高热量、高蛋白饮食 碘是制造甲状腺激素的主要原料，碘摄入过量可导致甲亢病情加重、复发或迁延不愈，因此，甲亢患者限制含碘丰富的食物（如海带、紫菜等），慎用含碘的药品及化妆品。含碘的药品有胺碘酮、华素片、复合维生素、碘酒、碘造影剂等，化妆品包括含海藻成分的洗面奶、洗发精、面膜、足浴粉等。

世界卫生组织（WHO）推荐成人碘摄入量为150μg/d，而甲亢患者应小于50μg/d，但甲亢孕妇不应严格限碘，这是因为孕早期胎儿甲状腺尚未发育成熟，主要从母体摄取甲状腺激素，孕8周之后，胎儿甲状腺开始发育，需要利用母体提供的碘来合成甲状腺素。因此，必须保证母体有足够的碘摄入，孕妇可以吃加碘盐，并适量进食含碘丰富的食物。

由于甲亢患者机体处于高代谢状态，消耗比较大，因此，宜给予高热量、高蛋白、高维生素饮食，患者每日热量供给不得低于3000kcal。在食物选择上，牛奶、鸡蛋、瘦肉、禽类、豆制品、低纤维蔬菜（如黄瓜、西红柿）、水果等，都是适合甲亢患者的理想食物。如果患者同时合并骨质疏松，平常还要注意补充钙剂和维生素D。

患者应戒烟、忌酒，尽量不喝浓茶、咖啡等兴奋性饮料，少吃辣椒、葱、姜、蒜等辛辣刺激性食物，以免加重交感神经兴奋症状。

需要提醒三点：①由于甲亢患者常伴有腹泻，故尽量少吃含纤维素高的食物。②要保证每天充足的饮水量，以补偿因大量出汗及腹泻所引起的水分丢失。③甲亢好转以后，随着机体代谢率下降，患者的进食量也要相应减少。

2．不宜剧烈运动　由于甲亢患者本身代谢高、消耗大，故患者不宜进行长跑、游泳、爬山等大强度运动。建议选择慢节奏、低强度的运动，如散步、瑜伽、太极拳等，特别推荐做瑜伽，有助于缓解紧张、焦虑的情绪。病情严重者，则宜静养，尤其是合并心房颤动、心力衰竭的患者，要求卧床休息。

3．保持情绪稳定　注意作息规律，避免精神紧张或压力过大，不要熬夜，保持良好睡眠，这些对甲亢患者康复非常重要。很多甲亢患者之所以病情老是反反复复，与精神压力过大、焦虑、失眠有很大关系。

4．注意保护眼睛　伴有突眼、眼睑不能闭合的甲亢患者，要注意加强眼保护，尽量少用眼，不要长时间阅读、看手机、看电视，防止视疲劳。外出时最好佩戴墨镜，防止强光、风沙、异物对眼睛造成刺激伤害。遵医嘱点眼药，防止角膜干燥，预防感染。睡觉时应垫高头部，减轻眼部肿胀。

5．正确选用抗甲状腺药物　药物治疗是临床最常采用的甲亢治疗方法。除了对药物过敏、甲状腺明显肿大造成明显压迫症状以及由毒性甲状腺腺瘤引起的甲亢之外，其他甲亢（包括孕妇甲亢）都可以选择药物治疗。

常用的抗甲状腺药物有两种：甲巯咪唑和丙硫氧嘧啶。甲巯咪唑半衰期较长，可以把全天的药量1次顿服（也可分次口服）；丙硫氧嘧啶半衰期较短，必须每天3次服药。如果用法不对，会影响药物疗效。另外，由于丙硫氧嘧啶有可能导致严重肝损伤，指南推荐一般成人首选甲巯咪唑，但孕早期患者除外，此时应选择致畸风险相对较低的丙硫氧嘧啶。

甲亢的药物治疗分为控制期、减量期、维持期3个阶段，总疗程在2年左右。不同阶段抗甲状腺药物的用量都不同，需要根据不同阶段适时调整，不可一成不变。

6．注意抗甲状腺药物的副作用　白细胞减少、肝功能异常、过敏性皮炎是抗甲状腺药物最常见的三大不良反应。在药物治疗期间，当患者出现以下情况时，一定及时停药，及时去医院就诊。①出现发热、畏寒、咽痛时，立即复查血常规。当白细胞$< 3.0 \times 10^9$/L或粒细胞$< 1.5 \times 10^9$/L时应停药治疗；若中性粒细胞$< 0.5 \times 10^9$/L，则提示存在严重粒细胞缺乏，需马上住院治疗。②出现恶心、

食欲减退、巩膜黄染、尿色加深，要及时复查肝功能，排除肝损伤。③皮肤瘙痒、皮疹。④明显的关节疼痛。

7. 定期复查甲功、血常规及肝功能 抗甲状腺药物的不良反应大多发生在药物治疗初期（尤其是前1个月），因此，甲亢患者在服药的前1个月每周至少要查1次血常规和肝功能，此后每月检查1次，以了解有无白细胞减少及肝损伤，千万不能光吃药、不复查。甲亢患者在治疗初期，每月查1次甲功，根据检查结果，结合患者临床表现来调整抗甲状腺药物用量。病情稳定后，可视情况每隔1～3个月复查1次甲功。

8. 注意预防感染 甲亢本身及抗甲状腺药物常会引起白细胞总数及粒细胞减低，容易导致感染。一旦发生感染，会使已控制的甲亢复发或加重，甚至出现甲状腺危象。研究表明，感染会升高TRAb，导致甲亢病程延长。因此，要注意预防感染，一旦发现感染征象，要及早治疗，不要靠自己抵抗力硬抗。

9. 注意心脏问题 甲亢患者常出现心动过速、心房颤动、心功能不全，严重者甚至发生猝死。上述症状既可由甲亢本身引起，也可由甲亢导致原有心脏疾病加剧所致，因此，尽快控制甲亢病情，科学诊治，对患者来说尤为重要。

10. 切勿擅自停药或随意缩短疗程 甲亢一定要足疗程正规治疗，不能见好就收。整个疗程通常需要1.5～2年，甚至更长，并且抗甲状腺药物的用量也要根据病程的不同阶段及时调整，任何不规范的治疗都会导致病情迁延不愈或愈后复发，所以，坚持正规治疗非常重要。

11. 严格掌握停药指正 甲亢患者必须同时满足以下几点，方可考虑停药：①甲亢症状完全消失。②小剂量抗甲状腺药物不能保持甲功正常。③疗程达到1.5～2年。④TRAb抗体转为阴性，且连续2～3次复查仍然正常。

12. 妊娠要掌握好时机 未控制的甲亢可增加流产、早产、死胎、胎盘早剥等的发生率，或导致胎儿生长发育不良，因此，患者最好是在甲亢治愈后再考虑妊娠。如果在甲亢治疗期间意外妊娠，而患者病情较轻，只需很小的药量便可维持甲功正常，这时可以考虑暂时停药。这样做原因有二：一是孕妇可以耐受轻度甲亢。二是可以避免药物对胎儿的潜在不利影响。但同时要密切监测甲功。如果孕妇病情不允许停药，那么，妊娠早期应首选丙硫氧嘧啶，尽量用最小的有效剂量使FT4维持在正常的上限水平。在治疗过程中，应定期复查甲功（必要时还需查血常规及肝功能），以便于及时调整剂量，避免出现甲减。

如果甲亢患者采用手术治疗，术后3个月病情无复发、甲功正常，方可考虑怀孕。甲亢患者若是采用^{131}I治疗，应在治疗半年后，甲功正常情况下方可考虑妊娠。

13．甲亢患者可以哺乳，但要跟服药时间错开　以往认为，抗甲状腺药物可能会通过乳汁影响婴儿的甲状腺功能，但近年的诸多临床研究表明，甲亢患者服用中等剂量的抗甲状腺药物，产后哺乳是安全的。鉴于丙硫氧嘧啶的肝毒性风险相对较高，指南推荐哺乳期甲亢患者首选甲巯咪唑，20～30mg/d的剂量是安全的，丙硫氧嘧啶可以作为二线药物，300mg/d也是安全的。

为安全起见，建议患者在哺乳后立即服药，服药后2小时挤弃乳汁，4个小时之后再喂第二次奶，使哺乳与上次服药间隔至少3～4小时，此时母乳中药物浓度已经很低，对婴儿几无影响。

14．遇到以下情况要及时就医或转诊　患者在药物治疗过程中，如果出现以下情况之一，应及时就医或转上级医院进一步治疗：①粒细胞减少（中性粒细胞＜$1.5×10^9$/L）或粒细胞缺乏（中性粒细胞＜$0.5×10^9$/L）。②甲亢合并严重肝损伤。③重度甲亢性心脏病。④甲亢性肌无力。⑤重度突眼。⑥甲状腺危象。

（王建华）

第四章　甲状腺功能减退

甲减是临床最常见的甲状腺疾病。甲减是怎么引起的？它有哪些典型症状和非典型症状？容易被误诊为哪些疾病？甲减对不同年龄段人群各有哪些危害？是否需要终身治疗？甲减替代治疗需要注意哪些细节问题？亚临床甲减又是咋回事？需要治疗吗？甲减患者平常饮食应该注意什么？以上就是本章的主要内容。

1. 一文读懂甲减

［要点聚焦］

甲减主要是指由于甲状腺激素合成及分泌减少，或其生理效应不足引起的以机体低代谢率为主要表现的内分泌疾病。患者表现为畏寒、怕冷、心动过缓、食欲减退、腹胀、乏力、表情淡漠、精神萎靡、嗜睡等，对妇女、儿童影响更大，可导致女性不孕不育及儿童呆小病。甲减的治疗比较简单，就是补充甲状腺激素的替代治疗。

甲状腺功能减退症（hypothyroidism）简称甲减，是由多种原因引起的甲状腺激素合成、分泌不足或生物效应降低所致的一种全身低代谢综合征，是临床常见的甲状腺疾病。本病可发生于各个年龄段，根据中国学者2020年发表在《甲状腺》（*Thyroid*）上的研究数据，我国甲减的患病率为13.95%，其中，临床甲减为1.02%，亚临床甲减为12.93%，男女患病率之比为1：（4～5）。

一、甲减的病因及分类

甲减的病因主要有自身免疫性损伤（如桥本甲状腺炎）、甲状腺被破坏（如甲状腺切除手术、[131]I治疗等）、过量服用抗甲状腺药物等。其他少见的原因有垂体病变（垂体瘤手术或放疗后、淋巴细胞性垂体炎等）以及甲状腺发育不良所致的儿童先天性甲减。

甲减的分类方法有多种，根据发病部位不同，可分为原发性甲减（病变部位在甲状腺）、中枢性甲减（包括垂体性甲减和下丘脑性甲减）及周围性甲减（又称甲状腺激素抵抗综合征）。根据甲减严重程度不同，分为临床甲减和亚临床甲减。根据发病年龄不同，分为胎儿及新生儿期甲减（即呆小病）、儿童期甲减和成人期甲减。

在各类甲减当中，最常见的是桥本甲状腺炎引起的原发性甲减，约占全部甲减的85%。

二、甲减的临床表现

甲减的临床表现多种多样，其主要特征可以简单概括为"两低"——代谢率低和兴奋性低。患者常常表现为畏寒怕冷、心率减慢、食欲减退、乏力、腹胀、便秘、体重增加、颜面及四肢黏液性水肿（指压无凹陷）、声音嘶哑、记忆力下降、神情淡漠、精神萎靡、反应迟钝、嗜睡、抑郁等。甲减还可引起女性月经过多、经期延长，导致男性阳痿。

三、如何诊断甲减

由于甲减的症状缺乏特异性，因此，症状表现只能作为诊断线索，而不能作为诊断依据，确诊还是要依靠甲功检查，最敏感的诊断指标是促甲状腺激素（TSH）。

血清TSH增高，游离甲状腺素（FT4）减低，诊断原发性甲减。若只有TSH升高，FT4正常，诊断亚临床甲减。血清TSH减低或者正常，FT4减低，考虑中枢性甲减。为了进一步明确病变部位究竟是在垂体还是下丘脑，需要进一步做促甲状腺激素释放激素（TRH）刺激试验。

TRH刺激试验是在静脉注射TRH后，血清TSH不增高者提示为垂体性甲减，延迟增高者为下丘脑性甲减。国内目前没有该制剂。

四、甲减对不同年龄段人群的影响有何不同

发生于不同年龄段的甲减，其危害各有侧重。

（1）胎儿及新生儿甲减可以影响孩子的大脑及骨骼发育，导致患儿身材矮小及智力低下，俗称呆小病。

（2）儿童期甲减主要影响孩子的体格发育，此类患儿的出牙、学步、学说话以及生长速度均比同龄儿童要晚。

（3）青春期甲减会导致青春期发育延迟，生长停滞，导致身高偏矮、性发育障碍，严重者由于发育不成熟而导致不孕不育。

（4）孕妇甲减对母婴均有不良影响。可导致胎儿智力和生长发育异常，增加孩子出生缺陷的发生机会，还会显著增加孕妇流产、早产、胎盘早剥、围生期胎儿死亡等不良事件的发生率。

（5）成年人甲减临床最多见（占90%～95%），主要表现为低代谢症状群和神经兴奋性降低，如乏力、怕冷、心率减慢、便秘、水肿、体重增加、贫血、皮肤干燥、记忆力减退、反应迟钝、嗜睡、情绪低落等，重者可引起黏液性水肿昏迷。

（6）老年人甲减除了食欲减退、乏力、畏寒、怕冷等低代谢症状外，患者的精神症状（如淡漠、抑郁）及认知功能（记忆力、辨识力等）障碍往往比较突出，严重者甚至可导致老年痴呆，生活自理能力明显下降。

五、如何治疗甲减

甲减的治疗比较简单，就是给患者补充适量的左甲状腺素钠片，使患者甲功（FT3、FT4与TSH）恢复并维持正常。

左甲状腺素钠片起始剂量要根据患者年龄、病情轻重以及心功能情况个体化确定。一般情况下，成年甲减患者服用左甲状腺素钠片的起始剂量为50～100μg/d，但老年患者，尤其是合并心脏病的患者，因其对甲状腺激素比较敏感，容易诱发心绞痛、心力衰竭、心房颤动及精神症状，因此，起始剂量

一定要小，可从 12.5 ～ 25μg/d 开始。然后根据患者对药物的耐受情况，缓慢小幅上调，每 2 ～ 4 周增加 25μg，直至 TSH 达到治疗目标。由于食物会影响左甲状腺素钠片的吸收，建议最好在早餐前 1 小时左右空腹服用。

中枢性甲减的治疗除了补充甲状腺素，还要积极治疗患者的原发病（如垂体瘤等）。与原发性甲减不同，中枢性甲减的控制目标及调药依据主要是看 FT4，而不是以 TSH 作为治疗观察目标。

亚临床甲减是否需要治疗应视具体情况而定，目前认为符合以下条件的亚临床甲减患者需要治疗。

（1）TSH ＞ 10mIU/L 的亚临床甲减患者必须治疗。

（2）TSH 在 5 ～ 10mIU/L，一般不主张给予左甲状腺素钠治疗，但具备以下情况之一者，应考虑给予治疗：①甲状腺自身抗体（TPOAb、TgAb）阳性患者。②准备妊娠或处于妊娠期的妇女。③伴有血脂（胆固醇）明显升高者。④伴有甲状腺肿大者。⑤有畏寒、乏力等甲减症状的患者。

需要指出，临床上大多数甲减（如桥本甲状腺炎、手术、^{131}I 治疗引起的甲减）都是永久性疾病，患者必须终身服药。只有少部分甲减（如亚急性甲状腺炎以及某些药物导致的甲减）可以治愈，不必终身服药。

甲减是可以自检的。如果你在下面的问题的回答中，有 5 项或 5 项以上为"是"，有可能你患有甲减，请找内分泌专科医生确诊。

（1）老是感觉乏力犯困，精力不济。

（2）大脑反应迟钝，注意力涣散，记忆力下降。

（3）体重增加了。

（4）皮肤变得干燥，指甲变脆易折断。

（5）常常觉得冷（即使其他人觉得很舒服的时候也是如此）。

（6）情绪低落、抑郁。

（7）身体代谢变慢，有时还会便秘。

（8）肌肉和骨骼僵硬疼痛。

（9）血压增高或心率减慢。

（10）胆固醇水平增高。

（王建华）

2. 甲减危害知多少

［要点聚焦］

甲减不仅严重影响患者的生活质量和工作效率，还会损害全身多个器官及组织，导致多种并发症。

甲减对机体的危害主要如下。

1. 降低机体代谢 甲状腺激素分泌减少会严重影响机体物质代谢和能量利用，导致心率减慢、乏力、怕冷、无汗、肥胖等。

2. 导致不孕不育 甲减对男女的生殖功能均有影响：可导致男性性功能下降，精子生成减少；可导致女性月经不调、经血过多、经期延长、不孕、妊娠后容易流产。少数患者还会出现泌乳、继发性垂体增大。

3. 影响大脑及骨骼生长发育 甲状腺激素是调节生长发育的重要激素，对大脑和骨骼的发育尤为重要。孕妇甲减如果控制不好，将会影响胎儿的智力发育和骨骼生长，孩子会出现智力低下和身材矮小，俗称呆小病。不仅如此，甲减还会显著增加孕妇流产、早产及死胎的发生风险。

4. 导致精神异常 甲减可导致交感神经兴奋性减低，患者表现为记忆力减退、注意力涣散、反应迟钝、少言寡语、嗜睡。老年甲减患者的精神症状往往更加突出，神情淡漠、精神萎靡、情绪低落、抑郁、智力减低甚至痴呆。

5. 损害心脏及血管 甲减可导致心率减慢、心脏扩大、心输出量减少及血压降低，常伴有心包积液和胸腔积液，严重者可导致黏液水肿性心肌病，但一般不发生心绞痛及心力衰竭。此外，甲减还可导致高血脂（尤其是胆固醇升高），加重动脉硬化。

6. 消化功能异常 甲减可导致胃肠平滑肌张力减弱、蠕动缓慢，胃排空时间延长，患者表现为食欲减退、腹胀、便秘，严重者可出现麻痹性肠梗阻。

7. 导致贫血 甲减可导致贫血，与下列原因有关。①经量增多：部分女性甲减患者可因月经量过多而导致失血性贫血。②营养摄入不足：甲减患者食欲不佳，加之胃酸缺乏，导致对铁、叶酸、维生素B$_{12}$等造血原料摄入不足，直接影响造血。③造血功能减退：甲减可导致促红细胞生成素生成减少，造血功能障碍而引起贫血。④自身免疫异常：部分甲减患者血清中抗胃壁细胞抗体阳性，可导致大细胞性恶性贫血。

8. 损害肌肉关节 甲减患者肌肉软弱无力、疼痛、僵硬、强直，关节僵硬、行动迟缓。血清肌酸肌酶同工酶（CK-MM）、乳酸脱氢酶（LDH）和天冬氨酸转氨酶（AST）升高。腱反射迟钝，跟腱反射时间延长。

9. 导致黏液性水肿 甲减患者可有颜面及下肢非指凹性水肿、体重增加（肥胖）、面色姜黄、肤干发稀、声音嘶哑等。

10. 引起黏液性水肿昏迷 严重甲减患者由于受寒冷、感染、手术、麻醉或镇静剂应用不当等应激可诱发黏液性水肿昏迷，表现为体温下降（<35℃）、心动过缓、血压下降、呼吸减慢、四肢肌肉松弛、反射减弱或消失，甚至发生昏迷、休克、心力衰竭、肾衰竭。

（王建华）

3. 有一种甲减，问题不在甲状腺

[要点聚焦]

根据发病部位的不同，甲减分为原发性甲减和中枢性甲减，前者问题出在甲状腺本身，后者问题则不在甲状腺。二者鉴别主要看TSH，原发性甲减TSH升高，中枢性甲减TSH降低。与原发性甲减不同，中枢性甲减只能以FT3、FT4而不是TSH作为控制目标及调整药量的依据。

［临床实例］

前不久，一位退休的老同事给笔者打电话，说她女儿产后两个多月了，但身体一直恢复不理想，产后无奶，整天无精打采、老是瞌睡，还特别怕冷，记忆力明显下降，虽然吃得不多，但体重却明显增加，前两天去医院化验甲功，医生说是甲减。随后她又用微信把甲功检查报告发给我，让我帮忙看看。我仔细看了一下检查结果：FT3 2.6pmol/L（正常范围3.1～6.8pmol/L）、FT4 6.8pmol/L（正常范围12～22pmol/L）、TSH 0.08mIU/L（正常范围0.27～4.2mIU/L），FT3、FT4、TSH均低于正常。这与我们临床常见的原发性甲减FT3、FT4与TSH呈"反向关系"明显不同，很像是垂体性甲减。进一步了解得知，患者在分娩时曾发生产后大出血，至此，终于真相大白，原来是希恩（Sheehan）综合征引起的垂体性甲减。

根据发病部位的不同，甲减分为原发性甲减和中枢性甲减，原发性甲减是由甲状腺本身病变导致甲状腺激素（T3、T4）分泌减少所致，而中枢性甲减则是由下丘脑或垂体病变导致TSH分泌减少所致，而垂体性甲减又占中枢性甲减的绝大多数。本文重点谈谈原发性甲减与垂体性甲减的异同。

原发性甲减和垂体性甲减均属于甲减范畴，在临床症状及治疗上有很多相似之处，例如，二者都有低代谢症候群及神经兴奋性降低的表现，都需要用甲状腺激素（左甲状腺素钠片）替代治疗，但是，二者也存在诸多不同之处，主要表现如下。

1．病变部位及病因不同　原发性甲减的病变部位在甲状腺，往往是由桥本甲状腺炎、甲状腺手术或[131]I治疗后引起；垂体性甲减的病变部位在脑垂体，常常是由于垂体肿瘤、垂体肿瘤手术及放疗、颅咽管瘤、希恩综合征（即产后大出血导致的垂体缺血性坏死）以及淋巴细胞性垂体炎等引起。

2．甲功化验结果不同　原发性甲减患者甲状腺激素（FT3、FT4）与促甲状腺激素（TSH）呈负反馈关系，表现为FT3、FT4降低，TSH升高；垂体性甲减由于原发病变在垂体，因而表现为FT3、FT4降低，而TSH降低或大致正常。

3．临床表现不尽相同　原发性甲减患者单纯表现为甲减症状，如畏寒怕冷、心动过缓、食欲减退、倦怠乏力、反应迟钝、精神萎靡、嗜睡、黏液性水肿、贫血等。垂体性甲减除了有甲减症状，往往还有垂体病变引起的相关症状，包括垂体瘤引起的压迫症状（如视野缺损、视力下降等）以及垂体病变引起的性腺、肾上腺功能减退症状（如女性闭经、男性性功能减退、皮肤色素变浅、腋毛和阴毛脱落、低钠、低氯等）。

4. 治疗及观察目标不同　原发性甲减的控制目标是使TSH、FT3、FT4达到并维持在正常范围，而垂体性甲减不能以TSH作为控制目标及调整药量的依据，只要求患者血清FT3、FT4达到正常范围即可。

此外，由于垂体性甲减患者往往还伴有其他垂体前叶激素分泌异常，因此，还应定期检查垂体－肾上腺轴及垂体－性腺轴的激素水平。

5. 治疗措施有所区别　无论是原发性甲减还是垂体性甲减都需要补充甲状腺激素，在这一点上二者是相同的。但是，中枢性甲减在开始补充左甲状腺素片前，应当首先评估患者的肾上腺功能，排除肾上腺皮质功能减退。对合并肾上腺皮质功能减低的患者，必须首先补充糖皮质激素，待肾上腺皮质功能恢复正常后再给予甲状腺激素替代治疗，否则，很容易诱发肾上腺危象。另外，垂体性甲减还需要积极治疗原发疾病（如垂体瘤等）。

与原发性甲减相比，中枢性甲减的发病率只有前者的千分之一，但由于甲减患者的基数庞大，因此，临床上中枢性甲减也并不少见。由于二者的病因及处理有很大不同，如果处置不当，很可能导致肾上腺危象而危及生命，因此，一定要做好二者的鉴别。

（王建华）

4. 甲减也分真假

［要点聚焦］

低T3综合征不是甲减，而是机体处于疾病危重状态时做出的一种适应性改变和自我保护。针对这种情况，关键是要积极治疗原发病，而不宜补充甲状腺激素，否则有可能适得其反，进一步加重原发病的病情。

[临床实例]

不久前，笔者去心内科会诊了一位患者。患者女性，68岁，因下肢水肿伴活动后心悸、胸闷半年余，加重伴夜间不能平卧1周以"缺血性心脏病伴心功能不全"收住院。患者无高血压、糖尿病史及产后大出血病史，无甲状腺手术及^{131}I治疗史。体格检查：T 36.5℃，P 90次/分，R 20次/分，BP 130/80mmHg。慢性病容，头颅五官（-），无突眼，甲状腺不大，心肺听诊（-），腹软，肝脾肋下未及，双下肢轻度指凹性水肿，余无异常。入院后嘱患者卧床休息、吸氧，给予强心、利尿、扩冠、调脂、抗血小板聚集等药物治疗，自觉症状明显好转。住院检查发现患者甲功异常，FT3低于正常，FT4及TSH正常。主管医生按"甲减"给予甲状腺激素（左甲状腺素）治疗，患者症状再次加重。笔者根据患者病史及化验检查，高度怀疑是低T3综合征，嘱停用甲状腺激素，其余治疗不变，加查反T3（rT3）。经过上述调整，1周后，患者病情逐渐平稳，患者rT3化验结果明显高于正常。至此，患者低T3综合征诊断成立。

1．甲状腺素水平降低未必就是甲减　甲状腺激素是由甲状腺分泌的、具有调节机体代谢作用的激素。甲功异常常见于各种原因所致的甲状腺疾病。需要注意的是，一些非甲状腺疾病（如严重心力衰竭、晚期肿瘤、重度营养缺乏等）也会影响甲状腺激素水平，使患者甲功检查结果呈现类似甲减的表现，如T3（或T3、T4）降低，常被临床误诊为甲减，但此类患者并非真正的甲减，给患者补充甲状腺素之后非但不能使病情缓解，相反，往往会导致原发病的病情加重。

2．低T3综合征是咋回事　低T3综合征是指甲状腺以外的其他病因引起的T3水平降低，又称正常甲状腺性病态综合征。

严重的全身性疾病（如恶性肿瘤、重度营养不良、慢性心力衰竭、肾衰竭、肝硬化等）、外伤、手术、心理应激以及某些药物（如糖皮质激素、多巴胺、普萘洛尔等）等因素均可导致体内甲状腺激素水平的改变，这是机体内分泌系统对疾病作出的一种适应性变化。机体处于上述状态时，血清5'-脱碘酶的活性被抑制，在外周组织中T4向T3转化减少，T3生成率下降；而5'-脱碘酶被激活，T4向rT3的转化加速，使rT3生成增加。患者主要表现为血清TT3、FT3水平减低，血清rT3增高，血清T4、FT4及TSH水平正常，临床谓之低T3综合征。当病情危重时，T4也随之降低，临床谓之低T3-T4综合征。

我们知道，在甲状腺激素当中，以T3的生物活性最强，它在机体代谢过程中发挥着极其重要的作用，该过程消耗氧，而rT3是T3的异构体，它几乎没有任何生理活性。rT3增加，T3减少，可以降低机体组织（如肝、肾、心脏、骨骼肌等）的代谢水平，减少氧和能量的消耗。因此，一般认为低T3综合征是机体处于疾病危重状态时的一种自我保护反应。

甲状腺激素水平的降低与原发病的严重程度和病期有关，而与疾病的种类无关。当病情危重时，在T3显著降低同时，T4也会下降，这类患者预后最差。反之，随着原发病的改善，甲状腺激素水平可随之恢复至正常水平，除非患者存在原发性甲状腺疾病。

尽管低T3综合征的甲功改变与甲减类似，但患者通常没有明显"甲减"症状，而主要表现为原发病的症状。

3. 如何诊断低T3综合征　低T3综合征的诊断主要根据原发病的临床表现、严重程度、实验室检查及甲状腺激素变化的动态观察来确定。若患者存在严重的消耗性疾病（如恶性肿瘤、严重感染、重度营养不良、肝硬化、肾功能不全、严重创伤及大手术等），同时血清TT3、FT3降低，血清rT3升高，血清TT4、FT4及TSH正常或略低，并排除原发性或中枢性甲减后，即可诊断低T3综合征或低T3-T4综合征。

4. 低T3综合征与甲减如何鉴别　低T3综合征与甲减的鉴别非常重要。一方面，如果患者是甲减同时合并心力衰竭、肝肾功能不全、急性肾上腺皮质功能减退、糖尿病酮症酸中毒等严重疾病，若不及时治疗甲减，将造成严重后果；另一方面，将低T3综合征误诊为"甲减"而给予甲状腺激素治疗，又会导致原发病加重。

低T3综合征与原发性甲减的鉴别比较简单，低T3综合征患者主要是T3降低，rT3升高，T4多正常（危重患者T4也可以降低），TSH正常或略高；而原发性甲减患者尽管也有T3、T4及rT3降低，TSH往往显著升高（＞20mIU/L），可资鉴别。

中枢性甲减系由垂体病变引起，此类患者往往有多种垂体内分泌细胞受损，因此，除TSH降低，还有血皮质醇及促性腺激素分泌减少，MRI检查可有垂体肿瘤、坏死、空泡蝶鞍综合征等异常发现；而低T3综合征患者的TSH只是轻度升高或正常，其血皮质醇水平正常或升高，而促性腺激素和催乳素正常，更重要的是患者rT3显著升高。此外，还有原发病的症状，脑垂体MRI检查是正常的，这些均有助于二者的鉴别。

5. 低T3综合征是否需要甲状腺激素治疗　低T3综合征患者是否需要甲状腺激素治疗目前仍存在争议。多数学者认为，对于低T3综合征，关键是要积极治疗原发病，而不主张用甲状腺激素替代治疗。因为T3水平降低，可使机体代谢减慢，减少能量消耗，这是机体处于疾病危重状态时的一种适应性改变和自我保护，随着基础疾病的改善，患者甲功可逐渐恢复正常。如果人为补充甲状腺激素，会提高机体的代谢率及耗氧量，有可能会破坏这种适应性变化，反而对机体不利。

6. 低T3综合征预后如何　低T3综合征患者的预后主要取决于原发病，T3显著降低是预后不良的信号，若同时伴有T4降低，则患者预后更差，病死率甚高。受此启发，临床上，我们也可以通过对重症患者监测甲功水平来协助判断患者的预后。

（王建华）

5. 甲减易被误诊为哪些疾病

［要点聚焦］

甲减起病隐匿，临床表现多种多样，缺乏特异性，很容易被误诊。因此，当临床上遇到某些症状不典型的患者，尤其是同时伴有低代谢症状时，一定要想到检查甲功，排除甲减。

甲减的典型症状是"懒、胖、弱"："懒"是指无精打采、不愿动弹、容易困倦，"胖"是指体重增加、颜面四肢虚肿，"弱"就是全身乏力、畏寒怕冷、心率减慢等。但实际上，甲减患者的症状并不都像上面这么典型。甲减起病隐匿、进展缓慢，尤其是在早期病情较轻时，常被误认为是机体处于亚健康状态而被忽略。由于甲减可以影响全身多个系统和器官，症状表现往往多种多样，缺乏特异性，因此，很容易被临床误诊。那么，这些症状不典型的甲减常以哪些面孔出现呢？

1．功能性消化不良　临床上经常遇到一些患者主诉食欲不好、腹胀、便秘，但消化道钡餐或胃镜检查均无明显异常，常被诊断为功能性消化不良。其实，这部分患者当中，有些乃是甲减在背后作祟，是缺乏甲状腺激素导致胃肠动力不足造成的，通过给患者补充甲状腺激素，患者的消化道症状可逐渐缓解。

2．高脂血症　甲状腺激素可以加速脂质（尤其是胆固醇）代谢。甲减患者由于甲状腺激素分泌不足、代谢减慢，致使血清中总胆固醇和低密度脂蛋白胆固醇水平显著升高。这种由甲减引起的高胆固醇血症属于继发性高脂血症，应针对原发病（甲减）治疗，单纯服用降脂药物治标不治本，往往效果不佳。

3．慢性肾小球肾炎　有些甲减患者可出现水肿、蛋白尿、高血脂、贫血等类似肾脏病的症状，常被误诊为慢性肾小球肾炎。但慢性肾小球肾炎患者的甲状腺功能大多是正常的（可呈"低T3综合征"），其水肿通常是指凹性的（手指按压有凹陷）；而甲减患者甲功表现为FT3、FT4降低，TSH升高，其水肿是非指凹性的（用指头按压不出现凹陷性改变），还同时伴有畏寒怕冷、心动过缓、腹胀、便秘等低代谢症状。

4．营养不良性贫血　约1/3的甲减患者可出现贫血，多见于女性甲减患者，主要与月经量过大、经期延长导致失血过多有关。另外，食欲减退、胃酸缺乏（影响铁和维生素 B_{12} 吸收）也是导致甲减患者贫血的一个重要原因。再者，甲状腺激素有促进骨髓造血的作用，甲减时由于甲状腺素水平低下，导致骨髓造血功能下降。因此，临床遇到不明原因的贫血患者时，一定不要忘记检查甲功，排除甲减。

5．冠心病或心包炎 甲减性心脏病是由于甲状腺激素缺乏引起代谢障碍累及心脏引起，患者可出现心动过缓、心音减低、心脏扩大、心包积液、心功能不全等症状，常被误诊为冠心病、心包炎。但是，甲减性心脏病很少发生心绞痛，这与甲减患者代谢低、耗氧少有关，这也是它与冠心病的一个不同点。

临床上，对按冠心病治疗效果不佳，同时合并心动过缓和/或心包积液的心脏病患者，一定要注意化验甲功，排除甲减性心脏病。

6．浆膜腔积液 甲减发生浆膜腔积液的原因是由于毛细血管通透性增加、淋巴回流缓慢、大量高亲水性的黏蛋白和黏多糖沉积在浆膜腔内，引起心包积液、胸腔积液、腹水和关节腔积液，其中又以心包积液最为常见。临床遇到不明原因的浆膜腔积液患者，应注意排除甲减。

7．特发性水肿 甲减患者由于体内黏蛋白、黏多糖等亲水性蛋白质堆积在皮下组织而引起黏液性水肿，常发生在颜面和胫骨前，其最大特点是非指凹性水肿（手指按下去没有坑）。临床上有些水肿患者，在排除肾性、心源性或慢性肝病等引起水肿的常见原因后，往往将其归为特发性水肿，但实际上，在这些患者里面，不乏由甲减引起的黏液性水肿。因此，对不明原因的水肿患者，一定别忘了查查甲功。

8．垂体瘤 原发性甲减患者，由于血清FT3、FT4水平下降，可反馈性刺激垂体内分泌细胞增生肥大，引起垂体增大，有时被误诊为垂体瘤。有些女性甲减患者由于月经紊乱和泌乳，化验检查发现催乳素轻度升高，被误诊为垂体催乳素瘤。还有些甲减患者由于手足肿胀、唇厚舌大、声音嘶哑以及蝶鞍增大，被误诊为垂体生长激素瘤。通过测定甲功及垂体MRI检查，有助于与原发性垂体瘤的鉴别。

9．更年期综合征 女性甲减患者可有月经失调、闭经，常伴有情绪低落、烦躁、抑郁等精神症状，很容易被误诊为更年期综合征。通过检查甲功，有助于二者的鉴别。

10．老年痴呆或抑郁症 老年甲减患者除了有怕冷、少汗、乏力、心率减慢等低代谢表现，往往有记忆力减退、反应迟钝、迷糊嗜睡、少言寡语、情绪低落等精神症状，很容易被误诊为老年痴呆或抑郁症。因此，当老年人出现明显情绪反常，萎靡不振、乏力、嗜睡，同时伴有怕冷、心率减慢等低代谢症状时，应注意排除甲减。

11．肥胖症 甲减患者由于机体代谢减慢，因此，尽管患者吃得不多，但体重往往不减反增，一个劲地长肉，千万不要认为这是中年发福，很可能是甲减在"作祟"。遇到这种情况，一定要想着检查甲功，排除甲减。

12．月经不调 甲减对生殖系统有显著影响，女性患者常有月经紊乱，有的表现为月经过多，甚至引起贫血；有的表现为月经减少甚至闭经伴泌乳，不易妊娠，或习惯性流产。

13．风湿性肌炎、关节炎 出现关节肌肉酸痛，人们首先想到的往往是风湿病、骨关节炎，殊不知，许多甲减患者也会出现关节、肌肉症状，如关节肌肉酸痛、僵硬、无力等，天冷时症状尤为明显。极个别甲减患者还会发生甲减性肌病，表现为大腿和上臂肌肉无力，站立及举臂困难，患者血中的肌酸激酶水平常会明显升高。

因此，临床上遇到关节和肌肉酸痛、无力的患者，除了要考虑风湿性肌炎，还要查查甲功，排除甲状腺疾病。

总之，甲减的症状多种多样，缺乏特异性，对此一定要有充分的认识。当患者出现以上不典型症状，常规治疗效果不理想，尤其是伴有低代谢症状时，一定要想到去医院查查甲功，不要让变脸后的甲减"漏网"。

（王建华）

6. 冬季格外怕冷，当心甲减作祟

［要点聚焦］

冬季气候寒冷，机体需要更多的热量来御寒。甲减患者由于甲状腺激素合成及分泌减少，产生的热量不能满足机体的代谢需求，因而患者往往表现得格外怕冷。

［临床实例］

护士小李在单位是出了名的抗冻，往年冬季天气再冷，出门逛街都是长靴短裙的打扮，"冰雪美人"的外号就是这么来的。奇怪的是，今年刚刚立冬，好多人秋装未脱，她却一反常态地穿上了羽绒服，还老是喊冷。原本活泼伶俐的她，如今精气神全无，干啥都没兴趣，工作丢三落四，一天到晚老想睡觉，尽管饭量没增加，人却胖了不少。开始她还以为是自己身体太虚，于是吃了不少补品，但症状却一点不见好转，而且每月如期而至的"大姨妈"最近总是姗姗来迟，她这才想到去看看内分泌科。化验检查显示，小李的甲状腺激素水平明显低于正常，最终确诊是甲状腺功能减退（简称甲减）。经过甲状腺激素替代治疗，上述症状很快消失。

进入冬季以后，人们最普遍的感受就是一个字——冷。身处同样的气候环境，每个人的感受不尽相同，但如果你对寒冷的感觉与常人相差过于悬殊，而且伴有乏力、食欲减退、萎靡、嗜睡等症状时，就要小心甲减"造访"了。

甲减的全称是甲状腺功能减退症，是指甲状腺分泌的激素减少或者激素作用下降引起的全身性低代谢综合征。导致甲减的原因很多，最常见的当属自身免疫性甲状腺炎（又称桥本甲状腺炎），其他原因还有甲状腺切除手术、^{131}I治疗、亚急性甲状腺炎后期、碘摄入不足等。

本病对女性"情有独钟"，男女患者比例为1∶（4～5）。根据最新统计，我国临床甲减患病率约为1%，如果算上亚临床甲减，总患病率高达13.95%。

一、冬季当心甲减"作乱"

甲状腺是人体最大的产能工厂，它生产的甲状腺激素对于促进机体新陈代谢及生长发育、调节全身各器官的功能等具有重要作用，人体几乎所有的生理活动，如能量代谢、体温调节、心率快慢、胃肠蠕动、情绪高低、生长发育无不与之息息相关。

进入冬季以后，随着气温下降，机体需要更多的热量来抵御寒冷，而甲减患者由于甲状腺激素合成及分泌减少，新陈代谢减慢、热量供应不足，因而往往比一般人更加怕冷。甲减最严重的并发症当属黏液性水肿昏迷，这种情况几乎全部发生在寒冷的冬季，如未能及时治疗，预后极差，死亡率高达50%。

为了抵御寒冷，甲减患者在冬季常需要增加甲状腺激素的用量，临床上，经常有甲减患者由于忽略了这一点而导致病情出现反复。还有一些平常无症状的亚临床甲减患者，也常在进入冬季后进展为有症状的临床甲减患者。

二、哪些人需要警惕甲减

甲减不像甲亢那样，有颈部增粗、突眼等典型体征，其症状往往缺乏特异性，加之病情进展缓慢，因此很容易被漏诊或误诊。

甲减患者除前面提到的畏寒怕冷外，还常伴有以下症状：①疲乏无力、精力不济。②情绪低落、少言寡语、嗜睡易困。③记忆力下降、反应迟钝。④食欲减退、腹胀便秘。⑤吃的不多，体重增加。⑥心率减慢。⑦肤干少汗、指甲变脆、毛发脱落。⑧颜面虚肿、皮肤蜡黄。⑨关节僵硬、肌肉酸痛。⑩贫血。⑪高血脂。⑫月经不调、经量增多。⑬不孕、不育。

凡是具备以上症状的患者，尤其是中青年女性，建议都去查查甲功，排除甲减。

三、如何诊断甲减

如果患者具备上述症状，结合甲功检查诊断。若TSH增高、FT3、FT4减低，可以诊断为原发性临床甲减；如果只是TSH偏高，而FT3、FT4正常，则为原发性亚临床甲减；如果患者TSH减低或正常，FT3、FT4降低，则考虑为中枢性甲减。另外，检查甲状腺自身抗体（TPOAb、TgAb）有助于明确导致甲减的病因。抗体检查阳性，提示甲减是由桥本甲状腺炎所致（图11）。

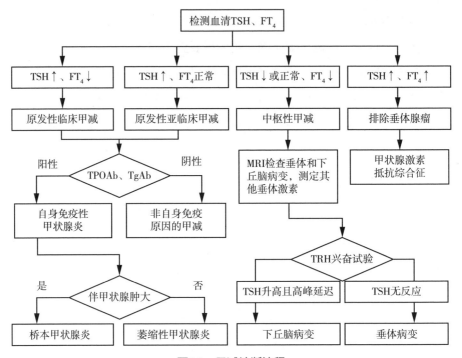

图12　甲减诊断流程

注：TSH，促甲状腺激素；FT₄，游离甲状腺素；甲减，甲状腺功能减退症；TPOAb，甲状腺过氧化物酶抗体；TgAb，甲状腺球蛋白抗体；TRH，促甲状腺激素释放激素；↑升高；↓降低。

四、甲减究竟该咋治

与甲亢治疗相比，甲减的治疗相对简单，只需每日补充适量的甲状腺激素（即左甲状腺素钠片）便可。

鉴于甲状腺激素作用的特殊性，因此，要充分考虑每个患者的具体情况个体化用药。例如，老年人以及合并心脏病的甲减患者，起始剂量一定要小（12.5～25μg/d），调整剂量一定要慢，以免发生心血管意外（如心绞痛、心力衰竭等）。对于孕妇甲减，左甲状腺素钠片的用量最好是一步到位（大约100μg/d），目的是让孕妇甲功尽快恢复正常，以减少甲减对胎儿的影响。

除少数甲减（如亚急性甲状腺炎、药物引起的甲减）能够彻底治愈外，大多数甲减（如桥本甲状腺炎、^{131}I 治疗以及手术所致的甲减）都是永久性的，需要终身治疗，这类患者切不可擅自停药。患者应每3个月到半年复查1次甲功，根据检查结果及时调整左甲状腺素钠片的用量。

亚临床甲减往往没有症状，通常不需治疗，但孕妇、TSH水平高于10mIU/L者以及有重度高胆固醇血症者除外，这些亚临床甲减同样也需要服用左甲状腺素钠片治疗。

五、甲减患者的冬季保健

1．注意防寒保暖　甲减患者身体产热量减少，机体免疫力较差，比一般的人更容易受凉感冒，甚至可能因此诱发黏液性水肿昏迷而危及生命，所以，冬季一定要注意防寒保暖。

2．高蛋白、低脂肪、富含维生素饮食　患者可以多吃些瘦肉、鱼虾、蛋、奶等，但要限制高脂肪食物，以免加重高脂血症。对合并贫血的甲减患者，宜适当补充叶酸、维生素B$_{12}$及富含铁质的食物。

3．不宜吃咸　甲减患者常伴有黏液性水肿，吃的太咸会引起水钠潴留而加重水肿。

（王建华）

7.　嗜睡、疲劳未必是"春困"，也许是甲减

［要点聚焦］

初春时节，人们普遍感觉身体容易疲劳、无精打采、老想睡觉，谓之"春困"，这是人体对冬春季节更迭的一种正常生理反应。但您是否知道，甲减症状与"春困"颇为相似，稍不留心，甲减就有可能被当作"春困"而漏诊。

[临床实例]

护士小张平常活泼机灵、勤快麻利，浑身好像有使不完的劲。最近一段时间，也不知什么原因，上班老是打不起精神，人也显得比较懒散。起初护士长认为她这是晚上睡的少，闹"春困"，劝她晚上早睡、别熬夜。"护士长，您不知道，她比我们谁都能睡，每天睡10多个小时还是睡不够"，与她同寝室的护士插话说。看来，小张的嗜睡不像是"春困"那么简单，恐怕另有他因，大家建议她去看看内分泌，经过检查，小张的症状不是因为"春困"，而是甲状腺功能减退（简称甲减）引起的。

每到春季，人们普遍感觉容易疲劳、提不起精神、老想睡觉，并将这种现象归结为"春困"，实际上这是人体对冬春季节更迭的一种正常生理反应，属于正常现象。然而，有一种疾病的症状与"春困"颇为相似，稍不留神就可能被当作"春困"，这个病就是甲减。

1. 甲减为啥这么像"春困"　甲状腺是人体最大的内分泌器官，它所分泌的甲状腺激素可以促进机体新陈代谢及生长发育，并且对全身各个器官系统（如心血管、消化道、造血系统、生殖系统、神经精神等）的功能具有重要的调节作用，因此，一旦出现甲状腺激素缺乏，就会影响到身体的方方面面，引起多种症状，如乏力、嗜睡、精神萎靡、反应迟钝、畏寒怕冷、心率减慢、腹胀、便秘、声音嘶哑、月经不调、虚肿肥胖、皮肤干燥、毛发脱落等。这些症状与文章开头提到的"春困"颇有几分相似，难怪总有些甲减患者常被当作"春困"而漏诊。

2. 如何区分"春困"与甲减　若是"春困"，只要稍微打个盹，或是活动活动，做一些感兴趣的事，甚至是打个哈欠、伸个懒腰，疲乏症状很快就会烟消云散。而甲减是由于甲状腺激素分泌不足引起的病理性综合征，即使患者睡眠时间充足、做平素感兴趣的事情，或者通过外界刺激也难以改变困倦状态。

此外，甲减患者常有低代谢的一些症状表现，如心率减慢、畏寒怕冷、肤干少汗、食欲减退、腹胀、便秘、体重增加等，症状典型的患者还有表情淡漠、颜面水肿、声音嘶哑、皮肤姜黄、下肢非凹陷性水肿等体征。

3. 甲减为什么容易被误诊　甲减不像甲亢那样，有颈部增粗、突眼等典型体征，其症状多样却又缺乏特异性，加之起病隐匿，进展缓慢，因此很容易漏诊或误诊。临床上，将甲减误诊为是慢性疲劳综合征、功能性消化不良、更年期综合征、抑郁症、老年痴呆、冠心病、慢性肾炎的情况屡见不鲜。

但是，万变不离其宗，只要紧紧抓住甲减代谢率下降（如心率减慢、畏寒、少汗、食欲减退、肥胖等）和兴奋性减低（如寡言少语、反应迟钝、萎靡嗜睡、抑郁等）这两大特征，揪出甲减也并非难事。

最后提醒大家，在春草吐绿、万木复苏的春季，如果您周围的同事、亲朋老是感觉疲劳、犯困、怎么也休息不过来，尤其是伴有畏寒怕冷、食欲减退、体重增加时，一定要想到甲减的可能，及时去医院化验甲功，排除甲减。

（王建华）

8. 甲减治疗，这些细节你不可不知

［要点聚焦］

甲减的治疗其实非常简单，就是按照"缺多少、补多少"的原则，给患者补充适量的甲状腺激素（即左甲状腺素钠片），使患者甲状腺功能恢复并维持正常。在临床使用左甲状腺素钠片的过程中，有许多细节问题需要注意，如果使用不当，往往事倍功半。

甲减是由于甲状腺激素分泌不足或作用缺陷所导致的一种全身低代谢综合征，是目前最常见的甲状腺疾病。临床上绝大多数甲减患者需要终身治疗，那么，这些患者应当如何正确用药？在治疗过程中需要注意哪些细节问题呢？

1. 左甲状腺素钠片和甲状腺片有何区别　甲状腺片是将动物（主要是猪和牛）甲状腺焙干，碾磨成粉后压制而成，它里面同时含有T3和T4，由于其甲状腺激素含量不稳定，T3含量偏高，服用后容易引起心悸等不适，现已逐渐淘汰。

左甲状腺素钠片（商品名：优甲乐、雷替斯）是一种化学合成的甲状腺激素，其疗效确切，半衰期长（7天左右），血药浓度平稳，只需每天服用1次便能维持稳定的甲状腺激素水平，而且副作用小，服用后很少引起心悸等不适，可以补充或替代体内的天然甲状腺激素，适用于各种原因（炎症、手术、放疗等）所致甲减的治疗。

正常甲状腺组织是按照T3：T4为1：13的比例分泌的，而甲状腺片中的T3与T4之比为11：12，含量近乎相等，而且T3吸收率95%，T4仅40%，长期服用会出现T3增高的现象。故现在提倡用左甲状腺素钠片，可避免T4不足。

左甲状腺素钠片有50μg/片、100μg/片两种规格，甲状腺片为40mg/片，50μg左甲状腺素钠片≈40～60mg甲状腺片。

2．左甲状腺素钠片可引起哪些不良反应　过量服用左甲状腺素钠片，特别是初始剂量过大或加量过快可出现甲亢症状，如怕热、多汗、心悸、手抖、腹泻、烦躁、失眠、血压升高等。对于一些老年人及心脏病患者，还可能诱发心绞痛、急性心肌梗死。另外，老年人及绝经后妇女过量服用左甲状腺素钠片，还会导致骨质疏松。

一旦服药过量出现上述情况，应减少剂量或临时停几天药，待上述症状消失后重新小剂量开始药物治疗。

3．怎样服用左甲状腺素钠片效果最好　由于食物会影响左甲状腺素钠片的吸收，因此，最好在早餐前1小时左右空腹顿服。若患者服药后出现心悸、不能耐受，也可于早餐前及晚上睡前分次服用。此外，有些药物如碳酸钙、硫酸亚铁、硫糖铝、考来烯胺等，会影响左甲状腺素钠片的吸收及代谢。因此，当左甲状腺素钠片与这些药物联用时，建议间隔4小时。

4．如何确定左甲状腺素钠片的起始剂量　起始剂量要根据患者年龄、病情轻重以及心功能状况个体化确定。与一般疾病不同，越是病程长、病情重的甲减患者，左甲状腺素钠片的起始剂量越小，加量越要慢。

一般情况下，左甲状腺素钠片的起始剂量为50～100μg/d。但是，对于老年人，尤其是合并心血管疾病的甲减患者，因其对甲状腺激素比较敏感，容易诱发心绞痛、急性心肌梗死、心力衰竭、心房颤动等心血管事件，故起始剂量宜小，增加剂量宜慢。可从12.5～25μg/d开始，然后根据患者对药物的耐受情况，缓慢加量，每2～4周增加25μg，直至TSH达到治疗目标。而对于不伴有心脏病的年轻甲减患者，尤其是孕妇，只要患者身体状况允许，可以一步到位给予完全替代量，目的是使患者TSH水平能尽快达标，避免甲减对胎儿造成不良影响。

5．如何估算左甲状腺素钠片的替代治疗剂量　左甲状腺素钠片的替代治疗剂量取决于患者的病情轻重、年龄、体重等。婴幼儿甲减的完全替代剂量最高，为10～15μg/（kg·d），其次是儿童甲减，完全替代剂量为2.0～4.0ug/（kg·d）；成人甲减的完全替代剂量为1.6～1.8μg/（kg·d）（此处指患者的理想体重而非实际体重），平均125μg/d；妊娠期的替代剂量比孕前增加20%～30%；老年甲减的完全替代剂量较低，大约为1.0μg/（kg·d）；分化型甲状腺癌术后TSH抑制治疗所需左甲状腺素钠片剂量比生理需要量要高，约为2.2μg/（kg·d）。

如果是轻度甲减（TSH≤10mIU/L），左甲状腺素钠片的用量相应减少，一般每天25～50μg即可，不需要使用完全替代剂量。

6．临床依据什么调整左甲状腺素钠片用量　在甲减治疗过程中，患者需要定期复查甲状腺功能。原发性甲减主要根据甲功（FT3、FT4、TSH），尤其是TSH调整药量；而中枢性甲减患者只能根据FT4调整药量，TSH不能作为其调整药量的依据，这一点与原发性甲减不同。

7．左甲状腺素钠片的用量应随季节更迭而微调　甲状腺激素可以加速新陈代谢、增加产热，其用量应随季节更迭而适当增减。冬季气候寒冷，机体需要更多的热量来御寒，因此，冬季左甲状腺素钠片的用量相对大一些，而夏季气候炎热，患者左甲状腺素钠片的用量应酌情减少。

8．甲减纠正以后是否可以停药　临床上只有少数甲减（如亚急性甲状腺炎、产后甲状腺炎或者某些药物引起的甲减）可以自行恢复，绝大多数甲减（如桥本甲状腺炎、甲状腺切除术或[131]I治疗所致的甲减）都是终身性的，需要长期用药。尤其是甲减孕妇，非但不能停药，在妊娠期间甚至还要增加药量，如果擅自停药，将对胎儿生长发育（尤其是脑发育）带来严重不良影响。

9．治疗中枢性甲减要注意什么 中枢性甲减又称垂体性甲减，这类甲减患者往往伴有肾上腺皮质功能减退，治疗时必须先补充糖皮质激素，待肾上腺皮质功能恢复正常以后方可补充甲状腺激素。如果给药顺序颠倒，很容易诱发肾上腺危象。

10．左甲状腺素钠片漏服了该咋办 左甲状腺素钠片应坚持每日服用，如果早餐前漏服左甲状腺素钠片，可以在晚上睡前补服。由于左甲状腺素钠片在体内的半衰期较长（7天左右），偶尔漏服一次对病情影响不大，不用特别担心。

11．左甲状腺素钠片服用过量该咋办 左甲状腺素钠片服用过量有可能导致药源性甲亢，患者可出现心悸、手抖、焦虑、烦躁、失眠等不适，严重者还可诱发心绞痛、心房颤动、心力衰竭等严重心血管事件。一旦发生这种情况，应将药物减量或暂时停药，同时服用β受体阻滞剂（如普萘洛尔）缓解上述症状。待症状消失后，复查甲功，根据TSH水平再从小剂量重新开始药物治疗。

12．孕妇及哺乳期甲减妇女能否服用左甲状腺素钠片 左甲状腺素钠片（商品名：优甲乐、雷替斯）与人体甲状腺自身分泌的甲状腺素是同一种物质，在美国食品药品监督管理局（FDA）药品安全等级中属于安全性最高的A级，只要替代治疗剂量合适，对孕妇及胎儿均无不良影响。如果擅自停药，有可能导致孕妇流产或胎儿神经发育异常。由于左甲状腺素钠片通过乳汁排出的量很少，对婴儿几乎没有影响，因此，哺乳期的甲减妇女也可放心服用左甲状腺素钠片。

13．化验甲功是否需要空腹？多长时间复查一次比较合适 进食对甲状腺激素的分泌影响甚微，因此，化验甲功不一定非要空腹，当天也不必停服左甲状腺素钠片，不会因此而影响检查结果。

补充左甲状腺素钠片，重建下丘脑－垂体－甲状腺轴的平衡，一般需要4～6周，所以在调整剂量阶段，应每隔4～6周复查1次甲功。在治疗达标以后，每6～12个月复查1次甲功即可。

（王建华）

9. 影响左甲状腺素钠片用量的因素有哪些

［要点聚焦］

人体对甲状腺素的需求量受多种因素的影响，除了与自身病情严重程度有关之外，还受季节、年龄、体重、妊娠、合并症以及某些药物的影响，因此，患者应根据以上各种因素的变化，及时调整药量。

［临床实例］

去年夏天，护士小朱因为不明原因乏力、嗜睡、体重增加，诊断桥本甲状腺炎及甲减，按医嘱每天服用75μg左甲状腺素钠片，1个月后自觉症状消失，复查甲功恢复正常。此后，一直按这个剂量维持，自我感觉良好，期间曾两次复查甲功均正常。进入腊月之后，小朱感觉食欲减退、乏力、嗜睡症状有些反复，而且格外怕冷，于是又到内分泌科就诊，医生建议她查查甲功，化验结果显示是甲减。医生告诉她，冬季气候寒冷，人体需要产生更多的热量御寒，左甲状腺素钠片用量通常比夏天要大一些，让她把左甲状腺素钠片用量增加到每天100μg。半个月后，小朱自觉症状消失，甲状腺功能恢复正常。

所有甲减患者均需补充甲状腺激素（即左甲状腺素钠片）治疗，其用量不光与甲减的严重程度有关，而且还受下列因素的影响。

1. 季节　夏季气温高，对甲状腺激素的需求相对减少；冬季气候寒冷，对甲状腺激素的需求相对增加。

2. 年龄　老年人随着年龄增加，对甲状腺素的清除能力下降，机体对甲状腺素的需求量也相应减少。

3. 体重 尤其是在给儿童用药时，例如从新生儿到12岁左右的儿童，通常根据年龄和体重估算甲状腺素的用量，而1～5岁的儿童通常按照5～6μg/（kg·d）服用。学龄前及儿童期甲亢，左甲状腺素的用量随体重增加而增加。体重增加导致左甲状腺素的需求增加，体重下降则服用剂量相应减少。

4. 妊娠 妊娠期妇女对甲状腺素的需求量会增加20%～30%，产后需求量又会回到妊娠前水平。

5. 合并症 慢性胃炎、结肠炎、慢性腹泻等消化道疾病可导致药物吸收障碍，致使机体对甲状腺素的需求量增加。

6. 药物因素 影响小肠对左甲状腺素钠（L-T4）吸收的药物有氢氧化铝、碳酸钙、消胆胺、硫糖铝、硫酸亚铁、膳食纤维等，可加速左甲状腺素清除的药物有苯巴比妥、苯妥英钠、卡马西平、利福平、异烟肼、洛伐他汀、胺碘酮、舍曲林等。甲减患者服用上述药物时，需要增加左甲状腺素的用量。

总之，甲状腺激素的用量受诸多因素的影响，因此，在临床使用过程中要注意将这些因素都考虑在内，定期复查甲功，根据甲功结果，及时调整药量，实现精准治疗。

（王建华）

10. 所有甲减患者的 TSH 控制目标都一样吗

[要点聚焦]

甲减的控制目标不是一刀切，不同人群的甲减，其控制目标也不一样。

不是所有甲减患者的控制目标都一样。根据患病人群不同，甲状腺功能控制目标亦不同。

1. 普通成人甲减TSH控制目标 普通成人甲减患者的治疗目标是将TSH

控制在0.4～4.5mIU/L。

2．老年人甲减TSH控制目标 由于血清TSH水平会随着年龄增长而升高，同时，考虑到老年人容易发生心律失常（如心房颤动）及骨质疏松，而甲状腺激素补充过量，有可能诱发或加重上述病症。因此，一般认为老年甲减（尤其是高龄老人）宜适当放宽TSH控制目标。

无心血管疾病或相关危险因素的60～70岁老年人，血清TSH的控制目标应可与普通成年人相同（0.4～4.5mIU/L）；70岁以上的老年甲减患者，血清TSH控制在4～6mIU/L；有心脏病或骨质疏松的老年患者，血清TSH应控制在6～7mIU/L。

3．孕妇甲减TSH控制目标 孕妇应将TSH控制在妊娠期特异性参考范围的下1/2，如果无法获得妊娠期特异性参考范围，则可将TSH控制在2.5mIU/L以下。

4．分化型甲状腺癌术后患者TSH控制目标 低复发风险分化型甲状腺癌患者，应将TSH控制在0.5～2.0mIU/L；中复发风险分化型甲状腺癌患者，应将TSH控制在0.1～0.5mIU/L；高复发风险分化型甲状腺癌患者，一般要求将TSH控制在<0.1mIU/L，但如果患者出现甲状腺激素治疗的不良反应，可将TSH控制目标放宽为0.1～0.5mIU/L。

（王建华）

11. 甲减患者必须终身服药吗

［要点聚焦］

甲减患者是否需要终身用药，要看患者的甲减是永久性的还是暂时性的。如果是永久性甲减，就需要终身服药。

经常有甲减朋友询问，是不是得了甲减就需要终身服药？这个问题不能一概而论，要看其所患甲减是永久性的还是暂时性的。下面我们就来谈谈这个问题。

由慢性淋巴细胞性甲状腺炎（即桥本甲状腺炎）、甲状腺手术（大部分或完全切除）、^{131}I治疗、先天性甲状腺发育不全等所致甲减往往是不可逆的，患者需要终身服药，以补充自身甲状腺激素合成、分泌之不足。特别是甲状腺癌术后患者，由于TSH可以刺激甲状腺组织增生，患者术后需要通过口服超生理剂量的甲状腺激素（商品名：优甲乐、雷替斯）反馈性抑制TSH的分泌，以降低甲状腺癌的复发风险，更不能随意减药或停药。桥本甲状腺炎引起的孕妇甲减，不但不能停药，在妊娠期间甚至还要增加药量，以确保母婴的需求。

当然，也有少数甲减是暂时性，经过自然转归或调整治疗，患者甲功可以恢复正常，无须终身服药，这主要见于以下几种情况。

（1）甲亢患者在治疗过程中，口服抗甲状腺药物剂量过大或是药物减量不及时，导致药物性甲减，通过减少或停用抗甲状腺药物，甲减可以恢复，无须终身用药。

（2）某些药物，如治疗心律失常的胺碘酮、治疗乙型肝炎的干扰素以及肿瘤患者使用的一些免疫制剂（如PD-1抑制剂等），均有可能导致甲减，在停用相关药物后，患者甲功大多可以恢复正常。

（3）亚急性甲状腺炎、产后甲状腺炎、亚急性淋巴细胞性甲状腺炎的恢复期，患者可能出现甲减，但这种甲减多为一过性，可以自行恢复，仅少部分患者会发展为永久性甲减。

此外，还有一部分"亚临床甲减患者"甲功可以自行恢复正常，主要见于TSH不是太高（＜8mIU/L）、甲状腺自身抗体（TPOAb、TgAb）阴性的患者。

有些甲减患者将终身服药当成了思想包袱和精神负担，其实大可不必，这与维生素缺乏的人每天补充维生素没有本质区别。"甲减"表明体内甲状腺激素分泌不足，替代治疗的目的就是补充体内缺少的甲状腺激素，一般服用几周后甲状腺功能便可基本恢复到正常水平。但如果随意停药，原来消失的甲减症状（如怕冷、少汗、乏力、嗜睡、精神萎靡等）可在1～3个月内再次出现。尤其在怀孕期间，此时母体对甲状腺素的需求增加，若补充不足，还会严重影响胎儿生长及智力发育。

（王建华）

12. 甲减患者是否都需要补碘

［要点聚焦］

导致甲减的原因很多，并非所有甲减都与缺碘有关，是否需要补碘取决于甲减的病因，如桥本甲状腺炎、甲状腺手术或者是 [131]I 治疗引起的甲减，并非缺碘所致，这类甲减的治疗主要是补充甲状腺素激素，并不需要额外补碘。

碘是合成甲状腺激素的重要原料。不少患者想当然地以为，凡是甲减患者一律都应高碘饮食，其实这是不对的。是否需要补碘关键要看导致甲减的病因。只有单纯缺碘引起的甲减（如发生于碘缺乏地区的地方性甲状腺肿），才需要在医生的指导下适当补碘。

事实上，临床上大多数甲减是慢性淋巴细胞性甲状腺炎（即桥本甲状腺炎）所致，其病因与自身免疫紊乱有关，这些患者非但不宜吃海带、紫菜、海苔等高碘食物，反而要限制碘的过量摄入。这是因为高碘饮食会激活甲状腺的自身免疫机制，破坏甲状腺组织，诱发并加重自身免疫性甲状腺炎。当然，这类患者也没必要绝对禁碘，平常我们所吃的加碘盐已经合适，无须额外补碘。

对于甲状腺手术和 [131]I 治疗后引起的甲减，由于这些患者的甲状腺已被切除或遭到毁损，机体已无法利用碘合成甲状腺激素，必须通过补充外源性的甲状腺激素来维持甲状腺功能正常，因此，补不补碘对甲状腺影响不大，正常饮食即可。

（王建华）

13. 何谓亚临床甲减？需要治疗吗

［要点聚焦］

亚临床甲减患者是否需要治疗，需要结合每个患者的具体情况。一般说来，备孕期和妊娠期女性的亚临床甲减治疗要积极一些，而老年亚临床甲减治疗则相对宽松。

亚临床甲减是指血清甲状腺激素（FT3、FT4）在正常范围，而TSH水平轻度升高的情况，是介于正常和甲减之间的一种中间过渡状态。

亚临床甲减是临床最常见的甲状腺疾病，我国成人患病率高达12.93%。如果不加干预，每年将有5%～15%亚临床甲减进展为临床甲减。不仅如此，亚临床甲减还有许多其他方面的危害，因此，一定要引起足够的重视。

1. 亚临床甲减的病因及临床表现 亚临床甲减多见于早期桥本甲状腺炎，占50%左右。其他原因依次为甲亢经抗甲状腺药物治疗、^{131}I治疗、甲状腺切除手术等。

亚临床甲减患者通常没有症状或仅有一些轻微的甲减症状，如乏力、怕冷、皮肤干燥、精力不济等，但症状往往较轻，很容易被忽略，患者大多是在体检化验时被偶然发现。

2. 亚临床甲减有哪些危害 亚临床甲减虽然症状较轻，但还是有一定的危害。如果不加干预，每年有5%～15%的亚临床甲减发展为临床甲减。另外，亚临床甲减还可引起高脂血症，导致动脉粥样硬化，增加心脑血管疾病的发生风险；育龄期妇女如果发生亚临床甲减，有可能导致不孕、不育；妊娠期亚临床甲减可导致流产、早产及后代骨骼及智力发育异常。

3. 治疗亚临床甲减可在哪些方面获益 治疗亚临床甲减的益处主要体现在以下几个方面：①可以有效地预防临床甲减的发生。②能改善血脂谱，降低心血管疾病的发病率和死亡率。③可在一定程度上改善亚临床甲减的症状，如疲乏、嗜睡、畏寒、抑郁、记忆力下降等。④对卵巢排卵功能减退和不育症的治疗有一定帮助。

但同时也要注意，甲状腺激素替代治疗有可能会增加患者心房颤动及绝经后女性骨量减少的风险。

4．哪些亚临床甲减患者需要治疗　亚临床甲减是否治疗应当权衡利弊，根据每个患者的具体情况而定。目前认为符合以下条件的亚临床甲减患者需要治疗。

（1）TSH＞10mIU/L的亚临床甲减患者均需治疗。

（2）TSH在5～10mIU/L的亚临床甲减患者，一般不主张给予左甲状腺素片治疗。但若具备以下情况之一，可考虑给予治疗：①计划妊娠或处于妊娠期的妇女。②甲状腺自身抗体（TPOAb、TgAb）阳性患者。③伴有明显高血脂（胆固醇）的患者。④伴有甲状腺肿大者。⑤儿童及青少年患者。⑥有明显乏力、畏寒等甲减症状者。

总的来说，对儿童、计划妊娠及妊娠期的亚临床甲减患者，治疗要积极一些，而老年亚临床甲减治疗要慎重一些。

5．如何治疗亚临床甲减　替代治疗的目的是补充甲状腺功能的潜在不足，使TSH恢复正常，从而使亚临床甲减症状得到改善。甲状腺素的用量应随着年龄的增长而减少。成人亚临床甲减的替代剂量多为25～75μg/d；儿童清除快，剂量适量增加；老年人清除慢，剂量宜适当减少。治疗目标也要个体化，建议4～6周监测1次甲功，以调整左甲状腺素钠片剂量，达到治疗目标后每6～12个月监测1次。

（王建华）

14. 莫让孩子的智力输在起跑线上

[要点聚焦]

甲状腺激素对儿童的智力和体格发育至关重要。先天性甲减是指出生后新生儿发生的甲减，一旦治疗不及时，将会导致患儿生长迟缓和智力低下，给家庭和社会造成严重的负担。

[临床实例]

再过两天二宝就满月了，跟她哥哥大宝相比，二宝显得乖多了，每天大部分时间都是躺在床上安安静静地睡觉，既不哭也不闹，让妈妈很省心。但有一点不好，二宝生下来好像就力量不足，四肢软绵绵的，吸吮力很差，每次喂奶都很吃力，而且从出生到现在快1个月了，黄疸还没退去，体重也没怎么长。妈妈放心不下，便带她去医院检查。经过检查发现，二宝的种种反常，原来是先天性甲减造成的。医生说："多亏了发现早，现在治疗还不算太晚，否则将会给孩子造成不可逆的发育迟缓和智力低下，对孩子今后的生活质量带来严重的不良影响。"

甲状腺功能减退症（简称甲减）是一种临床常见的内分泌疾病，多见于成年人（尤其是中青年女性）。然而在甲减患者当中，还有一个特殊的群体需要格外关注，那就是新生儿患者。与成人相比，新生儿甲减的危害更大。这是因为新生儿的各个器官系统尚处于发育阶段，甲状腺激素缺乏会严重影响孩子的智力和体格发育，若不能及早发现和治疗，将会对孩子的一生造成无法弥补的伤害，因此，一定要高度重视。

一、什么是先天性甲减

先天性甲减是指由于甲状腺发育不良或甲状腺激素合成障碍导致出生后新生儿发生的甲减。

甲状腺激素不仅可以加快机体新陈代谢，还可以促进婴幼儿骨骼及大脑发育。胎儿及婴幼儿期甲状腺激素缺乏，可导致婴幼儿生长迟缓及智力低下，俗称呆小症。先天性甲减是导致儿童智力低下最常见的原因之一。

最新的流行病学数据统计显示，目前我国本病的发病率约为1/2050，男女之比为1:2。

二、先天性甲减的病因

导致先天性甲减的病因主要有先天性甲状腺发育不良（75%）、甲状腺激素合成障碍（10%）、下丘脑-垂体性TSH缺乏（5%）以及母体因素引起的暂时性甲减（10%）等。

三、先天性甲减的分类

1. 依据病变部位不同分类 先天性甲减分为原发性和中枢性（又称继发性）。原发性甲减的病变部位就在甲状腺本身（如先天性甲状腺发育不良等），其特点为血促甲状腺激素（TSH）升高和甲状腺激素（FT3、FT4）降低；中枢性甲减的病变部位在垂体或下丘脑（如先天性中脑发育缺陷、先天性垂体发育不全、产伤窒息等），其特点为甲状腺激素（FT3、FT4）降低，TSH正常或者下降，临床比较少见。

2. 依据病情转归不同分类 先天性甲减分为永久性和暂时性。所谓永久性甲减，指甲状腺激素缺乏持续存在，病因大部分是由于甲状腺先天发育不良导致，其次还有甲状腺激素合成酶的缺乏，永久性甲减需要终身替代治疗；暂时性甲减指患儿出生时存在甲状腺激素分泌不足，但之后可以逐渐恢复，多见于甲亢孕妇服用过量的抗甲状腺药物、母体甲状腺阻断性抗体（TBAb）通过胎盘抑制胎儿的甲状腺功能、母亲孕期碘摄入不足或过量、早产儿、低体重儿等情况，暂时性甲减一般不需要终身替代治疗。

四、先天性甲减的临床表现

由于母体的甲状腺激素可以通过胎盘，对胎儿起到一定的保护作用，故先天性甲减宝宝出生时往往症状轻微，一般很难看出明显异常，但通过详细询问病史及仔细观察也能发现一些蛛丝马迹，如孩子出生后黄疸较重或者消退延迟、低体温、嗜睡、少哭、哭声低哑、吸吮力差、喂奶困难等，其他还有面色苍黄、颜面水肿、唇厚舌大、鼻背扁平、肌张力低下等体征。有人将先天性甲减的典型表现归纳为：三少（即少吃、少动、少哭）、三超（过期产、巨大儿、新生儿黄疸期延长）。

五、如何早期发现先天性甲减

由于先天性甲减患儿出生时大多症状轻微，缺乏特异性表现，单从症状上很难察觉，因此，要想知道孩子有没有先天性甲减，对新生儿进行甲减筛查就显得非常必要。

临床上一般通过采集新生儿足跟血测定TSH（试纸法）作为新生儿甲减的初筛。

筛查时间通常选择在出生后3～5天内，早产儿可以延长至出生后7天采集标本。之所以不在出生后立即检查，是因为正常胎儿出生后，为了适应与宫内相比较低的外界环境温度，导致新生儿TSH一过性急剧升高（可高达80mIU/L），这种生理性TSH升高一般在72小时后恢复。如果采血时间过早，很可能会出现假阳性结果，当然筛查时间也不能过晚，否则会导致诊断及治疗延误。

阳性标准：TSH＞10～20mIU/L（注：不同实验室和试剂盒其数值有所不同），也就是说，只要TSH＞10～20mIU/L，即被视为甲减可疑病例。

TSH筛查的局限性：TSH初筛虽然可以筛选出典型的原发性甲减和亚临床甲减，但有可能会漏诊中枢性甲减和TSH延迟升高（见于低出生体重或极低出生体重早产儿）的患儿。

但是，初筛阳性并不能确诊，对可疑病例还要在出生后2周抽静脉血检查甲功来确定是否有新生儿甲减。当TSH升高，FT4降低时，可以诊断为原发性甲减；当出现FT4正常，TSH升高时，可以诊断为高TSH血症；当TSH和FT4都低于正常时，则可能为中枢性甲减。具体诊断标准如下：①原发性甲减。TSH＞9mIU/L；FT4＜0.6ng/dl。②高TSH血症：TSH＞9mIU/L，FT4正常（0.9～2.3ng/dl）。③中枢性甲减：TSH＜9mIU/L或正常，FT4＜0.6ng/dl。注：以上标准主要用于出生后1～4周的新生儿。

确诊甲减以后，还需要进一步查找病因。原发性甲减需要做甲状腺B超、甲状腺自身抗体（TPOAb、TGAb）测定。中枢性甲减需要做脑垂体MRI检查、垂体激素的测定等。

六、如何治疗先天性甲减

先天性甲减的治疗原则是早期、足量补充左甲状腺素，治疗目标是维持血清TSH≤5mIU/L，FT4在参考范围内上1/2水平。需要注意以下几点。

1. 治疗宜早　先天性甲减一经确诊，即应迅速启动左甲状腺素钠替代治疗。替代治疗越早越好，最好是在患儿出生后2周内开始，延迟治疗有可能会影响患儿的神经智力发育。治疗目标是使血清FT4在2周内达到并维持在正常值的上1/3范围，血清TSH则需要4周才能恢复正常。这是由于重建下丘脑-垂体-甲状腺轴的平衡需要一段时间，因此，TSH恢复正常往往要滞后数周。

2. 药量要足　甲状腺激素的用量需根据患儿年龄、体重及病情严重程度来决定，对于足月新生儿，通常建议左甲状腺素钠的起始剂量为10～15μg/（kg·d），具体用量可参照表5。

表5　不同年龄段甲减左甲状腺素钠剂量

年龄	剂量［μg/（kg·d）］
0～3月龄	10～15
3～12月龄	6～10
1～3岁	4～6
3～10岁	3～5
10～16岁	2～4

另外，还要定期给患儿复查甲功，根据甲功（FT4、TSH）检查结果在医

生的指导下调整药量，家长不要自行给患儿调整药物用量或者擅自停药。

3．正确服用 把药片压碎后在小勺内加入少许水或母乳喂服，不宜用奶瓶等大容器喂药，以避免药物剂量出现偏差。另外，左甲状腺素钠片应避免与豆奶、钙片、铁剂、消胆胺、纤维素和硫糖铝等同服，以免影响药物的吸收利用。

七、长期服用左甲状腺素钠是否对患儿有影响

很多家长朋友担心药物会对宝宝产生不良影响，对治疗存在畏惧和抗拒心理，其实这种担心完全没有必要。甲减治疗是"缺什么、补什么，缺多少、补多少"，正是因为孩子缺了才给他（她）补，而且只要补充的剂量合适，不会对孩子造成任何不良影响，反而有助于孩子智力和体格的正常发育。

八、先天性甲减是否都需要终身服药

这个问题不能一概而论。若经超声证实患儿存在先天性甲状腺发育不良或缺如，属于永久性甲减，则需要终身接受甲状腺激素替代治疗，不能停药。其他原因引起的甲减一般需要维持治疗到3岁，3岁以后的甲状腺激素缺乏对于智力发育的影响较小，可以试着停药观察4～6周，然后复查甲功。如果甲功仍保持正常，说明是暂时性甲减，可以停药；如果停药1个月再次出现TSH升高、FT4降低，则说明是永久性甲减，应终身服药。

九、如何随访甲减患儿

在甲减治疗过程中，患儿需要定期复查甲功，评估患儿体格发育及智力发育水平，以便及时调整左甲状腺素钠用量。开始治疗的前6个月每2～4周检测1次，6个月至1岁每1～2个月1次，1岁至3岁每3～4个月1次，3岁至生长期结束每6个月1次。

随访期间，医生要注意了解患儿服药的依从性。对未达到预期治疗效果的患儿，确认左甲状腺素钠的服用方法是否正确，评估是否存在由于胃肠道疾病

（如乳糜泻）导致的左甲状腺素钠吸收障碍，或是否同服影响左甲状腺素钠吸收的物质（如豆类奶制品、钙或铁补充剂等）。

十、先天性甲减患儿智力是否会受影响

尽管先天性甲减危害严重，却是可防可治的。如果能够早筛查、早诊断、早治疗，孩子的智力水平及体格发育基本不受影响，总体预后良好。若不能及时发现，导致治疗延误，往往会对患儿智力发育造成不可逆转的损害。

（王建华）

15. 带你了解甲减性心脏病

[要点聚焦]

心脏是甲状腺激素作用的重要靶器官。甲减就像一个隐匿的杀手，往往在不知不觉中对心血管造成损害，导致心动过缓、心包积液、心输出量减少、充血性心力衰竭等。临床上，对伴有原因不明的心动过缓、心包积液、心脏扩大的患者（尤其是老年人），均要注意排除甲减性心脏病。

心脏是甲状腺激素作用的重要靶器官。如果把心脏比作人体的发动机，那么，甲状腺激素就是点燃发动机的"生命之火"，甲状腺激素水平的异常改变（甲亢或是甲减），都会引发患者的心血管问题。与甲亢性心脏病相比，甲减性心脏病更加隐匿，因此，临床上常被漏诊或误诊，下面就让我们走进甲减性心脏病，一窥它的庐山真面目。

一、甲减缘何会导致心脏损害

甲减时，由于甲状腺激素分泌不足，使之对心脏的兴奋作用减弱，同时，低水平的甲状腺激素使心肌酶的活性受到抑制，心肌对儿茶酚胺的敏感性下降，再加上心肌黏液性水肿、心包积液、高血脂的影响，可导致心率减慢、心肌收缩力减弱、心输出量减少、心脏扩大、外周阻力增加（舒张压增高）等一系列心血

管问题。其中，心肌病变和心包积液是甲减性心脏病最典型的病理改变，也是导致甲减患者心脏扩大的主要原因。心包积液既可与心肌病并存，也可单独存在。

二、甲减性心脏病有哪些临床特点

甲减性心脏病临床上并不少见，女性患者居多。据统计，大约3/4的甲减患者存在心血管问题，患者常表现为胸闷、气短、头晕、浑身无力、活动耐力下降，这些症状皆与心脏、大脑及四肢供血不足有关。本病的临床特征具体介绍如下。

1．心律失常　甲减患者常出现心动过缓、房室传导阻滞等心律失常表现，少数患者还可出现室性期前收缩，甚至室性心动过速，致使原有的心脏疾病进一步恶化。

2．心包积液　甲减患者常合并心包积液（超过50%），但很少出现心脏压塞症状。一方面是因为甲减患者的心包积液多为少量（也可有中到大量），更重要的是因为甲减所致心包积液增长缓慢，患者有足够的时间逐渐适应，即便是大量心包积液，患者也很少出现急性心脏压塞症状。因此，当临床上遇到原因不明的心包积液而心脏压塞症状不明显，伴或不伴心动过缓、畏寒、少汗、皮肤干燥、乏力、食欲减退，特别是女性患者，要高度怀疑甲减性心脏病的可能。

3．心功能不全　甲减会降低心肌收缩能力及心输出量，从而影响心脏功能，但是甲减单独导致心力衰竭的情况比较罕见。

4．心绞痛及心肌梗死　甲减可引起高脂血症，加重动脉粥样硬化，诱发或加重冠心病。但是，临床上甲减患者很少发生心绞痛或急性心肌梗死，一般认为这与甲减患者的代谢率偏低、组织耗氧量相对较少有关。这也是甲减性心脏病与冠心病的不同之处。

5．高血压　20%～40%的甲减患者有高血压，以舒张压升高为主，脉压减小。

6．运动耐量下降　运动耐量下降是甲减患者比较常见的症状，可能与骨骼肌功能障碍有关，严重者甚至出现劳力性呼吸困难。

7. 水肿　甲减特征性的非凹陷性水肿现已比较少见，部分患者出现下肢凹陷性水肿，可能是继发于组织间液的白蛋白含量增加。

三、甲减性心脏病的诊断与鉴别

符合以下四点，即可诊断为甲减性心脏病：①甲功化验符合甲减的诊断标准。②有心脏病症状表现，心电图及影像学检查有心动过缓、肢体导联QRS波低电压、心包积液、心脏扩大、心力衰竭等异常改变。③排除其他原因引起的心脏病。④经甲状腺激素替代治疗后，心脏病明显改善或完全恢复。

甲减性心脏病需要与冠心病鉴别。甲减性心脏病以女性多见，具有甲减的症状表现（如乏力、怕冷、食欲减退、腹胀、虚肿、淡漠、反应迟钝、嗜睡等），心脏方面主要表现为胸闷、气短、心动过缓、心包积液及心脏扩大，但很少出现心绞痛症状。患者可有肌酸激酶升高，但其同工酶大多正常（少数患者也可升高）、肌钙蛋白正常，甲功检查有助于确诊。冠心病男性比女性多见，患者往往心率较快（尤其是合并心力衰竭时），很少出现心包积液，而劳累性心绞痛则较常见，心电图有ST-T缺血性改变，冠状动脉造影可以确诊。

四、如何治疗甲减性心脏病

1. 甲状腺激素替代治疗　目的是纠正甲状腺功能减退，改善心肌代谢障碍，使心脏病变逆转甚至恢复。甲状腺激素的起始剂量要小，增加剂量宜慢。如果甲状腺激素用量过大，会增加心肌耗氧量，有可能诱发心力衰竭、心绞痛甚至心肌梗死。一般左甲状腺素钠片从25μg/d开始，每2周增加25μg/d，直到100～150μg/d，一般需2个月达到完全替代治疗剂量。如果患者在治疗过程中出现心绞痛或心律失常，应减少左甲状腺素钠片剂量，并同时使用β受体阻滞剂以抑制甲状腺素对心脏交感神经的兴奋作用。

2. 心包积液的处理对策　许多甲减患者有心包积液，但因发生缓慢，因而极少发生心脏压塞症状，而且用甲状腺素替代治疗后大多数心包积液都能被吸收，故一般不需穿刺抽液或引流治疗。对心脏压塞症状明显，或甲功已改善而心包积液仍多者，可行心包穿刺抽液或做心包切开引流术。

3. 甲减合并冠心病的临床处理 甲减患者往往有高血脂，容易同时合并冠心病，这在老年患者当中比较常见，在治疗上非常棘手。这是因为治疗甲减的甲状腺激素有可能诱发或加重心绞痛，而治疗心绞痛常用的β受体阻滞剂又会进一步加重心动过缓。这类患者在用甲状腺激素替代治疗时剂量宜小、调量宜慢，同时要配合硝酸甘油0.5～1mg舌下含化，长效硝酸酯及β受体阻滞剂口服，必要时应给予吸氧及心电监护等。也可采取经皮冠状动脉腔内成形术或冠状动脉旁路移植术，术后可用足量的甲状腺素替代治疗，如此便无再发心绞痛之虞。

综上所述，由于老年人甲减起病缓慢，表现不典型，许多症状被视为老年性改变而不加重视，心血管系统的改变又酷似冠心病，故甚易误诊。因此，在临床工作中，对老年人尤其是女性，伴有原因不明的心脏扩大、心包积液及心电图表现为QRS低电压而心率不快者，均应考虑甲减性心脏病的可能，需检查甲功。甲减如能早期发现、及时治疗，甲减性心脏病有望得到明显改善甚至完全逆转。

（王建华）

16. 贫血勿忘查甲功

［要点聚焦］

贫血的病因有许多种，除了大家熟知的营养不良性贫血和失血性贫血，甲减也可以引起贫血。因此，临床遇到原因不明的贫血患者，一定要注意查查甲功。

［临床实例］

"主任，今年单位体检查出我有贫血，服了两个多月的铁剂，基本没啥效果，现在我浑身无力，提不起精神，整天害困，而且还格外地怕冷，这些症状是不是都跟贫血有关？您看看能不能帮我换换别的补血药？"坐在我面前的患者是我院的一位年轻护士，尽管身上裹着厚厚的羽绒服，感觉她还是有点怕冷。半年多没见，她人比以前明显虚胖，脸色姜黄，面无表情，声音也有点嘶哑。职业的敏感性使我想到，她贫血的背后恐怕另有因由，我给她开了血常规＋网织红细胞、铁蛋白、血清铁、维生素B_{12}及叶酸、大便潜血、肝肾功能、甲状腺功能等一系列相关检查。检查结果回报：FT3、FT4降低，TSH、TPOAb、TgAb显著升高，符合桥本甲状腺炎并甲减。至此，终于揪出了贫血的真凶——甲状腺功能减退。

下面，我们就来谈谈甲减与贫血的有关问题。

1. 贫血的概念　贫血是指单位容积血液中红细胞计数或血红蛋白浓度低于同龄或同性别健康人的正常值下限。女性血红蛋白低于110g/L，男性血红蛋白低于120g/L，即可诊断为贫血。血红蛋白在90～110g/L为轻度贫血，60～90g/L为中度贫血，30～60g/L为重度贫血，血红蛋白低于30g/L为极重度贫血。

红细胞最主要的功能是输送氧气。轻度贫血的患者往往没有明显自觉症状，严重贫血时，由于红细胞携氧能力下降，患者常表现出一些缺氧的症状，如面色苍白、头晕、疲乏无力等。

2. 贫血的发生机制　贫血的发病机制无外乎以下几种情况：①红细胞生成减少，如缺铁性贫血、巨幼细胞性贫血、再生障碍性贫血、某些白血病等。②失血过多，如消化道出血（如消化性溃疡、食管静脉曲张破裂、痔疮等）、女性月经量过多所致失血性贫血。③红细胞破坏增多，各种原因（如溶血性贫血等）造成的红细胞溶解，这类患者往往伴有黄疸。

3. 贫血是"症"，不是"病"　准确地讲，贫血只是一个症状，而不是一个具体的疾病。贫血的诊断绝不是查个血常规这么简单，关键是要找出导致贫血的病因，只有对因治疗，治疗效果才好。

说到贫血的病因，大家很容易想到营养不良、各种严重消耗性疾病（如恶性肿瘤、结核、严重感染等）等、消化性溃疡、慢性肾功能不全、女性月经过多等。其实，还有一个容易引起贫血的疾病常被大家忽略，那就是甲减。根据临床统计，大约有1/4的甲减患者伴有贫血。由于甲减的临床表现（如面色姜黄、乏力、嗜睡等）与贫血的症状极为相似，常被贫血症状所掩盖，因此，易被忽略而导致漏诊。

4．甲减引起贫血的原因

（1）营养摄入不足：甲减患者由于食欲欠佳、营养摄入不足，加之胃酸分泌减少，导致铁剂、叶酸、维生素B$_{12}$等造血原料摄入不足，引发贫血。

（2）造血功能减退：甲减会导致肾脏的促红细胞生成素生成减少，后者可促进红细胞发育成熟与释放。

（3）经血过多：女性甲减患者往往月经量偏大，导致失血过多。

（4）自身免疫紊乱：许多甲减患者胃壁细胞抗体、内因子抗体呈阳性，导致维生素B$_{12}$及叶酸缺乏。

（5）体内造血物质利用不充分：甲减患者由于机体代谢减慢，对造血物质利用不充分，也可引起贫血。

5．甲减引起的贫血的治疗　首先要补充左甲状腺素片，尽快纠正甲减，随着甲状腺功能正常，患者贫血也会随之改善。多吃富含蛋白质、铁及维生素B$_{12}$的食物，如瘦肉、猪肝、鸭血、绿叶蔬菜，补充造血原材料。严重贫血患者，可在医生指导下配合服用贫血治疗药物（如硫酸亚铁）。

6．孕妇贫血合并甲减的治疗　临床上，孕妇贫血的情况很常见，如果合并甲减应根据孕周、TSH水平调整用药。

孕前已经患有甲减的，孕期继续口服左甲状腺素钠片治疗，并根据孕周甲状腺激素的变化调整用药剂量。要求妊娠期全程将TSH控制在妊娠特异性正常参考范围下限或0.1～2.5mIU/L。

妊娠前甲状腺功能正常，妊娠期间甲状腺激素（FT3、FT4）水平也正常，只是TSH水平稍高，此时如果患者甲状腺自身抗体（TPOAb、TgAb）阳性，血液中TSH水平高于2.5mIU/L就可以给予左甲状腺素钠片治疗；如果患者自身抗体（TPOAb、TgAb）阴性，通常是在促甲状腺激素（TSH）高于4.0mIU/L时，才给予左甲状腺素钠片治疗，控制标准同前。这种妊娠期间新发生的甲减，分娩后即可停药，一般不需要长期治疗。

（王建华）

17. 黏液性水肿昏迷的识别与救治

［要点聚焦］

黏液性水肿昏迷又称甲减危象，是甲减病情恶化的危重状态，患者除了有严重的甲减表现，还有低体温、意识不清甚至昏迷，有时发生休克。本症常发生于老年女性患者，多因寒冷、感染及使用镇静剂等诱发。

提起甲减大家都很熟悉，但谈到黏液性水肿昏迷可能就比较陌生了。黏液性水肿昏迷是在某些诱因（如寒冷、感染等）的作用下，甲减病情急性加重所致的全身代谢和各系统功能严重下降的临床综合征，是甲减最严重的急性并发症。尽管发生率很低，但病死率很高（＞50%）。那么，黏液性水肿昏迷有哪些症状表现？又该如何治疗和预防呢？

一、黏液性水肿昏迷有哪些临床表现

本病多见于老年人，患者最初表现为畏寒、乏力、恶心、食欲减退、腹胀、便秘、淡漠、抑郁，随后开始出现嗜睡、意识不清直至昏迷。既可以逐渐进展，也可在寒冷、感染、外伤时突然发生。

典型症状为意识改变及"五低"："意识改变"指神志不清、精神错乱、嗜睡及昏迷，"五低"指低体温、低心率、低血压、低血钠、低血糖，以低体温最为特异，这是黏液性水肿昏迷的特征和标志，严重低体温（30℃以下）往往提示患者预后不佳。病情严重的患者可发生休克、呼吸衰竭、心力衰竭及肾衰竭，呼吸衰竭是患者死亡的首位原因。

临床上，凡是甲减合并嗜睡、意识不清的患者，均要想到黏液性水肿昏迷的可能，应立即测定甲功（TSH、FT3和FT4）、血浆皮质醇水平，黏液性水肿

昏迷患者常并发肾上腺皮质功能减退。

二、如何区分黏液性水肿昏迷与低血糖昏迷

黏液性水肿昏迷的患者也可出现低血糖，因此，需要与非甲减性低血糖鉴别。非甲减性低血糖患者一般没有低体温、低心率以及黏液性水肿等表现，甲功正常。

三、黏液性水肿昏迷的常见诱因有哪些

（1）低温寒冷。产热是甲状腺激素最重要的作用之一，产热作用在气温较低时对维系生命尤为关键，黏液性水肿昏迷大多发生在冬季，老年人多见，这与甲减产热不足及老年人的体温调节能力下降有关。

（2）严重应激反应。包括重症感染（如肺部感染）、强烈精神刺激、严重创伤、手术、心脑血管意外（如急性心肌梗死）、心力衰竭等。

（3）麻醉药或镇静药使用过量。

（4）甲减患者擅自减、停甲状腺激素。

四、如何救治黏液性水肿昏迷

1．补充甲状腺激素　左甲状腺素钠首剂按200～400μg静脉注射（如无注射剂，可予片剂鼻饲，剂量同上），以后按1.6μg/（kg·d）静注，患者清醒后改为片剂口服。老年以及伴有心脏病的患者剂量应减小，妊娠期剂量应增加。

患者清醒后均需长期口服左甲状腺素钠片替代治疗，并需定期监测甲功，确保药量合适。

2．补充糖皮质激素　甲减患者常合并肾上腺皮质功能减退，而补充甲状腺激素又会增加皮质醇清除而加剧肾上腺功能不足，甚至可能会诱发肾上腺危象，因此，需同时补充糖皮质激素以对抗应激反应，帮助患者渡过危机。方法是静脉滴注氢化可的松200～400mg，1次/天，待患者清醒及血压稳定后减量。

注意糖皮质激素要先于甲状腺制剂应用，以防止因甲状腺激素治疗引起肾

上腺功能相对不足，诱发肾上腺危象。

3.保温取暖　甲状腺激素治疗是恢复体温的有力措施，但完全纠正低体温可能需要数天，其间需要对患者加强保暖。可以采取适当提高室温、增加被褥等措施，切记避免使用电热毯、热水袋等急性加热的方法，因其会导致外周血管扩张，加重血容量不足，诱发低血压甚至休克。

4.保持呼吸道通畅、持续吸氧　持续吸氧，定时吸痰。如果出现呼吸衰竭（氧分压＜60mmHg），须行气管切开，机械通气。

5.纠正水电解质紊乱及低血糖　黏液性水肿昏迷患者往往存在血容量不足，即便血压不低也需要适当补液（必要时也可以输血），但量不宜多（600～1000ml/d）。补液时需要注意监测出入量、心功能、电解质，以免因为补液量过多，加重心力衰竭和低钠血症。一般选择5%或10%葡萄糖盐水，既可以纠正低血糖，又可以改善低血压、低钠血症。

6.去除诱因　黏液性水肿昏迷一般都有诱因，如感染应该积极抗感染治疗。需要提醒的是，甲减患者发生感染时，体温及白细胞数可以不高，很容易漏诊。

五、如何预防黏液性水肿昏迷

预防黏液性水肿昏迷：①冬季注意保暖。②避免感染及其他应激反应。③避免过量应用镇静安眠药物。④避免精神创伤，保持情绪稳定。⑤注意休息，避免过劳。⑥严遵医嘱，不擅自减、停药物。⑦手术须在甲减控制良好后进行。

六、预后

黏液性水肿昏迷最常见的死因是呼吸衰竭、败血症和消化道出血。发病后的48小时是抢救的关键时期，其间如果患者体温能够回升，生命体征平稳，辅以细致的护理，救治成功率有望提高。

（王建华　高　莹）

18. 甲减诊治误区大盘点

[要点聚焦]

甲减起病隐匿，症状缺乏特异性，早期难以发现，很容易漏诊或误诊。不仅如此，在临床治疗和生活保健方面也存在诸多误区。

甲减是甲状腺激素分泌不足或作用缺陷所导致的低代谢综合征。流行病学调查显示，甲减的发病率呈明显上升趋势，但因其起病隐匿、症状不典型，早期难以发现，往往长期被漏诊或误诊。本文总结了临床比较常见的甲减诊治误区，逐一加以解析，希望对广大患者及基层医生有所帮助。

1．甲减比甲亢危害小　错。甲减患者常表现为怕冷、心率减慢、食欲差、便秘、皮肤干燥少汗、疲乏无力、嗜睡、记忆力下降、月经紊乱和/或不育、全身水肿、体重增加等。甲减如果得不到纠正，不仅严重影响患者的生活质量，还会导致心血管、消化、神经、精神、泌尿生殖、造血等全身多系统功能损害，严重者还可因黏液性水肿昏迷而致死。尤其是孕妇甲减，如果不给予有效的治疗，将会严重影响胎儿的智力发育，大大增加流产、早产以及婴儿出生缺陷的发生率。因此，就危害性而言，甲减丝毫不逊于甲亢，甚至比甲亢更严重。

2．只要甲状腺激素水平低于正常，便可诊断为甲减　错。甲状腺激素包括T3和T4，其中，真正具有生物活性的是T3，T4需要在外周组织转化为T3后发挥作用。严重营养不良和危重症（如急性心肌梗死、晚期恶性肿瘤等）患者可表现为T4正常，T3降低，rT3升高，TSH正常，我们将其称之为低T3综合征。低T3综合征并不是真正的甲减，而是机体适应危重状态时的一种保护性反应，这样有利于降低机体的代谢消耗，节省能量。因此，低T3综合征应以治疗原发病为主，切忌补充甲状腺激素（如左甲状腺素钠片），否则可能适得其反、加重病情。

3．凡是甲减患者，均应多吃含碘食物　错。不少人想当然地以为，所有甲减都是缺碘引起的，甲减患者应多吃高碘食物，其实不然。导致甲减的原因很多，只有缺碘引起的甲减，才需要补碘。事实上，临床大多数甲减是慢性淋巴细胞性甲状腺炎（即桥本甲状腺炎）所致，其病因是自身免疫紊乱，这种情况反而要防止碘摄入过量，患者不宜吃海带、紫菜、海苔等高碘食物。这是因为高碘饮食会激活甲状腺的自身免疫机制，破坏甲状腺组织，诱发并加重甲状腺炎，导致患者甲状腺功能进一步降低。当然，这类患者也没必要禁碘，正常进食便可。总之，平常我们所吃的加碘盐已经合适，无须额外补碘。

4．甲减对各年龄段患者的危害都一样　错。甲减可以发生于各个年龄阶段，对不同年龄段人群的影响也不尽相同。

胎儿及婴幼儿期甲减主要影响孩子的智力及生长发育，导致患儿身材矮小、智力低下。

幼年期甲减同样会影响孩子体格及智力发育，只是程度相对较轻而已，此类患儿无论身高、出牙、学步、学说话起始时间均比同龄儿童要晚。

青春期甲减会导致青春期发育延迟，生长停滞，导致身高偏矮、性发育障碍，严重者由于发育不成熟而导致不孕不育。

成年人甲减的危害主要体现在生殖系统上。男性患者有乳房发育、性欲减退、阳痿及不育；女性患者表现为月经紊乱，或闭经、溢乳，重者出现不孕。孕妇甲减可导致后代智力和生长发育异常，增加孩子出生缺陷的发生机会，还会显著增加孕妇流产、早产、胎盘早剥、围生期胎儿死亡等不良事件的发生率。

老年人甲减主要损害心血管系统、消化系统及神经精神系统，表现为动脉硬化、心率减慢、食欲减退、便秘、全身水肿、记忆力下降、反应迟钝、老年痴呆、精神、抑郁等，严重者可导致黏液性水肿昏迷而危及生命。

5．甲减替代治疗，起始即应足量给药　错。甲减替代治疗方案应当个体化，起始剂量应根据患者年龄大小、有无合并症以及病情严重程度而定。

对于无心血管及其他合并症的年轻患者，开始即可给予完全替代剂量。对于妊娠期甲减患者，只要患者自身状况允许，也应采取一步到位的补充治疗，以使患者血清TSH水平尽快达标，以避免甲减对胎儿造成不良影响。而对于老年人以及合并心血管疾病的甲减患者，为慎重起见，应先从小剂量开始。开始服药时左甲状腺素钠片为25～50μg/d，甚至12.5μg/d开始，逐渐增加剂量，每2～4周增量1次，每次加25～50μg或更少，直至全身症状消失、甲状腺功能恢复正常，并以此作为维持量长期服用。如果起始剂量过大，增量过快，可使代谢率突然升高，加重心脏负担，容易诱发心律失常、心力衰竭、心绞痛甚至心肌梗死。

6. 亚临床甲减一概不必治疗 错。亚临床甲减是介于正常和甲减之间的一种中间过渡状态，如果不加干预，每年有5%～15%的亚临床甲减进展为临床甲减。现有大量证据表明，亚临床甲减与高脂血症、心脑血管疾病、受孕概率、孕产期安全及后代智力异常等有一定关系。

亚临床甲减治疗的益处主要体现在以下几个方面：①左甲状腺素钠片治疗能有效地预防甲减的发生。②左甲状腺素钠片治疗能改善血脂谱，降低心血管疾病的发生风险。③左甲状腺素钠片治疗可在一定程度上改善亚临床甲减的症状，如疲乏、嗜睡、畏寒、抑郁、记忆力下降等。④左甲状腺素钠片治疗对卵巢排卵功能减退和不育症的治疗有帮助。

亚临床甲减是否需要治疗应因人而异，目前公认以下亚临床甲减患者需要治疗：①TSH＞10mIU/L的重度亚临床甲减。②准备怀孕或处于妊娠期的女性。③血脂（主要是胆固醇）显著升高的亚临床甲减。④伴有畏寒、乏力、心率减慢等低代谢症状的亚临床甲减。对于亚临床甲减伴冠心病的患者不主张进行替代治疗。

7. 甲减纠正以后便可停药 错：导致甲减的病因很多，如桥本甲状腺炎、甲状腺手术或[131]I治疗后、抗甲状腺药物服用过量、碘缺乏、亚急性甲状腺炎后期等。其中，大多数甲减（如桥本甲状腺炎、甲状腺手术或[131]I治疗后）都是永久性的，需要终身服药。只有少部分甲减（如亚急性甲状腺炎、药源性甲减或碘缺乏甲减）是暂时性，可经治疗后痊愈，而无须终身服药。

许多患者将终身服药看成了一种负担，其实大可不必。甲减表明体内缺少甲状腺激素，终身服药的目的就是补充身体缺少的甲状腺激素，一般服用几周后甲状腺功能便可基本恢复到正常水平。如果随意停药，原来消失的甲减症状可在1～3个月内再次出现。尤其在妊娠期间，此时母亲对甲状腺激素的需求增加，若补充不足，还会影响胎儿生长发育。

8. 妊娠期甲减与普通人群甲减的控制标准不同　对。普通人群血清TSH的正常范围是0.4～4.5mIU/L。妊娠期间由于受多种因素的影响，TSH参考范围与普通人群不同。根据我国最新颁布的《孕产期甲状腺疾病防治管理指南》，要求妊娠期全程将TSH控制在参考范围下限（或0.1mIU/L～2.5mIU/L），FT4保持在非孕妇正常范围的上1/3水平。

9. 甲减妇女妊娠后需停用甲状腺素　错。临床上有些甲减妇女，发现自己怀孕后，由于担心甲状腺激素对胎儿生长发育有影响，于是擅自停用甲状腺激素（左甲状腺素钠片），这种做法是非常错误的。

首先，左甲状腺素钠片在美国FDA药品安全等级中属于安全性最高的A级，无任何证据表明本品会对胎儿产生危害，因此，妊娠期完全可以放心服用。

其次，准备妊娠的甲减妇女，如果停止治疗，由于排卵异常一般不易受孕。再者，妊娠的前12周是胎儿大脑发育的关键时期，而在孕12周以前胎儿自身甲状腺尚未发育成熟，胎儿所需的甲状腺素几乎全部来自母体，如果孕妇甲减没有及时纠正，将会影响胎儿的生长发育（尤其是脑发育），此外，还会增加孕妇流产、早产、胎盘早剥等产科并发症，威胁母亲和胎儿的生命。

因此，如果在妊娠前已经确诊为甲减，应及时调整左甲状腺素钠片的用量，将血清TSH调整至2.5mIU/L后再怀孕；如果是妊娠期间发现甲减，则要尽快地、足量地补充左甲状腺素钠片，使甲状腺功能尽快恢复正常，以最大限度地消除甲减对胎儿造成不良影响。

一般说来，甲减妇女妊娠后对左甲状腺素钠片需求量通常比非妊娠者增加20%～30%，这是因为妊娠状态下对甲状腺激素需求量增加。分娩后产妇应及时减少左甲状腺素钠片剂量，恢复到妊娠前水平。

10．甲减产妇不宜哺乳　错。到目前为止，尽管甲减产妇广泛使用左甲状腺素，但无任何证据表明本品会对胎儿产生危害。即便是在服用较大剂量左甲状腺素钠治疗的情况下，分泌到乳汁中的甲状腺激素的量也不足以导致婴儿发生甲亢或TSH分泌被抑制。因此，服用左甲状腺素钠片的甲减产妇完全可以放心哺乳。

11．服用左甲状腺素没啥讲究　错。左甲状腺素钠片最好选在清晨空腹服用，这样更有利于吸收。但如果服用剂量较大，也可以分早、晚两次服用。另外，左甲状腺素钠片应避免与铁剂、钙剂、复合维生素制剂、豆制品一起服用，间隔应在4小时以上，因为上述药物会影响甲状腺素的吸收。

12．甲减需长期服药，比甲亢难治　错。与甲亢相比，甲减的治疗比较简单，只需每日补充适量的甲状腺激素（左甲状腺素钠片）即可。左甲状腺素钠片比较安全，只要不过量服用，基本没什么副作用。相比之下，抗甲状腺药物的副作用比较多，停药后甲亢的复发率较高。因此，整体而言，甲减比甲亢好治，预后也比甲亢要好。

（王建华）

19．甲减患者保健秘笈

［要点聚焦］

大多数甲减需要终身治疗，患者不仅需要长期服药，日常的生活保健及病情监测同样非常重要。

甲减是临床常见的甲状腺疾病，女性多见，男女发病率之比为1∶（4～6）。本病对婴幼儿及孕妇影响最大，可影响儿童的智力发育和骨骼生长，显著增加女性不孕、流产、死产的发生风险。临床上绝大多数甲减患者需要终身治疗，这些患者平时应该怎样用药？如何监测？饮食起居应当注意哪些问题呢？

一、药物治疗篇

甲减的治疗很简单，就是按照"缺多少、补多少"的原则，给患者补充适量的左甲状腺素钠片，使患者甲功恢复并维持正常。在治疗过程中，有许多细节问题需要注意。

1.左甲状腺素钠片宜在早餐前1小时服用　左甲状腺素钠片最好固定在每天同一时间服用，这样有助于保持血药浓度稳定。一般选择在早餐前1小时服用，注意避免与铁剂、钙剂、复合维生素、豆制品同服，间隔应在4小时以上，因为上述药物会影响甲状腺激素的吸收。一般不建议晚上睡前服，因为它是兴奋性激素，睡前服有可能会影响睡眠。

2.起始剂量须因人而异　老年人以及心功能不全的甲减患者，补充左甲状腺素钠片一定要从小剂量开始（12.5～50μg/d），缓慢增加剂量，以免加重心脏负担，诱发心律失常、心力衰竭、心绞痛甚至心肌梗死。而无心血管病的年轻甲减患者（尤其是孕妇），可以一步到位，从一开始即给予足量的左甲状腺素钠片替代治疗。

3.药量应随季节变化而适当增减　左甲状腺素钠片用量多少，除了要看年龄、病情轻重，还要考虑季节的变化。冬天气候寒冷，机体需要更多的热量来抵御严寒。甲减患者由于代谢减低，热量产生不足，因此，冬季需要适当增加左甲状腺素钠片的用量。许多甲减患者由于忽略了这一点，导致冬季病情反复或加重，甚至出现黏液性水肿昏迷。同样道理，夏天由于天气炎热，机体对热量的需求减少，应适当下调左甲状腺素钠片的用量。

4.不要擅自减药或停药　甲减患者能否停药主要取决于甲减的病因，桥本甲状腺炎、[131]I治疗、甲状腺切除手术、先天性甲状腺不发育或发育不全等引起的甲减都是永久性的，需要终身服药；而药源性甲减、亚急性甲状腺炎、产后甲状腺炎等引起的甲减大多是一过性，多数情况下可以停药。具体到每一个患者，是否可以停药，一定要听从医生的建议，切忌自作主张。

5.漏服左甲状腺素该咋办　左甲状腺素钠片应坚持每日服用，如果早餐前漏服可以随后补服。

6．服用左甲状腺素钠片的甲减产妇可以正常哺乳　左甲状腺素钠片对孕妇及胎儿均非常安全，对婴儿同样也是安全的，因此，妊娠期及哺乳期的甲减患者均可放心服用。

二、饮食保健篇

1．不是所有甲减患者都需要补碘　碘是合成甲状腺激素的重要原料，缺碘可使甲状腺激素合成减少而引起甲减。但是，并非所有甲减都与缺碘有关，患者是否需要补碘取决于甲减的病因，切忌盲目补碘。

如果甲减是由于单纯缺碘引起的，如地方性甲状腺肿引起的甲减，患者需要适当增加碘摄入。但随着20世纪90年代加碘盐在全国的普及，这种病人如今已不多见，目前临床上大多数甲减是由慢性淋巴细胞性甲状腺炎（即桥本甲状腺炎）引起的，其病因与自身免疫紊乱有关。这类患者非但不宜额外补碘，反而应适当限制碘的摄入（注意不是完全禁碘），尽量少吃海产品，因为高碘饮食会激活甲状腺的自身免疫机制，诱发并加重自身免疫性甲状腺炎。

2．少吃十字花科类蔬菜　卷心菜、西兰花（绿菜花）、花椰菜、白菜、萝卜等十字花科蔬菜里含有硫氰酸盐，后者可与甲状腺细胞的碘泵结合，抑制甲状腺对碘的吸收，干扰甲状腺激素的合成，大量食用（尤其是生吃）有可能甲状腺肿大。因此，甲减患者应尽量少吃这类蔬菜，尤其注意不要生吃或是在碘摄入不足（不吃加碘盐，或饮食中没有海带、紫菜、裙带菜等海产品）的情况下吃。

3．提倡低脂肪、高蛋白、高纤维素、低盐饮食　甲减患者往往伴有高脂血症，故患者应低脂饮食，少吃肥肉、油炸食品、动物内脏、奶油、坚果等高脂肪食物。甲减患者由于胃肠蠕动减慢，常会出现腹胀、便秘，故应多吃富含膳食纤维的食物（如杂粮、韭菜、芹菜等），以促进胃肠蠕动、防止便秘。甲减患者由于胃肠功能下降导致蛋白质消化吸收不良，患者可以多进食富含优质蛋白的食物（如瘦肉、鸡蛋、鱼肉、牛奶、大豆制品等），以维持人体蛋白质的平衡。许多甲减患者会发生黏液性水肿，如果盐摄入过多会加重水肿，因此，甲减患者宜清淡饮食，不要吃得太咸。此外，很多甲减患者合并贫血，故要适当补充富含铁质和维生素B_{12}的食物，如猪肝、鸭血、瘦肉、黑木耳、绿叶蔬菜等。

4．注意防寒保暖、预防感染　甲减患者由于代谢低、产热少，畏寒、乏力明显，再加上机体免疫力下降，因此，很容易着凉感冒，如果治疗不及时，还可能诱发黏液性水肿昏迷。因此，甲减患者不要吃生冷食物，尤其在冬季，要格外注意御寒保暖、预防感冒。

三、病情监测篇

1．如何安排甲功检测频率　普通成人甲减，甲功控制达标以后，所需药量基本是稳定的，所以，每6～12个月复查1次甲功即可，不必频繁复查。儿童期甲减因为受生长发育、体重变化等影响，复查甲功要勤一些，可以3～6个月复查1次。孕妇甲减最好每月复查1次甲功，以便及时调整药量，确保妊娠期甲功维持正常。

甲状腺自身抗体（TPOAb、TgAb）主要用于判断甲减原因，不是治疗和随访的主要观察指标，一般不必每次都查。如果查了，结果偏高甚至较前上升也不必紧张，也不需要干预，事实上这方面也没有特效药。

2．复查甲功当天，要不要停左甲状腺素钠片？是否需要空腹　复查甲功当天，不必停用左甲状腺素钠片（尤其对于甲减孕妇及甲状腺癌术后患者更不能停），这样不会影响检查结果。至于是否需要空腹抽血，要视不同情况而定，如果只是单纯复查甲功，不必空腹；如果同时还要检查其他项目（如肝功、血脂等），则需要空腹抽血。

3．哪些甲减患者需要及时就医或转诊　有下列情况的甲减患者，应及时住院治疗：①并发严重急性感染。②合并胸腔积液、腹水及心包积液。③有严重精神症状。④出现严重心功能不全。⑤黏液性水肿性昏迷。

（王建华）

20. 一文读懂甲状腺激素抵抗综合征

［要点聚焦］

甲状腺激素抵抗综合征（RTH）是由于靶器官对甲状腺激素的敏感性降低所致的以血清甲状腺激素（T3、T4）升高、TSH水平正常或升高为特征的一组疾病。患者临床表现异质性很强，既可以没有甲功异常表现，也可以表现为甲亢或甲减。

［临床实例］

12岁的小梅是个亭亭玉立的小美女，最近妈妈发现她的颈部较之前明显增粗，就想到了甲亢，于是赶紧带她去医院检查，化验结果T3、T4都高，符合甲亢，此后开始服用抗甲状腺药物治疗。治疗一段时间后复查甲功，甲状腺激素不仅没有恢复正常，反而越升越高。于是去上级医院进一步检查，最终确诊为甲状腺激素抵抗综合征。

提起胰岛素抵抗，大家应该都不陌生，它指的是肝脏、肌肉等靶器官对胰岛素不敏感而使得胰岛素的降糖作用大打折扣。其实，我们体内还有许多类似的情形，比如接下来我们要谈的RTH。

一、甲状腺激素抵抗是咋回事

RTH又称甲状腺激素不敏感综合征，是指由于甲状腺激素受体基因突变导致靶组织对甲状腺激素的敏感性降低的一组综合征，以血FT3、FT4升高和TSH不被反馈抑制（即TSH水平正常或升高）为特征。

目前认为，本病病因主要与编码甲状腺激素受体β（TRβ）的基因突变有关，呈常染色体显性遗传，具有明显的家族遗传性，大多在儿童及青少年发病。RTH属于罕见病，发病率为1∶50 000～1∶40 000。

二、甲状腺激素抵抗综合征分哪些临床类型

根据抵抗部位的不同，可将RTH分为垂体性抵抗、周围性抵抗和全身性抵抗。

1. 垂体抵抗性RTH　不常见，仅垂体对甲状腺激素不敏感，甲状腺激素对垂体分泌TSH的负反馈作用减弱或消失，垂体过度分泌TSH，后者可刺激甲状腺增生，并使甲状腺激素分泌增加，由于外周组织对甲状腺激素是敏感的，故这类患者往往有甲亢表现，但无突眼及胫前黏液性水肿。

2. 外周抵抗性RTH　此型极罕见，患者仅外周组织对甲状腺激素作用不敏感而垂体TSH细胞对甲状腺激素的反应正常。多数具有家族史，甲状腺大，血甲状腺激素明显升高，临床却表现为甲减，如乏力、怕冷、脉缓、感应性聋、智力发育延迟或精神障碍等。患者TSH多在正常范围，由此说明患者垂体对甲状腺激素仍有一定的敏感性。

3. 全身抵抗性RTH　最常见，患者的垂体和外周组织均对甲状腺激素不敏感，临床表现为T3、T4升高，TSH正常或升高，有甲状腺弥漫性肿大。大多数全身性RTH患者因TSH及T3、T4代偿性分泌增多而无甲功异常的临床表现，只有少数患者表现为甲减。此外，部分患者可伴有智力低下、骨骼发育延迟、聋哑等。

三、甲状腺激素抵抗综合征的早期诊断线索是什么？如何确诊

临床上，凡遇到下列情况之一者，均应考虑RTH可能。①甲状腺肿大，血清T3、T4升高，但无甲功异常表现。②甲状腺肿大，血清T3、T4升高，临床表现为甲减者。③甲状腺肿大，临床表现为甲亢，但血清T3、T4和TSH水平均升高且可排除垂体肿瘤者。④甲减患者虽使用超生理剂量的左甲状腺素片但仍不显效者。⑤甲亢患者采用多种治疗方法而易复发，且已排除垂体TSH肿瘤者。⑥家族中有RTH患者。

根据患者家族遗传史、发病年龄、甲状腺肿大及其他临床表现（如甲亢、

甲减、发育迟缓、智力低下等），结合高甲状腺激素（T3、T4）血症、正常或升高的TSH、TRβ基因测序等指标可以确诊本病。其中，基因检测为确诊本病的金标准。

四、如何鉴别垂体性RTH与垂体性甲亢

尽管垂体性RTH和垂体性甲亢均可表现为TSH及甲状腺激素升高，但可通过TRH兴奋试验与T3抑制试验进行鉴别。前者往往有家族史，TRH兴奋试验可见TSH过度升高，且可被T3抑制，垂体影像学检查（如MRI）正常；后者无家族史，对TRH刺激无反应，不能被T3抑制，垂体影像学检查可以发现鞍区占位病变。此外，垂体性RTH患者TRβ基因测序为阳性。

五、甲状腺激素抵抗综合征的治疗

RTH为遗传性疾病，目前尚无根治方法，基因治疗将是未来的方向。目前临床以对症治疗为主，治疗目标是改善症状而不是恢复正常甲状腺激素水平。

由于机体可以通过增加TSH和甲状腺激素的分泌来代偿TRβ基因突变所导致的受体缺陷，因而大多数RTH患者无甲功异常表现，一般不需要治疗。

如果患者出现甲亢症状，提示为垂体不敏感型RTH，可以通过服用β受体阻滞剂来缓解患者的自觉症状，也可选择三碘甲状腺乙酸，它是T4的代谢产物，本身无甲状腺激素样的作用，与THRβ的亲和力高于T3，可反馈性抑制垂体分泌TSH，从而使肿大的甲状腺缩小、降低甲状腺激素水平。若患者出现甲减症状，提示为外周性RTH，可以补充甲状腺激素，进一步提高血清甲状腺激素水平，以对抗外周组织对甲状腺激素的不敏感状态。对任何类型的RTH患者都主张禁用抗甲状腺治疗，其中包括抗甲状腺药物、[131]I治疗和甲状腺切除术，这种治疗不仅无效，而且可能对儿童造成不可逆性损害。

（王建华　高　莹）

第五章　甲状腺炎

■■ **本章导读**

　　甲状腺炎泛指各种原因引起的甲状腺炎症性疾病，是一个由众多成员组成的大家族，包括急性甲状腺炎、亚急性甲状腺炎、慢性甲状腺炎（如桥本甲状腺炎）等多种类型。这些不同的甲状腺炎分别有哪些临床特点？临床如何鉴别？其预后又有何不同？应该怎样治疗和预防？本章将为您一一揭晓答案。

1. 探访甲状腺炎大家族

［要点聚焦］

　　甲状腺炎是一组由不同原因（自身免疫、感染、放射性损伤等因素）引起的甲状腺炎症性疾病，伴或不伴有甲功异常。甲状腺炎多见于中青年女性，不同类型的甲状腺炎，其致病原因、组织学特点、临床表现、治疗方法及预后也不相同。

一、甲状腺炎的临床分类

　　1. 按照起病快慢及病程长短分类　甲状腺炎可分为急性甲状腺炎、亚急性甲状腺炎和慢性甲状腺炎。

　　急性甲状腺炎又称急性化脓性甲状腺炎，是由细菌感染引起，临床极少见。

　　亚急性甲状腺炎是由病毒感染诱发自身免疫反应所致，包括亚急性肉芽肿性甲状腺炎和亚急性淋巴细胞性甲状腺炎（又称无痛性甲状腺炎），产后甲状腺炎属于亚急性淋巴细胞性甲状腺炎的一个特殊类型。

　　慢性甲状腺炎包括慢性淋巴细胞性甲状腺炎（即桥本甲状腺炎）和慢性纤维性甲状腺炎（又称木样甲状腺炎或Riedel甲状腺炎）。

2. 按照病因不同分类　可分为感染性（如急性化脓性甲状腺炎等）和非感染性（如自身免疫性、放射性、药物性等）两大类。

在上述各种甲状腺炎当中，最常见的当属桥本甲状腺炎，其次是亚急性甲状腺炎和产后甲状腺炎，其他比较少见的有放射性甲状腺炎、药物性甲状腺炎等。放射性甲状腺炎常发生于放疗后第2～5天，表现为甲状腺部位疼痛、水肿及轻度甲亢症状，远期可出现永久性甲减。药物性甲状腺炎往往因长期服用某些药物（如胺碘酮、碘剂、干扰素等）引起，停药后大多可以完全恢复。

二、甲状腺炎的临床表现

甲状腺炎的症状可以概括为3个方面：①甲状腺肿大及压迫症状。②甲功异常表现（甲亢或甲减）。③甲状腺局部及全身炎症反应（如甲状腺疼痛及发热等）。

不同类型的甲状腺炎临床表现各异，即便是同一个甲状腺炎患者，在病程的不同阶段，其甲状腺功能可分别表现为甲亢、正常或甲减等不同的状态。甲状腺炎患者的甲状腺既可呈弥漫性肿大，也可以表现为甲状腺结节，或是肿大伴有结节。此外，有些甲状腺炎患者（如亚急性甲状腺炎）还可伴有发热、乏力、颈部疼痛等全身反应。

三、甲状腺炎的相关检查

甲状腺炎的相关检查主要包括甲状腺功能（FT3、FT4、TSH）、甲状腺自身抗体（TPOAb、TgAb等）、血常规、血沉、甲状腺超声、甲状腺摄碘率等。桥本甲状腺炎患者往往甲状腺自身抗体（TPOAb、TgAb）水平显著升高；亚急性甲状腺炎患者往往会出现甲亢（FT3、FT4升高，TSH降低）及甲状腺摄碘率减低，血沉显著增快（＞50mm/h）。

四、甲状腺炎的治疗

（1）除急性甲状腺炎需要用抗生素治疗外，其他甲状腺炎均无须抗生素治疗。

（2）亚急性及慢性甲状腺炎主要是针对甲功异常和甲状腺疼痛及甲状腺肿大对症处理。

1）若患者甲功正常，无明显压迫症状，可随诊观察，无须治疗。

2）若患者存在甲功减退，则需根据患者病情需要，短期（如亚急性甲状腺炎）或长期（如桥本甲状腺炎）服用甲状腺激素（如左甲状腺素钠片）治疗。

3）若患者出现甲亢，考虑到这种甲亢（准确地讲是破坏性甲状腺毒症）多为一过性且程度较轻，因此，一般无须抗甲状腺药物治疗，手术和^{131}I治疗更属禁忌，只需对症处理即可（如患者感觉心悸不适，口服普萘洛尔等β受体阻滞剂即可）。

4）甲状腺炎患者的甲功往往随病程而变化，故应定期监测甲状腺功能，根据甲功检查结果调整用药，患者不可擅自减药或停药。

5）若患者甲状腺明显肿大，对邻近器官（气管、食管等）造成严重压迫，可考虑手术治疗。尽管服用甲状腺激素（如左甲状腺素钠片）或糖皮质激素治疗对缩小甲状腺有一定作用，但停药后易复发，而且糖皮质激素存在一定的潜在不良反应，故一般不做推荐。

总之，甲状腺炎临床上非常多见，但与甲亢和甲减相比，人们对它的了解还远远不够。由于这类疾病种类繁多，临床表现复杂多样，加之辅助检查缺乏特异性，因而临床上常被误诊、漏诊。例如，将亚急性甲状腺炎误诊为上呼吸道感染或Graves病，将产后甲状腺炎误诊为产后抑郁，将慢性纤维性甲状腺炎误诊为甲状腺癌等。因此，全面了解和掌握各类甲状腺炎的相关知识，对于甲状腺疾病的鉴别诊断、临床治疗和预后判断具有重要的临床价值。

（王建华）

2.　来势汹汹的急性甲状腺炎

［要点聚焦］

急性甲状腺炎是甲状腺的急性化脓性感染，临床罕见，主要表现为高热和甲状腺局部的红肿热痛，首要治疗措施就是控制感染，必要时需要切开引流。

急性甲状腺炎是指由细菌感染引起的甲状腺急性化脓性炎症。由于甲状腺具有丰富的血管和淋巴管以及完整的包膜，腺体内碘含量较高，后者具有杀菌作用，因此，急性甲状腺炎临床较为罕见。

一、病因

本病多是在甲状腺结构异常（如梨状隐窝瘘等）的基础上，致病菌经血液、淋巴管、邻近组织器官感染（如急性咽炎、化脓性扁桃体炎）蔓延或医源性途径（如穿刺操作不当）进入甲状腺引起。常见的致病菌有葡萄球菌、链球菌、肺炎链球菌等。

二、临床表现

起病急，患者往往有寒战、高热等全身症状，常伴咽喉疼痛及吞咽困难，甲状腺局部有明显的红肿热痛，疼痛常向耳后及枕部放射。一般没有甲功异常的症状和体征。脓肿液化后触诊局部有波动感。

三、辅助检查

血常规显示白细胞总数及中性粒细胞明显增高，血沉增快，C-反应蛋白升高，但患者甲状腺功能多正常，甲状腺自身抗体（TPOAb、TgAb）阴性。脓肿形成后行甲状腺核素显像，表现为冷区或无放射性分布（不显影）。

四、诊断要点

根据寒战、高热等全身症状及甲状腺局部红肿热疼等急性炎症表现、血常规白细胞总数及中性粒细胞显著增高、结合甲状腺超声检查，基本可以明确诊断。最终确诊要在超声引导下行甲状腺穿刺抽吸物涂片和病原学培养。

五、鉴别诊断

1. 与亚急性甲状腺炎鉴别　二者可能都有上呼吸道感染的病史，局部都有疼痛和压痛，但亚甲炎患者白细胞正常或轻度升高，血沉明显增快（＞50mm/h），甲状腺功能早期可升高，甲状腺摄碘率减低；急性化脓性甲状腺炎白细胞总数及中性粒细胞比例显著升高，甲状腺摄碘率正常。若鉴别有困难，可结合甲状腺细针穿刺。

2. 与甲状腺结节出血囊性变鉴别　甲状腺结节出血囊性变一般没有发热、畏寒等全身症状，甲状腺局部症状较轻或不明显，抗生素治疗无效，甲状腺穿刺液细菌培养阴性。

六、治疗

主张内外科联合治疗。早期局部宜用冷敷，晚期宜用热敷。发病初期先选用广谱抗生素经验性治疗，通常针对链球菌和金黄色葡萄球菌感染选用抗生素。待穿刺液细菌培养及药敏结果出来以后再调整抗生素，抗生素疗程要足，一般2～3周。如颈部疼痛明显，可以用一些镇痛类药物。如局部已形成脓肿或保守治疗不能使感染消退，应手术切开引流或进行针吸治疗，以免脓肿破入气管、食管、纵隔内。如果炎症反复发作，有可能是先天性异常，可待炎症缓解后，行食管钡餐或CT等检查，手术切除瘘管。

七、防治及预后

预防本病的关键是避免感染，穿刺检查应严格执行无菌操作。通过治疗，绝大多数患者都能彻底治愈，一般不会有甲减等后遗症，总体预后良好。

（王建华）

3. 感冒过后，当心亚甲炎尾随

［要点聚焦］

亚急性甲状腺炎简称亚甲炎，中年女性多见，好发于季节更替时，发病前1~3周多有上呼吸道感染史。典型症状是发热、甲状腺局部疼痛，同时可伴有轻度甲功异常表现（早期甲亢、后期甲减）。本病具有自限性，对症处理即可，抗生素治疗无效。

［临床实例］

张女士30岁出头，中学体育教师，身体素质超棒，平常她有个头疼脑热，扛几天就过去了。不过，半个多月前的这次"感冒"却有点蹊跷，本来吃了几天药感冒都快好了，不料前几天症状再次加重，持续发热，颈部疼痛。到附近社区诊所就诊，医生说可能是再次感冒，可给开了一些感冒药，吃了几天也不见效，并且还感觉明显心悸、多汗、乏力。于是，张女士又去一家大医院就诊，经过检查，最终确诊为亚甲炎，重新调整治疗方案后，症状很快得到控制。

初冬时节，天气转冷，正是感冒的高发季节。普通感冒一般过个三五天差不多就好了。如果患者在感冒好转之后不久，再次出现咽痛（准确地讲是颈部疼痛）及发热，并且抗生素治疗无效。这时可得当心了，这种情况很可能不是再次感冒，而是亚甲炎。

一、亚甲炎是咋回事

亚甲炎是一种由病毒感染所诱发的甲状腺变态反应性炎症，常常于感冒（或流感）后1～2周发病。本病多见于30～50岁的中年女性，女性患者为男性的5～10倍。冬春季是流感的高发期，根据流行病学调查，流感过后，亚甲炎患者也随之明显增多。

亚甲炎起病较急，其典型症状是发热及甲状腺部位疼痛、不敢触碰，往往先累及一叶，而后扩散到另一叶，疼痛可沿颈部放射至咽喉、下颌及耳后。症状典型的亚甲炎患者，病程演变呈3个阶段，在病程早期可出现轻度甲状腺毒症（甲状腺毒症期），之后转为甲减（甲减期），最后甲功逐渐恢复正常（恢复期），整个病程可持续数周到数月。

甲状腺毒症期：即病程早期，患者有怕热、多汗、心悸、焦虑、震颤等甲亢表现，甲功化验T3、T4水平升高、TSH水平降低，甲状腺摄碘率减低。这种血清TH水平与甲状腺摄碘率分离的现象是亚甲炎有别于Graves病的一个重要特征。原因是甲状腺滤泡遭到炎症破坏，储存在滤泡内的甲状腺激素大量释放入血，导致血中甲状腺激素水平一过性升高。另外，在病程早期，患者血沉往往显著增快（≥50mm/h），白细胞计数及中性粒细胞分类可以正常或偏高。

甲减期：患者此阶段可有畏寒、便秘、虚肿、倦怠、嗜睡等甲减表现，血清T3、T4降低，TSH升高。原因是此期患者甲状腺内储存的甲状腺激素已被大量消耗，而此时甲状腺滤泡细胞尚未完全修复，甲状腺摄取碘及合成甲状腺激素的能力不足，因而导致甲减。

恢复期：此期甲状腺滤泡细胞已完全修复，患者血沉、甲状腺摄碘率以及甲功（T3、T4、TSH）完全恢复正常，自觉症状全部消失。但有5%～10%的亚甲炎患者会发展为永久性甲减。

二、如何诊断亚甲炎

临床上，如果患者有发热及甲状腺部位肿痛，同时伴有心悸、怕热、多汗、易激动等甲亢表现，结合近期曾有上呼吸道感染的病史，则应高度怀疑亚甲炎。通过进一步检查，若血清甲状腺激素（T3、T4）水平升高，而甲状腺摄碘率降低，二者呈"双相分离"，血沉显著增快（＞50mm/h），甲状腺自身抗体（TPOAb、TgAb）阴性或低滴度，则可确诊本病。

当检查条件不具备时，也可口服泼尼松进行试验性治疗，糖皮质激素对缓解亚甲炎的症状往往有奇效，这点有别于其他甲状腺炎。

三、亚甲炎需与哪些疾病鉴别

本病临床表现多样，极易被误诊，应注意与下列疾病鉴别。

1. 与上呼吸道感染鉴别　由于甲状腺与咽喉位置相邻，而且甲状腺部位的疼痛可沿颈部向咽喉部放射，疼痛随咀嚼及吞咽而加重。若不仔细检查咽喉并做甲状腺触诊，很容易将甲状腺疼痛当成咽喉疼痛，而将亚甲炎误诊为上呼吸道感染（如感冒、咽喉炎等）。一般说来，亚甲炎患者甲状腺疼痛呈放射性和转移性，局部触痛非常明显，而咽喉部无急性充血及化脓，白细胞一般不增多，但血沉显著增快，早期甲功化验符合甲亢，甲状腺摄碘率是降低的，可资鉴别。

2. 与Graves病鉴别　早期亚甲炎患者因有心悸、多汗、多食以及甲状腺肿大等甲亢的症状及体征，甲功检查T3、T4升高，TSH降低，常被误诊为Graves病。但Graves病患者TRAb阳性，甲状腺激素（T3、T4）与甲状腺摄碘率呈一致性升高，而亚甲炎患者甲状腺激素（T3、T4）升高，而甲状腺摄碘率明显降低，TRAb阴性，可资鉴别。

3. 与急性化脓性甲状腺炎鉴别　亚甲炎患者因发热、甲状腺明显肿痛有时会被误诊为急性化脓性甲状腺炎，但后者甲状腺摄碘率正常，白细胞计数显著增高，抗生素治疗有效，可资鉴别。

4. 与桥本甲状腺炎鉴别　少数桥本甲状腺炎患者也可出现轻度甲状腺疼痛，活动期血沉可轻度升高，并可出现轻度甲状腺毒症和甲状腺摄碘率降低，但通常没有发热等全身症状，且血清TPOAb、TgAb显著升高，这两点与亚甲炎明显不同，可资鉴别。

5. 与甲状腺结节出血鉴别　甲状腺内突然出血可出现甲状腺疼痛，出血部位有波动感。但这类患者往往没有发热等全身症状，血沉不快，甲状腺超声可资鉴别。

6．与甲状腺癌鉴别　甲状腺癌快速生长、浸润也可出现局部疼痛，但癌性结节往往质地坚硬、表面不光滑、活动性差，可出现局部淋巴结肿大，超声检查结节有明显恶性征象，甲状腺细针穿刺细胞学检查（FNAC）可见肿瘤细胞。

四、临床遇到哪些情况需要警惕亚甲炎

亚甲炎诊断并不困难，关键看能否想到本病。出现下列情况要警惕亚甲炎：①上呼吸道感染伴咽部、颈部疼痛不适，经抗生素治疗无效者。②有甲亢的临床表现，伴有发热及颈部疼痛者。③甲状腺肿大或结节生长迅速、质地较硬、触痛明显，伴有发热，糖皮质激素治疗有明显效果者。④既往曾有发热、颈部疼痛、甲状腺毒症病史的甲减患者。

五、如何治疗亚甲炎

亚甲炎是病毒感染后引起的变态反应性炎症而非细菌感染，故抗生素治疗无效。本病有自限性，临床以对症治疗为主。轻症患者只需短期（2周左右）口服非甾体抗炎药（如吲哚美辛、塞来昔布等）便可使症状缓解。对疼痛剧烈、持续高热、非甾体抗炎药治疗无效的重症患者，可短期使用糖皮质激素，如泼尼松20～40mg/d，24～48小时内症状便可迅速缓解。维持1～2周后开始逐渐减量，总疗程需要1～2个月。过快减药或停药容易导致病情反复。

由于本病甲状腺毒症为甲状腺破坏所致，故一般不主张服用抗甲状腺药物，更不能用 ^{131}I 或手术治疗，否则可能会导致永久性甲减。对心悸明显的早期患者，可以口服 β 受体阻滞剂（如普萘洛尔10mg，每天3～4次）对症处理；病程后期出现甲减者，应酌情补充甲状腺素（左甲状腺素钠片），直至甲功恢复正常为止。极少数亚甲炎患者最终会发展为永久性甲减，这部分患者需要终身服用甲状腺激素替代治疗。

六、亚甲炎预后

本病具有自限性，绝大多数患者可在数周或数月内自行痊愈，但可复发，

大约5%的患者可发生永久性甲减。

七、诊治亚甲炎需注意哪些细节问题

（1）亚甲炎患者症状多变，缺乏特异性，其临床表现可因所处病期不同而不同，对此一定要有充分的了解和认识。感冒（或流感）患者，如果发热、咽痛等症状治疗后迟迟得不到缓解，应注意排除亚甲炎。

（2）问诊及查体一定要认真仔细。既不能只关注全身症状，而忽略甲状腺的局部体征，也不能只注意颈部疼痛，而忽略心悸、出汗、发热等全身症状。一定要树立整体观念，不可一叶障目。

（3）切忌滥用抗生素。因本病不是细菌感染所致，故抗生素治疗无效。

（4）本病早期的甲状腺毒症乃因炎症损伤甲状腺滤泡导致甲状腺激素释放增加所致，程度较轻，且为一过性，故不宜采用抗甲状腺药物或 ^{131}I 及手术治疗，只需在甲状腺毒症明显时给予普萘洛尔口服对症处理即可。

（5）病情较重的亚甲炎患者，可以采用短期糖皮质激素（如泼尼松）治疗，可减轻炎症反应，使发热及甲状腺肿痛得以缓解。推荐糖皮质激素起始剂量为20～40mg/d，症状完全缓解后开始减量，一般每周减量5mg，总疗程不少于6～8周。注意糖皮质激素减量不宜过快、停药不宜过早，否则容易导致病情复发。

（6）对于糖皮质激素治疗停药指征，要结合患者症状缓解、血沉恢复正常、激素逐渐减量、疗程足够，进行综合评估。

（7）合并糖尿病的患者在使用糖皮质激素期间，需加强血糖监测，适当增加降糖药物（包括胰岛素）的用量；对有骨量减少或骨质疏松症患者应同时增加维生素D和钙剂的补充；合并其他器官慢性感染性疾病、有消化道潜在出血倾向者需注意密切观察，或加强相应治疗药物（如胃黏膜保护剂）。

（8）对处于甲减阶段的患者，可酌情加用左甲状腺素钠片25～50μg，每天1次。病情稳定1～2个月后可试着逐渐停用。如停用后TSH再次升高，提示可能需要长期服用甲状腺激素替代治疗。

最后提醒广大读者，当您感冒发热并伴有颈部疼痛时，不妨查查甲功及血沉，做做甲状腺摄碘率检查，排除亚甲炎的可能。

（王建华）

4. 安安静静的亚急性淋巴细胞性甲状腺炎

［要点聚焦］

亚急性淋巴细胞性甲状腺炎是一种自身免疫性甲状腺炎，临床经过与亚急性甲状腺炎相似，分为甲状腺毒症期、甲减期和恢复期3个阶段，区别是没有发热及甲状腺疼痛。本病有自限性，一般不需要抗甲状腺药物治疗，手术及^{131}I治疗更属禁忌。

一、什么是亚急性淋巴细胞性甲状腺炎

亚急性淋巴细胞性甲状腺炎又称寂静型甲状腺炎或无痛性甲状腺炎，是一种自身免疫性甲状腺，表现为短暂、可逆性的甲状腺滤泡破坏。它兼有慢性淋巴细胞性甲状腺炎和亚急性肉芽肿性甲状腺炎的某些特点。一方面，亚急性淋巴细胞性甲状腺炎患者的甲状腺有不同程度的淋巴细胞浸润，没有甲状腺疼痛或触痛，血沉不快，这些与慢性淋巴细胞性甲状腺炎相似。另一方面，亚急性淋巴细胞性甲状腺炎的病情变化呈甲亢期、甲减期和恢复期3期经过，具有自限性，这些又与亚急性肉芽肿性甲状腺炎类似。

目前学术界多倾向于将亚急性淋巴细胞性甲状腺炎归于亚急性甲状腺炎的一个特殊类型，产后甲状腺炎是临床最常见的亚急性淋巴细胞性甲状腺炎。

二、亚急性淋巴细胞性甲状腺炎有哪些临床特点

任何年龄均可发病，以30～50岁女性多见，主要表现为短暂性甲亢（准确地讲是破坏性甲状腺毒症），患者可有乏力、怕热、多汗、心悸、兴奋、失

眠、消瘦等甲亢症状，但无突眼和胫前黏液性水肿（不同于 Graves 病），也无发热及甲状腺疼痛（不同于亚甲炎）。

三、如何诊断亚急性淋巴细胞性甲状腺炎

临床上，如果患者有轻度甲状腺毒症表现（如怕热、多汗、心悸、兴奋、易激动等），血清甲状腺激素（T3、T4）水平升高，而甲状腺摄碘率严重降低（24小时多＜3%）或甲状腺核素显像显示无摄取或摄取低下，不伴有发热及甲状腺疼痛，甲状腺自身抗体（TgAb、TPOAb）可呈阳性，患者只要符合以上条件，基本就可以确诊为亚急性淋巴细胞性甲状腺炎。

四、亚急性淋巴细胞性甲状腺炎应与哪些疾病鉴别

1．与 Graves 病鉴别　亚急性淋巴细胞性甲状腺炎早期可有甲亢样的临床表现，常被临床误诊为 Graves 病。但是，亚急性淋巴细胞性甲状腺炎不伴有突眼及胫前黏液性水肿、TRAb 阴性、甲状腺摄碘率降低（24小时＜3%）、甲状腺超声血流信号正常；而 Graves 病常常有突眼及胫前黏液性水肿、TRAb 阳性、甲状腺摄碘率升高并伴有高峰前移、甲状腺超声血流信号异常丰富，可资鉴别。

2．与亚急性甲状腺炎鉴别　亚急性甲状腺炎患者一般有病毒感染史，甲状腺部位疼痛（或触痛）明显，伴有发烧，血沉明显增快（通常＞50mm/h）；而亚急性淋巴细胞性甲状腺炎一般无前驱病毒感染史，患者无发热，甲状腺无压痛及触痛，血沉一般正常或略快，可资鉴别。

3．与桥本甲状腺炎鉴别　与桥本甲状腺炎相比，亚急性淋巴细胞性甲状腺炎患者血清甲状腺自身抗体（如 TPOAb、TgAb）滴度及甲状腺摄碘率均明显低于前者。另外，亚急性淋巴细胞性甲状腺炎多可自行恢复，只有少数患者变为永久性甲减，而桥本甲状腺炎患者最终大多变为永久性甲减。

五、如何治疗亚急性淋巴细胞性甲状腺炎

本病发生经过类似亚急性甲状腺炎，可在数月内自行恢复。处于甲亢期的

患者可给予β受体阻滞剂（如普萘洛尔）对症治疗。由于患者的甲亢症状是炎症导致甲状腺滤泡内的甲状腺激素释出所致，并非真正的甲亢，因此不用抗甲状腺药物或^{131}I治疗。即便发生甲减，也大多是暂时性的，可短期服用左甲状腺素钠片替代治疗。极个别发生永久性甲减的患者，需终身替代治疗。

（王建华）

5. 产后情绪反常，当心产后甲状腺炎

［要点聚焦］

产后甲状腺炎指在妊娠前和妊娠期间无甲状腺功能异常，在分娩（或流产）后1年内发生的甲状腺功能异常综合征，属于自身免疫性甲状腺炎的一种特殊类型。该病患者往往在产后出现比较明显的情绪变化，常被误诊为产后抑郁症。本病大多数呈自限性过程，少数患者可进展为永久性甲减。

［临床实例］

张女士是位干练的女强人，常年在职场上打拼，年近不惑才生下了一个健康可爱的千金，一家人都高兴得不得了，张女士也是每天喜不自禁。但产后没过多久，家人就发现张女士的情绪开始有些反常，动不动就莫名其妙地发火，经常心悸、烦躁、失眠。起初，家人还以为是她夜里带孩子休息不好心情烦躁，也就没太当回事。又过了几个月，张女士的情绪如过山车般来了个大翻转，由之前的兴奋、烦躁转为抑郁寡欢、多愁善感，动不动就暗自抹泪。家人带张女士到精神卫生中心就医，被诊断为产后抑郁症，医生给她开了些抗抑郁药，服用一段时间后病情并无明显改善。家人又带她去内分泌科就诊。医生详细询问了张女士的发病经过，触诊发现甲状腺呈Ⅰ度肿大，随后又让她做了甲功及甲状腺自身抗体（TPOAb、TgAb）检查，最终被确诊为产后甲状腺炎（甲减期）。原来，她一开始脾气火爆是当时处于产后甲状腺炎的甲亢期，而近期的情绪低落则是产后甲状腺炎转为甲减期了。经过一段时间的甲状腺激素替代

治疗，张女士的情绪终于逐渐恢复正常。

产后甲状腺炎是指在妊娠前及妊娠期间无甲功异常病史的妇女，在分娩或流产后1年内所发生的甲状腺功能异常综合征。它属于无痛性甲状腺炎的一个特殊类型，多见于30～40岁的女性。据统计，产后甲状腺炎的发病率为5%～10%。

1. 产后甲状腺炎的临床表现　产后甲状腺炎一般在产后发病，整个病程可持续6～12个月。症状典型者呈3期经过：甲状腺毒症期、甲减期和恢复期。

甲状腺毒症期：发生在产后1～6个月（通常在产后3个月），持续1～2个月。产妇表现为心悸、乏力、怕热、情绪激动等症状。产生原因是由于甲状腺组织被炎症破坏后，滤泡内的甲状腺激素溢出，引起甲状腺毒症。此阶段患者血清甲状腺激素（T3、T4）水平升高，TSH降低，甲状腺摄碘率显著降低（哺乳期妇女不宜进行此项检查）。患者的甲状腺呈轻、中度肿大，但无触痛。

甲减期：发生在产后3～8个月（通常在产后6个月左右），持续4～6个月。患者表现为乏力、畏寒、精神萎靡、嗜睡、食欲减退、便秘、水肿、皮肤干燥等甲减症状，化验血清甲状腺激素（T3、T4）水平降低，TSH水平升高。产生原因是甲状腺滤泡上皮细胞被炎症损伤后，甲状腺激素合成减少所致。

恢复期：发生在产后6～12个月。甲状腺激素水平和甲状腺摄碘率逐渐恢复正常，但也有近20%的患者表现为永久性甲减。

当然，也有少数患者没有上面介绍的典型3期经过，而只是表现为甲亢或是甲减。

2. 如何确诊产后甲状腺炎　产后甲状腺炎的诊断并不复杂，关键是要想到这个病。临床上，凡是孕前无甲状腺病史，在产后1年内出现情绪反常、甲状腺肿大（但无疼痛或触痛）等改变，化验显示有甲功异常（甲亢或甲减），甲状腺自身抗体检查TPOAb、TgAb阳性（轻至中度升高）而TRAb阴性，血沉正常，即可诊断为产后甲状腺炎。

注意事项：①产妇如果母乳喂养，禁止进行甲状腺摄碘率检查。②测定TRAb主要是为了排除产后Graves病，因为分娩也是Graves病复发的诱因之一。

3. 产后甲状腺炎缘何易被误诊 正常情况下，产妇经过产后1个月的休养，身体各方面基本能够恢复到妊娠前状态。有些产妇即便是出现心悸、多汗、焦虑、失眠或者是乏力、怕冷、情绪低落、嗜睡等症状，也往往被认为是产后休息不好、体质弱、营养不良、贫血所致，很少有人会想到这些症状与产后甲状腺炎有关。

因此，对产后出现心悸、多汗、神经质等甲亢症状，或是乏力、畏寒、便秘、水肿等甲减症状的产妇，特别是伴有甲状腺肿大或持续闭经的患者，一定要去医院检查甲功，排除产后甲状腺炎。

4. 产后甲状腺炎该如何治疗 一旦确诊为产后甲状腺炎，需要根据患者所处的病程阶段及症状轻重，给予不同的药物进行治疗。

甲状腺毒症期：产后甲状腺炎患者的甲亢呈一过性且症状较轻，一般不主张服用抗甲状腺药物治疗，如果患者心率增快、心悸症状明显，可以酌情服用β受体阻滞剂（如普萘洛尔）缓解高代谢症状。

甲减期：可采用甲状腺激素（左甲状腺素钠片）进行替代治疗，哺乳期也不要停药，不会对婴儿造成不良影响。

恢复期：进入恢复期后，患者即可逐渐减少药量直至停药。少数患者甲减不能恢复而成为永久性甲减，这部分患者需要终身进行甲状腺激素替代治疗。

5. 产后甲状腺炎预后 本病有自限性，大多数患者可自行恢复，但比较容易复发。1年之内10%～20%甲状腺功能已经恢复正常的妇女发展为永久性甲减；在5～8年期间，约有50%的妇女发展为永久性甲减。因此，凡有产后甲状腺炎病史的妇女最好每半年到1年复查1次甲功，一旦发现甲减要及时治疗。

6. 如何筛查和预防 TPOAb是预测妊娠妇女发生产后甲状腺炎的重要

指标，产前定期测定TPOAb对于预测该病的发生具有重要意义。另外，对TPOAb阳性者还应进行产后甲状腺功能的严密随访。目前研究发现产后甲状腺炎与碘摄入过量有关，故有产后甲状腺炎病史的妇女应避免碘摄入过量，以免诱发甲减。

（王建华）

6. 关于桥本甲状腺炎，您想了解的都在这里

［要点聚焦］

桥本甲状腺炎又称慢性淋巴细胞性甲状腺炎，是临床最常见的甲状腺自身免疫性疾病。病程早期患者往往没有明显自觉症状，主要表现为甲状腺无痛性、弥漫性肿大，后期往往会进展为甲减，患者需要终身补充甲状腺激素治疗。

［临床实例］

门诊上经常会遇到很多体检患者拿着甲状腺化验单来咨询："王主任，我报告单上有两个抗体（TPOAb、TgAb）指标明显升高，但甲功（FT3、FT4、TSH）正常，也没啥症状，请问我这是什么问题？需要治疗吗？""你这种情况考虑是桥本甲状腺炎，这是一种甲状腺自身免疫性炎症，是否需要治疗，主要取决于甲功，目前你甲功正常，暂不需要治疗，但要定期随访、复查甲功"。

桥本甲状腺炎是临床常见的甲状腺疾病，也是导致甲减最常见的病因，人群患病率高达1%～2%，本病"重女轻男"，男女之比为1∶10，主要见于30～50岁的中青年女性。

桥本甲状腺炎可导致甲状腺肿大及甲功异常，多数患者最终会进展为甲减。如果延误治疗，患者可因代谢减慢而出现乏力、畏寒、精神萎靡、嗜睡等症状，还会引发血脂异常，加重动脉粥样硬化，导致心脑血管疾病，对妊娠期母婴的健康影响就更大了。下面，笔者就桥本甲状腺炎的有关热点问题予以解

答，希望对大家认识本病有所帮助。

一、桥本甲状腺炎的"身世"

桥本甲状腺炎是甲状腺的一种慢性炎症性疾病，然而此炎非彼炎，这里所说的炎症，并非细菌引起的感染性炎症，而是一种无须抗菌消炎的自身免疫性炎症。

病理活检可以看到患者甲状腺组织中有大量的淋巴细胞浸润，故又称慢性淋巴细胞性甲状腺炎。之所以叫桥本甲状腺炎，是因为本病由日本九州大学一位名叫桥本（Hashimoto）的医生在1912年首次发现并报道，后人为了纪念他，故以他的名字命名本病。

二、桥本甲状腺炎是如何发生的

本病的病因尚不十分清楚，一般认为是在遗传因素和环境因素的共同作用下发生自身免疫紊乱所致。遗传因素无须赘言，环境因素主要是指精神压力、碘摄入过量、病毒感染、妊娠、颈部过量辐射、药物因素等。

由于自身免疫紊乱导致机体敌我不分，错把自身甲状腺当成了攻击目标，血液中产生了针对自身甲状腺组织的特异性抗体（TPOAb、TgAb等），引起甲状腺组织中大量免疫细胞（如淋巴细胞、浆细胞等）浸润，并对自身甲状腺组织造成损伤及破坏，从而导致本病的发生。

三、桥本甲状腺炎有哪些临床表现

本病起病隐匿，进展缓慢，最突出的表现是进行性甲状腺弥漫性肿大。在病程早期，患者可无任何自觉症状，也可表现为轻度一过性甲亢（准确地讲是破坏性甲状腺毒症），如怕热、多汗、心悸、手抖等。之后患者会有较长一段时间的甲功正常期，此期患者除了甲状腺自身抗体（TPOAb、TgAb）升高，往往没有什么症状。到了病程后期，大多数患者会出现永久性甲减，表现为全身乏力、怕冷、情绪低落、抑郁、腹胀、便秘、汗少、皮肤干燥、月经不调、性欲减退、黏液性水肿等症状，有些患者可因甲状腺肿大对气管、食管造成压迫，导致呼吸不畅及吞咽困难等。

需要说明的是，上述3个阶段并不是每个患者都会经历的，具体还得看每个患者的具体情况，有些患者的甲功始终保持正常。

四、确诊桥本甲状腺炎要做哪些检查

1. 甲状腺自身抗体检查 甲状腺自身抗体（TPOAb、TgAb）强阳性是桥本甲状腺炎的主要特征，也是本病最重要的诊断依据，TPOAb的滴度与甲状腺组织的炎性破坏程度以及疾病的活动状态密切相关。

需要说明的是，正常人体内也可能存在这两种抗体，随着年龄的增加，这两项抗体指标会有所升高，尤其是女性可能会更高点。因此，这两项抗体轻度升高时，不必过于紧张，可进一步行甲状腺超声检查。

2. 甲状腺超声 甲状腺超声对诊断桥本甲状腺炎也有一定的帮助。本病典型的超声改变为甲状腺呈对称性弥漫性肿大，峡部明显增厚，回声弥漫减低，分布不均，呈网格状改变，或伴结节。

3. 甲状腺细针穿刺细胞学检查 该检查对本病有确诊价值，但不作为常规检查。如果根据甲状腺病史、体征、甲状腺自身抗体（TPOAb、TgAb）及超声检查不足以确诊本病，可考虑行此检查。镜下检查可见甲状腺滤泡上皮细胞呈多形性，腺上皮细胞间有大量淋巴细胞和浆细胞浸润。

4. 甲功测定 甲功检查对本病诊断价值不大。根据病程阶段不同，本病患者的甲功可以表现为亚临床甲亢或临床甲亢，也可以正常，还可以表现为亚临床甲减或临床甲减。如病程处于甲亢阶段，则需要与Graves病进行鉴别。

五、单凭超声检查能确诊桥本甲状腺炎吗

超声检查对诊断桥本甲状腺炎有一定帮助，但是，单纯依靠超声检查还不足以诊断桥本甲状腺炎，必需同时结合甲状腺自身抗体（包括TPOAb、TgAb）

检查。如果TPOAb和/或TgAb显著升高，结合甲状腺超声的特征性表现，方可诊断桥本甲状腺炎。

六、如何诊断桥本甲状腺炎

诊断依据：①甲状腺弥漫性肿大，质地坚韧，多无触痛。②甲状腺自身抗体（TPOAb、TgAb）强阳性。具备以上两条基本可以诊断。对于不典型的患者，可行甲状腺细针穿刺活检，后者具有确诊价值。

七、如何鉴别早期桥本甲状腺炎与Graves病

早期桥本甲状腺炎甲状腺毒症期也可有甲状腺激素升高以及甲亢的症状表现，很容易被误诊为Graves病。但桥本甲状腺炎患者TPOAb、TgAb显著升高，通常TRAb呈阴性，Graves病患者TPOAb、TgAb轻度升高，而TRAb呈阳性。此外，还可做甲状腺摄碘率检查，桥本甲状腺炎甲状腺毒症期患者甲状腺摄碘率降低，而Graves病患者甲状腺摄碘率明显升高。

八、是否甲状腺自身抗体滴度越高，患者病情越重

TPOAb和TgAb显著增高是桥本甲状腺炎的重要特征。但是，甲状腺自身抗体水平高低与甲状腺疾病的严重程度并无直接关系，抗体水平高并不意味着病情严重。判断桥本甲状腺炎的病情严重程度，是根据甲状腺被破坏的程度来区分，而不是按照抗体滴度的高低来区分。比如在桥本甲状腺炎的晚期，当甲状腺滤泡广泛萎缩退化后，抗体水平可以不高，但实际病情很重。

检测抗体的最大意义在于协助临床诊断，特别是对于备孕以及妊娠期妇女进行甲功和自身抗体的检测，有助于提高母婴健康，降低不良妊娠的发生率。

九、桥本甲状腺炎的治疗目标是什么

桥本甲状腺炎是自身免疫紊乱所致。目前尚无药物能够使自身抗体

（TPOAb、TgAb）完全转阴，硒制剂也只是使部分患者抗体滴度下降而已。因此，桥本甲状腺炎的现实治疗目标并不是让甲状腺自身抗体（TPOAb、TgAb）转阴，而是纠正甲功异常，减轻甲状腺肿大，改善患者的自觉症状。

十、如何治疗桥本甲状腺炎

桥本甲状腺炎缺乏病因治疗，临床主要是针对甲功异常和甲状腺肿大对症处理和随访观察。病期不同，治疗方法也不一样。

甲亢期：此期为一过性（一般持续数月），而且由于患者症状通常较轻，因此，通常不需要抗甲状腺药物治疗，只需口服β受体阻滞剂（如普萘洛尔、美托洛尔等）对症治疗即可。对于个别甲亢症状比较明显的早期桥本甲状腺炎患者，可酌情小剂量、短期口服抗甲状腺药物，2～4周后复查，根据甲功情况及时减量直至停药，以免导致甲减。

甲功正常期：此期患者甲功正常，也没有症状，不必用药，只需定期随诊即可。建议一般每半年到1年检查1次甲功及B超即可。

甲减期：甲减是本病的最终结局，此期患者需要采取甲状腺激素替代治疗。药物首选左甲状腺素钠，从小剂量（25μg/d）开始，逐渐加量，这点对于老年人，尤其是伴有心血管疾病的患者尤为重要。每4～6周监测1次甲功，根据检查结果逐渐增加剂量。

治疗目标以临床症状基本缓解，FT3、FT4在正常范围，TSH降至正常值低限为宜，治疗目标要因人而异，达到目标剂量后长期维持用药，维持期每半年到1年复查1次甲功。

亚临床甲减的治疗与临床甲减的治疗基本相同，只是用药剂量更小。妊娠期患者左甲状腺素钠剂量应比妊娠前增加25%～30%。需要强调的是，甲状腺素的替代治疗对于胎儿是比较安全的，没有致畸、流产等风险，切勿擅自停药。

另外，如果患者甲状腺肿大明显，对气管、食管有压迫，经内科治疗无效者，可以考虑手术切除，术后往往会发生甲减，需要甲状腺激素长期替代治疗。

十一、单纯甲状腺自身抗体升高是否需要治疗

桥本甲状腺炎的治疗目标是纠正甲功异常或是解除压迫症状。临床上，如果患者只是单纯的甲状腺自身抗体（TPOAb、TgAb）升高，而甲功正常，这种情况一般不需要处理。事实上，包括中药在内，目前临床上还没有能使抗体转阴的治疗药物。

十二、桥本甲状腺炎要不要忌口？是否需要吃无碘盐

目前认为碘摄入过量有可能诱发自身免疫反应，导致桥本甲状腺炎的发生和发展，故主张低碘饮食，患者可以吃加碘盐，但应限制海带、紫菜、海虾等高碘食物。碘过量或碘不足对甲状腺都会有影响，碘过量会加重桥本甲状腺炎的进展，碘不足会引起甲状腺肿大。另外，患者还要避免大量食用卷心菜、白菜、油菜、白萝卜等容易导致甲状腺肿大的蔬菜。甲减患者往往有高脂血症，因此，患者还应限制高脂肪、高胆固醇的食物，可以多吃新鲜的水果、蔬菜，以增加维生素的摄入。

十三、桥本甲状腺炎会发展成甲状腺癌吗

许多桥本甲状腺炎患者都担心将来是否会癌变。虽然临床上诊断为甲状腺癌的患者有约30%的合并桥本甲状腺炎，但目前没有确切研究证实桥本甲状腺炎与甲状腺癌有关。所以，没有必要过度担心。

十四、桥本甲状腺炎究竟能否治愈

桥本甲状腺炎是一种慢性疾病，目前尚无根治的方法，但不必过于悲观。事实上，有些桥本甲状腺炎患者的甲功始终是正常的，无须药物治疗，定期随访即可。虽然有些患者最终会进展为甲减，但只要每天补足甲状腺激素的量，将甲功维持正常，患者完全可以像健康人一样生活，预后与常人无异。因此，

患者不必背负太大的压力。

虽然本病不能根治，但我们可以通过减轻精神压力、缓解情绪紧张、避免摄入碘过量、过度劳累等措施，在一定程度上预防本病发生。

（王建华）

7. 孕妇遭遇桥本甲状腺炎应该怎么办

[要点聚焦]

桥本甲状腺炎对孕妇的妊娠结局和胎儿生长发育均可造成严重不良影响，因此，一定要早期积极干预。备孕期妇女必须将TSH控制在2.5mIU/L以下再妊娠，妊娠后要继续服用甲状腺激素，将TSH值控制在2.5mIU/L以下，以保证妊娠期安全。

桥本甲状腺炎常见于女性，尤其是30～50岁的育龄期妇女。本病对母婴是否会有不良影响？备孕期间患者应该注意什么？这些无疑是准妈妈们非常关心的问题。

1. 桥本甲状腺炎是咋回事　桥本甲状腺炎又称慢性淋巴细胞性甲状腺炎，是临床最常见的慢性自身免疫性甲状腺疾病。本病起病缓慢，患者主要表现为甲状腺弥漫性、对称性肿大以及甲状腺自身抗体（主要指TPOAb、TgAb）显著升高，患者早期甲功多正常或有一过性甲状腺毒症，晚期往往会发展为亚临床甲减或临床甲减。

2. 桥本甲状腺炎对妊娠期妇女有何影响　根据患者甲功情况，桥本甲状腺炎可分为以下3种类型：①临床甲减，即FT3、FT4降低，TSH升高。②亚临床甲减，即FT3、FT4正常，TSH升高。③甲功正常，单纯甲状腺自身抗体阳性。下面，我们就分别看看这三种情况对孕妇究竟有哪些影响？

我们知道，胎儿的脑发育依赖于足够的甲状腺激素，妊娠期甲减（包括临床甲减和亚临床甲减）可导致胎儿智力低下、认知功能障碍以及自闭症的发生，同时，还会增加孕妇流产、早产、死胎、妊娠高血压和先兆子痫的发生风险。因此，不管是临床甲减还是亚临床甲减，都需要积极处理，这早已成为大家的临床共识。

那么，单纯甲状腺自身抗体（TPOAb、TgAb）阳性对孕妇有没有影响呢？新近国内外多项随机对照研究证实，甲功正常、单纯甲状腺自身抗体（TPOAb、TgAb）阳性的妇女，其TSH水平随着妊娠进展而逐渐升高，在妊娠第12周增高1.7～3.5mIU/L。这说明在妊娠期对甲状腺激素需求增加的情况下，由于患者的甲状腺滤泡受到自身免疫的攻击，这些孕妇的甲功可由孕前的正常状态进展到亚临床甲减（FT3、FT4正常，TSH＞4.0mIU/L）或是临床甲减，从而使得流产、死胎、早产和胎儿发育异常等不良妊娠结局的风险增加。另据观察，分娩以后，随着免疫耐受的解除，患者甲状腺自身抗体（TPOAb、TgAb）可出现反跳性增高，孕妇产后甲状腺炎的发生率明显增加（可达50%）。故目前认为，单纯甲状腺自身抗体阳性是导致不良妊娠结局的独立危险因素，对母婴同样具有潜在的危害，同样也要引起临床的高度重视。

3. 桥本甲状腺炎患者应如何备孕 尽管桥本甲状腺炎会对妊娠产生不良影响，但本病并非妊娠的禁忌证。只要在妊娠前将患者甲功调整到妊娠期特定正常范围以内，患者同样可以怀孕。因此，做好妊娠前检查及妊娠期监测至关重要。

怀孕前：应化验甲功及甲状腺自身抗体。如果TSH＞2.5mIU/L，则需补充左甲状腺素（左甲状腺素钠片），将TSH控制在0.1～2.5mIU/L后，再计划妊娠。

妊娠期：原有甲减的女性，妊娠后甲状腺素的用量需要增加20%～30%，每4周复查甲功，根据TSH调整药量，尽量将TSH控制在2.5mIU/L以内。

产后：药量恢复到妊娠前水平，产后6周复查甲功，根据检查结果调整药量或停药。

需要说明的是，甲状腺激素对于胎儿是安全的，不会有致畸、流产等风险，可以放心服用。

4. 单纯甲状腺自身抗体阳性的孕妇该咋办 目前针对甲状腺自身抗体（TPOAb、TgAb）升高尚无特效治疗药物，包括硒制剂以及中成药（如冬虫夏草制剂等）效果均不十分肯定，因此，指南也没做推荐。事实上，让甲状腺自身抗体转阴目前很难做到，而且也不是临床治疗的目标，调整并维持甲功正常才是临床治疗的目的。

根据美国甲状腺学会《2017年妊娠期及产后甲状腺疾病诊治指南》，对于TPOAb阳性的孕妇，只要TSH＞2.5mIU/L，就可以考虑补充甲状腺素，并将TSH控制在2.5mIU/L以下，至少每4周内监测1次甲功。

需要警惕的是，对于妊娠前甲功正常、单纯甲状腺自身抗体（如TPOAb）阳性的妇女，妊娠后由于机体免疫状态的改变以及胎儿对母体甲状腺激素的需求增加，患者有可能会进展为亚临床甲减或临床甲减。因此，对于单纯甲状腺自身抗体阳性（甲功正常）的孕妇，无论是在怀孕期间还是产后，都要定期复查甲功。一旦发现甲减，立即给予左甲状腺素片治疗，以免胎儿因缺乏甲状腺激素而影响神经系统发育。

综上所述，桥本甲状腺炎可能增加不良妊娠结局的发生风险。因此，育龄期妇女最好在妊娠前就做好甲功筛查，如发现甲功异常，应及时就诊，在专科医生的指导下，采取必要的干预措施。

（王建华）

8. 坚硬如木的慢性纤维性甲状腺炎

［要点聚焦］

慢性纤维性甲状腺炎是一种临床罕见的甲状腺疾病，其主要特征为正常甲状腺组织被大量增生的纤维组织取代，并穿破甲状腺被膜侵及邻近器官或组织。患者甲状腺质地坚硬，活动度差，易与甲状腺癌混淆。

慢性纤维性甲状腺炎又称木样甲状腺炎，由德国学者里德尔（Riedel）于1896年首次报道，故又称Riedel甲状腺炎，这是一种临床极少见的甲状腺慢性纤维增生性炎症，发病年龄在30～60岁，平均50岁，男女比例1∶3。

1. 病因 病因不清，有人认为是自身免疫反应所致，也有人认为属于原发性纤维化疾病，是全身性纤维硬化症的一部分。患者甲状腺的正常组织被破坏，取而代之的是大量侵袭性纤维组织，后者可穿破甲状腺被膜侵犯邻近器官及组织（如肌肉、血管、神经甚至气管等）并与之发生粘连及压迫。

2. 临床表现 本病起病隐匿，进展缓慢。患者甲状腺逐渐肿大，质硬如木，但无明显疼痛及压痛，与周围组织常有致密粘连，不随吞咽活动，但可造成气管、食管及喉返神经受压，导致呼吸困难、吞咽困难及声音嘶哑。早期甲功正常，晚期可出现甲减。

3. 辅助检查 甲状腺功能大多正常，但当甲状腺组织完全被纤维组织取代后可出现甲减。化验检查：白细胞及血沉正常，甲状腺自身抗体大多正常。甲状腺超声呈弥漫性病变，边缘模糊不清，实质回声减低不均匀，血流信号（CDFI）显示血供较差，颈部淋巴结一般无肿大。

4. 诊断要点 触诊：甲状腺肿大，质地坚硬，无疼痛及压痛，无局部淋巴结肿大；症状：可有不同程度的气管、食管压迫症状；实验室检查：白细胞及血沉正常，大多数患者甲状腺自身抗体正常（少数患者可升高），大部分患者甲功正常，部分晚期病人可出现甲减。最终确诊需要做甲状腺组织活检病理学检查。

5. 鉴别诊断 慢性纤维性甲状腺炎患者甲状腺质地坚硬，需与甲状腺癌鉴别。甲状腺癌的甲状腺肿大多为单侧，且进展快，常有局部淋巴结肿大，甲状腺穿刺针吸细胞学检查或甲状腺组织活检可资鉴别。

6. 治疗 糖皮质激素（如泼尼松）治疗为主，合并甲减时给予甲状腺激素治疗，手术治疗仅限于诊断性检查及解除压迫症状。

（王建华　高　莹）

9. 甲状腺炎诊治注意事项

［要点聚焦］

甲状腺炎是临床常见的、由不同病因引起、以炎症为主要表现的一组甲状腺疾病。按照起病快慢及病程长短不同，可分为急性、亚急性、慢性等多种类型，临床表现复杂多样，治疗方法不尽相同，有许多细节问题需要格外注意。

1．治疗应当个体化　不同种类的甲状腺炎或在甲状腺炎的不同阶段，其治疗方案都不一样。因此，一定要根据每个患者甲状腺炎的致病原因、所处的病程阶段、临床表现、甲状腺大小、年龄等诸多因素，制订个体化的诊疗方案。

2．抗生素不能滥用　甲状腺炎有感染性炎症和非感染性炎症之分。除了急性化脓性甲状腺炎需要使用抗生素治疗，其他各种甲状腺炎均无须使用抗生素，一般只需对症治疗、纠正甲功异常即可。

3．不可盲目补碘　一般说来，甲状腺炎患者适碘饮食即可。如果过量补碘，尤其是对桥本甲状腺炎患者，有可能会诱发自身免疫功能紊乱，导致病情加重。

4．避免过度治疗　发生于亚急性甲状腺炎及慢性淋巴细胞性甲状腺炎的甲亢（准确地讲是破坏性甲状腺毒症）均为一过性，并且程度较轻，对症处理便可，通常不必服用抗甲状腺药物，^{131}I 及手术治疗原则上禁忌（除非是有严重压迫症状或合并肿瘤）。

5．必要的检查不能省　甲状腺炎的相关检查主要包括血常规、血沉、甲功、甲状腺自身抗体（如 TPOAb、TgAb 等）、甲状腺超声、甲状腺摄碘率、甲状腺核素显像、必要时还要做甲状腺穿刺细胞学检查，这些检查对疾病的诊断与鉴别非常重要。例如，如果临床怀疑是亚急性甲状腺炎，就要做甲功、甲状腺摄碘率、甲状腺自身抗体、血常规及血沉等相关检查。

6．诊断需要综合判断　患者病史及临床表现、甲状腺触诊、相关辅助检查（如血沉、甲功、甲状腺自身抗体、甲状腺核素显像等）对于诊断甲状腺炎都很重要，三者缺一不可，不能仅凭某一项就轻率地下诊断。

7. 仔细做好鉴别诊断 甲状腺炎种类很多，临床表现及辅助检查缺乏特异性，诊断时一定要全面考虑、仔细甄别，避免误诊。

8. 坚持定期监测甲功 甲状腺炎患者的甲功水平并非一成不变，而是随着病程不断地变化，因此，在治疗过程中，应定期检测甲功，根据病情变化，及时调整药物用量。患者一定要遵守医嘱，不得自行用药或擅自减、停药物。

（王建华）

10. 甲状腺疼痛，原因几何

［要点聚焦］

可引起甲状腺疼痛的不只是亚甲炎，还有很多其他原因，因此，一定要做好鉴别诊断，切不可想当然，以免误诊、误治。

［临床实例］

杨护士感冒痊愈后没过多久，再次出现发热、颈部疼痛，这次吃了快1周的感冒消炎药，症状却一点不见好转，同时伴有心悸、多汗，随后找到我，体格检查：体温38.5℃，咽部及扁桃体（－），甲状腺Ⅰ度肿大，触痛明显，心肺及腹部无异常。随后化验：血常规大致正常，血沉80mm/h，甲状腺激素（FT3、FT4）水平轻度升高，甲状腺核素显像显示放射性分布稀疏不均匀，最后确诊是亚甲炎，停抗生素，换用糖皮质激素及普萘洛尔对症治疗后，上述症状很快缓解。

这天下午，又逢我门诊，刚一落座，杨护士就领着她科里一位女同事进来了。"她是我闺蜜，也是颈部疼痛，您看看是不是跟我一样也是亚甲炎呀？"经过询问，我了解到这位护士不久前体检发现有甲状腺结节，她老是为此担心，没事就好捏捏揉揉。昨晚睡前搓了个澡，半夜里突然疼醒了，感觉颈部结节似乎比以前明显变大了，但无发热、心悸、出汗等伴随症状。我初步断定是甲状腺结节内出血所致，随后的超声检查证实了我先前的判断。

其实，能够导致甲状腺疼痛的疾病远不止以上两种，那么，临床上导致甲状腺疼痛的常见原因有哪些呢？

1．甲状腺结节内出血　甲状腺结节可因局部挤压或剧烈咳嗽导致小血管破裂而引起内出血，引起甲状腺迅速肿大及局部疼痛。这类患者往往有甲状腺结节（尤其是囊性结节）病史，疼痛出现比较突然，出血停止后疼痛可明显减轻。疼痛仅局限于结节内，无远处转移性疼痛。如果出血量较多，可见局部隆起，触之有波动感，但局部皮肤无充血、发红等炎症表现。化验检查：血常规正常，血沉不快，甲功正常，甲状腺超声可以明确是否存在结节出血。

需要说明的是，这里所说的结节内出血，既可能是良性结节，也可能是恶性结节，二者的处理是不一样的。

2．甲状腺癌　甲状腺癌（即恶性结节）也可引起甲状腺疼痛、触痛，恶性结节往往生长较快，浸润或压迫气管、食管出现声音嘶哑、呼吸及吞咽困难等症状。触诊甲状腺质地坚硬、表面不平、活动度差。甲状腺超声显示有恶性结节的征象（如边界不清、微钙化、纵横比＞1等），甲状腺细针穿刺细胞学检查有助于明确诊断。

3．急性化脓性甲状腺炎　该病临床比较少见，多因咽喉等邻近部位感染蔓延或远处感染灶血行播散引起。患者主要表现为高热、寒战、乏力等全身症状及甲状腺部位肿痛，疼痛程度比亚甲炎更为剧烈，单侧多见，且极少转移到对侧（这点与亚甲炎所致的疼痛不同），但可放射至耳后、枕部。病灶局部皮温增高、充血发红，有明显触痛，脓肿液化后可扪及波动感。患者常伴有颈部压迫症状、吞咽困难及发音困难。血常规化验：白细胞总数及中性粒细胞分类明显增高，甲状腺功能大多正常，甲状腺超声可以发现是否存在脓肿。

4．亚甲炎　亚甲炎是临床导致甲状腺疼痛最常见的原因，此类患者往往有前驱感冒病史，之后不久出现发热、甲状腺部位疼痛及触痛，疼痛可放射至下颌、咽喉、上颈部及耳后。另外，亚甲炎患者甲状腺疼痛往往有游走性的特点，常由一侧转移至另一侧，但疼痛部位皮肤无异常改变，这与急性化脓性甲状腺炎不同。

由于亚甲炎患者常伴有发热、肌痛、乏力、颈部淋巴结肿大等类似上呼吸道感染的症状，加之患者表述不准确（将甲状腺痛说成是嗓子痛）或医生查体不仔细（没做甲状腺触诊），常被误诊为上感而错误地给予抗生素治疗。

亚急性甲状腺炎由于炎症破坏甲状腺，使储存的甲状腺激素释放入血，可引起甲状腺激素水平一过性升高，但甲状腺摄碘率是下降的（这点与 Graves 病不同）。另外，患者甲状腺自身抗体（如 TPOAb、TgAb）呈阴性（这点又不同于桥本甲状腺炎）。

5. 桥本甲状腺炎 绝大多数桥本甲状腺炎患者没有甲状腺疼痛，但也有少数患者例外，可以有甲状腺部位胀痛（我们称之为痛性桥本甲状腺炎），只是程度往往较轻，有人认为是由于甲状腺迅速长大，使甲状腺包膜受牵拉所致。桥本甲状腺炎患者通常有甲状腺肿大，质地比较坚韧，甲状腺自身抗体（TPOAb、TgAb）呈强阳性，甲状腺超声有甲状腺弥漫性增大、实质光点增粗、分布不均、回声明显减低等特点。

总之，导致甲状腺疼痛的原因很多，临床遇到此类患者时，不要先入为主，而应广开思路，仔细做好鉴别诊断，避免误诊误治。

（王建华）

第六章　甲状腺结节及甲状腺癌

■ **本章导读**

甲状腺结节是临床最常见的甲状腺疾病。甲状腺结节是怎么引起的？如何区分结节的良恶性？良性甲状腺结节有无癌变可能？是否需要处理？甲状腺癌分哪些病理类型？恶性程度有何区别？^{131}I治疗分化型甲状腺癌的原理是什么？安全性如何？^{131}I治疗甲癌前、后应注意哪些问题？分化型甲状腺癌术后TSH抑制治疗的原则与细节……所有这些内容均可在本章找到答案。

1. 甲状腺结节挺多样，别再傻傻分不清

［要点聚焦］

甲状腺结节是由甲状腺肿瘤、囊肿、炎性团块或其他疾病引起的一个或多个甲状腺肿物。绝大多数甲状腺结节都是良性的，恶性结节仅占5%。绝大多数良性结节都不需要处理，定期随访即可，只有恶性结节和少数良性结节需要处理。

近年来，随着大众体检的日趋普及以及高分辨率彩超的普遍应用，甲状腺结节的检出率越来越高。权威数据显示，我国成人甲状腺结节发生率约为20.43%，平均每5个成年人中就有1个甲状腺结节。女性和老年人是甲状腺结节的高发人群，甲状腺结节已成为当下临床最常见的甲状腺疾病。与此同时，由于人们对甲状腺结节普遍缺乏了解，有些人甚至把甲状腺结节等同于甲状腺癌，无形中给自己及家人造成很大的心理压力。

甲状腺结节是对甲状腺内部异于正常组织的肿块的统称，其发生与自身免疫紊乱、放射性接触、碘摄入不当（过量或不足）、家族遗传、精神压力过大以及不良情绪等多种因素有关。

甲状腺结节有不同的分类方法：从性质上，可分为良性和恶性；从形态上，可分为实性、囊性以及囊实性；从功能上，可分为高功能（热结节）及无

功能（冷结节）；从数量上，可分为单发和多发；从病因上，可以是增生性、炎症性、肿瘤性等。

下面就临床常见的几种甲状腺结节的病因、临床特点及处理方法做一简介。

1. 结节性甲状腺肿　病因：大多是由于碘摄入不足，使得机体甲状腺激素（T3、T4）合成减少，垂体分泌TSH代偿性增加，在TSH的长期刺激下，甲状腺组织发生不均匀性增生和结节样变。此外，某些致甲状腺肿物质以及遗传缺陷也可导致甲状腺肿。

临床表现：多见于中年女性，主要表现为甲状腺肿大同时伴有多个（较常见）或单个（较少见）结节。患者通常没有明显不适。但如果结节较大，也可产生呼吸困难、吞咽不畅、声音嘶哑等压迫症状。

辅助检查：患者甲状腺功能往往正常，甲状腺超声表现为甲状腺两侧叶呈不对称性增大，表面不光滑，内有多个大小不等的结节，边界清晰、形态规则，纵横比<1，结节无血流信号或血流稀少，无局部淋巴结病变。

治疗：如果是缺碘引起的甲状腺肿，应给予补碘治疗。除非甲状腺明显肿大造成压迫症状需要手术治疗，大多数单纯性甲状腺肿不需要处理。患者每半年到1年复查1次甲状腺超声及甲功即可。

2. 毒性结节性甲状腺肿　病因：尚不清楚，常继发于单纯结节性甲状腺肿，多被认为是在多结节性甲状腺肿基础上发生的自主性内分泌功能紊乱。

临床表现：患者除了有前面提到的结节性甲状腺肿的症状，还可伴有甲亢表现，如多食、消瘦、怕热、多汗、心悸、腹泻、焦虑、失眠等。

辅助检查：甲功化验显示TSH降低，FT3、FT4升高。放射性核素显像显示部分结节呈热结节表现。

治疗：一般采用手术治疗或^{131}I治疗。

3. 甲状腺囊肿　病因：绝大多数甲状腺囊肿是由甲状腺结节（或腺瘤）退行性变所致，囊肿内含有液体。

临床特点：多见于20～40岁的女性，囊肿大多是单发，也可多发，表面光滑，无触压痛，可随吞咽上下移动。患者通常无不适症状，偶可因囊肿内出血，短期内迅速增大，局部出现疼痛及压迫症状。

辅助检查：超声检查为圆形或类圆形、边界清晰、无回声结节。放射性核素显像为冷结节，甲功检查正常。

治疗：大多数甲状腺囊肿无须治疗。如果囊肿较大，有压迫症状，可采取手术切除，或者穿刺抽液并注射硬化剂（无水乙醇等）治疗，硬化剂可使囊肿壁发生无菌性坏死，使囊壁粘连、囊腔闭塞，达到治疗囊肿的目的。

4．恶性结节（甲状腺癌） 病因：与大量接触放射线及遗传因素有密切关系，患者病史中可有头颈部或全身放射接触史、甲状腺癌家族史。

临床表现：患者早期往往没有任何临床症状，晚期出现侵犯周围组织或压迫症状，可表现为呼吸不畅、吞咽困难、声音嘶哑等。

辅助检查：超声检查显示结节边界不清，呈低回声（或极低回声）、内部回声不均匀，结节内有微小钙化，结节内血流丰富，结节纵横比＞1；颈部一侧或双侧淋巴结病变。最终还需要进行甲状腺结节穿刺细胞学检查或活检明确诊断。

治疗：手术切除。

总之，当超声检查发现甲状腺结节之后，要结合患者的病史、症状表现以及其他相关检查（如甲状腺功能、甲状腺自身抗体、甲状腺核素显像、甲状腺穿刺细胞学检查等），进一步明确诊断。针对不同病因及性质的甲状腺结节，给予个体化的处理，而不是"一切了之"。

（王建华）

2．发现甲状腺结节后，接下来该怎么查

［要点聚焦］

对于甲状腺结节，首先要明确结节的良恶性，此外，还要了解结节本身有

无自主分泌功能、结节位置及大小、是否对周围组织造成压迫。因此，在超声发现甲状腺结节以后，围绕上述问题，还要做一些相关检查，主要包括甲状腺功能、放射性核素显像等。必要时，还需要做甲状腺细针穿刺细胞学检查。

对于甲状腺结节，人们首先要明确结节的良恶性，其次要知道结节是否有自主分泌功能，再就是要了解结节的大小及位置。为此，患者在查出甲状腺结节之后，应先到内分泌科就诊。接诊医生会根据患者既往病史及目前症状，进一步完善有关检查，以求把上述问题彻底搞清楚，为接下来的病情评估、临床决策及预后判断提供科学依据。

1. 病史采集 大多数甲状腺结节患者没有自觉症状，往往是在体检时偶然发现的。一般说来，有甲状腺癌（如甲状腺髓样癌等）家族史或儿童期曾接受过颈部放疗者，甲状腺结节的恶性概率较大。过去就存在的甲状腺结节，如果近期出现进行性、无痛性增大，应怀疑恶变可能，但若是短期（数小时或数日）内突然发生的甲状腺结节增大，则可能是腺瘤囊性变出血所致。另外，儿童甲状腺结节恶性比例高，需要特别警惕。

另外，伴有烦躁、多汗、心悸等甲亢症状的结节，有可能是毒性甲状腺腺瘤，也可能是亚急性甲状腺炎的早期表现。伴有甲状腺功能低下的结节，可能是桥本甲状腺炎或亚急性甲状腺炎的后期表现。

2. 体格检查 癌症患者常可于颈部触及大而硬的淋巴结，特别是儿童及年轻乳头状甲状腺癌患者。

3. 化验检查 包括甲状腺功能（FT3、FT4、TSH）、甲状腺自身抗体（TPOAb、TgAb、TRAb等）等。

尽管大多数甲状腺结节患者的甲功是正常的，但有少数甲状腺结节可能是甲亢或甲减临床表现的一部分，故应进行甲状腺功能及抗体检查。如果甲状腺结节患者的甲状腺素水平升高，核素显像是热结节，则提示可能是毒性甲状腺腺瘤。甲状腺自身抗体（TPOAb、TgAb）对诊断自身免疫性甲状腺炎（如桥本甲状腺炎）有很大帮助，但不能以此来区分结节的良恶性。甲状腺球蛋白（Tg）水平对鉴别甲状腺结节的良恶性并无价值，一般用于观察分化型甲状腺癌全切术后患者病情是否复发。降钙素是由甲状腺滤泡旁细胞分泌的一种钙调节激素，测定血清降钙素及癌胚抗原有助于早期发现甲状腺髓样癌。检测术前穿刺标本的 *BRAF* 突变状况，有助于甲状腺乳头状癌的诊断和预后评估，便于制订个体化的诊治方案。

4．超声检查 超声检查不仅可以明确结节的部位、数目、大小、囊实性，还可以通过结节成像特征鉴别结节的良恶性。如果甲状腺结节呈实性低回声（或极低回声）、形态不规则、边缘不清、纵横比＞1、血运丰富、微钙化、淋巴结肿大，则恶性的可能性较大，需要进一步做细针穿刺细胞学检查。

5．甲状腺细针穿刺细胞学检查 在超声引导下用细针从甲状腺结节中抽取部分细胞进行病理学检查，主要用于良恶性甲状腺结节的鉴别。此外，该检查也可用于桥本甲状腺炎的诊断，其敏感性和特异性高达95%以上。

6．放射性核素显像 当TSH减低时，可进行甲状腺核素显像，热结节恶性可能性低。

7．CT或MRI 一般不推荐作为甲状腺结节的常规检查手段，但对特殊区域，如结节位于上纵隔等，还需借助CT和MRI评估结节范围与周围重要结构如气管、食管、颈动脉的毗邻关系。

（王建华）

3．甲状腺结节是否都要治？该怎么治

[要点聚焦]

不是所有的甲状腺结节都需要治疗。临床上，大多数甲状腺结节都是良性的，对身体没啥影响，完全可以长期和平共处，定期随访即可。只有那些对身体有害的甲状腺结节（如恶性结节、自主高功能结节或体积较大的结节等）才需要治疗。

甲状腺结节是临床最常见的甲状腺疾病，除少数恶性结节外，绝大多数都是良性结节。恶性结节应当如何处理？良性结节需不需要治疗？有哪些治疗方法可供选择？接下来，我们就来谈谈这方面的问题。

一、哪些甲状腺结节需要治疗

虽然甲状腺结节的发病率很高，但不是所有甲状腺结节都需要治疗，只有对身体造成危害（或有潜在危害）的甲状腺结节才需要治疗。这里面包括所有恶性甲状腺结节（目前对评估为低危风险的微小乳头状癌也可根据患者意愿采取保守治疗，不做手术，密切观察随访）和少数良性甲状腺结节，绝大多数良性甲状腺结节无须治疗，定期随访即可。

需要治疗的良性甲状腺结节主要有以下几种：①结节体积较大，出现明显局部压迫症状。②异位（胸骨后或纵隔内）甲状腺结节。③毒性甲状腺腺瘤。④结节生长较快（半年内结节体积增长超过50%），临床怀疑有恶变倾向或合并甲状腺癌高危因素。⑤因结节影响颈部外观，导致思想负担过重而强烈要求手术者，可作为手术的相对适应证。

二、恶性甲状腺结节该咋治

甲状腺恶性结节即甲状腺癌，按照病理类型不同，可分为乳头状癌、滤泡状癌、髓样癌和未分化癌，其中，乳头状癌和滤泡状癌属于分化型甲状腺癌。一般首选手术治疗，术后需要配合TSH抑制治疗。根据需要，有些患者术后还要采取[131]I治疗。髓样癌和未分化癌一般采取手术治疗，放疗、化疗基本无效。

三、良性甲状腺结节有哪些治疗方法

大多数良性甲状腺结节随访观察即可，只有少数良性结节需要治疗，治疗方法有手术治疗、射频消融、乙醇介入治疗、[131]I治疗以及TSH抑制治疗等，现分别介绍如下。

1. 手术治疗　如前所述。

2. 射频消融　适用于除了胸骨后或纵隔内以外的体积较小（直径＜4mm）

的良性甲状腺结节。

3．乙醇介入治疗　主要适用于纯囊性结节或以囊性为主的囊实性结节。

4．^{131}I治疗　主要用于治疗毒性甲状腺腺瘤（即热结节），但妊娠期及哺乳期忌用。

5．TSH抑制治疗　通过服用超生理剂量的甲状腺激素（左甲状腺素钠片）将TSH控制在正常范围低限（0.4～1.0mIU/L），以减弱TSH对甲状腺细胞的促生长作用，从而达到缩小甲状腺结节的目的。由于左甲状腺素钠片用量较大，有可能导致心房颤动、心力衰竭等心血管问题，增加骨质疏松的风险，况且这种方法临床效果也不是很确切（仅部分患者有效），而且停药后结节有可能再生长。因此，该方法只用于缺碘地区良性甲状腺结节的治疗，一般不做常规推荐，尤其是老年患者不宜采用。

综上所述，绝大多数（95%）甲状腺结节都是良性的，对于体积较小（无占位压迫效应）且无自主分泌功能的良性结节，一般无须处理。对于合并甲状腺功能异常的良性结节，则应明确病因并给予相应的治疗。例如，毒性甲状腺腺瘤可以采取手术切除或^{131}I治疗，合并甲减的结节可以补充左甲状腺素钠片。对于甲状腺恶性结节，则应尽早采取以手术为主的综合治疗。

（王建华）

4．甲状腺结节认识误区大盘点

［要点聚焦］

与甲状腺结节的高发病率相比，大众对它的了解严重不足，而且存在许多认识误区。

现实生活中，有些人对甲状腺结节不以为然，有些人则对甲状腺结节畏之如虎，因此，如何正确认识甲状腺结节就显得尤为重要。下面，我们就来盘点一下关于甲状腺结节的那些认识误区。

误区一：甲状腺结节＝甲状腺癌

不少患者一看到体检报告上有甲状腺结节，马上就把它与甲状腺癌联系在一起。实际上，绝大多数甲状腺结节都是良性的，恶性结节（即甲状腺癌）仅占5%，而且大多数甲状腺癌都属于分化型甲状腺癌，其恶性程度较低，只要早期发现、规范治疗，预后一般都比较好。由此可知，甲状腺结节与甲状腺癌不能完全划等号，患者一定要理性看待甲状腺结节，大可不必惊慌失措。

误区二：甲状腺结节钙化＝甲状腺结节恶化

大部分钙化如较粗大的钙化、环状钙化，其实是机体内发生炎症之后自然的转化，如同受伤后留下的瘢痕，无须过于紧张。只有少数钙化，如沙砾样钙化、点状钙化，需警惕恶性的可能。

误区三：单发结节为恶性，多发结节为良性

甲状腺结节可以单发，也可以多发，多发结节比单发结节更常见。尽管单发结节比多发结节甲状腺癌的发生率高，但不能仅凭结节的单发、多发来判断良恶性。单发结节也有良性的，多发结节也有恶性的。结节的良恶性主要依靠超声检查、细针穿刺细胞学检查以及有关化验等来综合判断。

误区四：大结节为恶性，小结节为良性

结节的良恶性与结节大小无关。小的结节也有可能是甲状腺微小癌。所以，甲状腺结节无论大小，都要进一步检查，评估结节的良恶性。

误区五：所有甲状腺结节均需手术切除

因为害怕结节癌变，有些患者只要查出甲状腺结节，就要求医生手术切除，这种不分青红皂白、一切了之的做法是非常不妥的。事实上，绝大多数甲状腺良性结节都不需要处理，定期（0.5～1年）随访即可，逢"结"必切属于过度治疗。

误区六：只要是良性结节则无须治疗

不是所有的良性结节都不用治疗。实际上，"块头"较大（直径≥4cm）有明显压迫症状的甲状腺结节、异位甲状腺结节（如胸骨后甲状腺结节）或是毒性甲状腺腺瘤，以上这些良性甲状腺结节同样需要手术治疗。

误区七：甲状腺结节吃药就能治好

不可否认，某些活血化瘀、软坚散结的中药对缩小甲状腺结节具有一定效果，但作用非常有限，试图靠吃药（包括中药、西药）使结节完全消散是不太现实的。甲状腺结节患者不要盲目服用药物，有的药物含碘量较高，可能会产生脱逸效应，导致甲状腺结节短期内增大，对后续治疗造成困难。

误区八：甲状腺结节不能治愈

甲状腺结节能否治愈主要取决于其病因。如果甲状腺结节是由炎症（如亚急性甲状腺炎）引起的，在炎症得到及时、有效的控制以后，结节可以慢慢消失。有些结节伴随甲减，在补充了甲状腺激素之后，结节也会缩小，甚至触摸不到。

误区九：热消融治疗适合于各类甲状腺结节

甲状腺结节的热消融治疗是有适应证的。在做热消融治疗之前，首先要明确甲状腺结节的性质。目前，热消融治疗主要推荐用于甲状腺良性结节，可使甲状腺结节缩小，减轻压迫症状。由于甲状腺恶性结节还牵扯到周围淋巴结的问题，因此，除了无局部淋巴结转移的微小乳头状癌（直径＜1cm），甲状腺恶性结节原则上不建议采取热消融治疗。

误区十：得了甲状腺结节只能吃无碘盐

导致甲状腺结节的原因有很多，碘摄入过量只是原因之一，至于甲状腺结节患者能否吃加碘盐，需要结合所在地区的碘营养状况及个人饮食习惯来决定。在碘过量地区或经常食用海产品人群，应选择无碘盐；碘缺乏地区或极少食用海产品的人群，仍可选择加碘盐，因为碘是人体必要的微量元素之一，尤其是孕妇患有甲状腺结节时仍应食用加碘盐以满足胎儿生长发育的需求。

（王建华）

5. 不可忽视的自主功能性甲状腺结节

[要点聚焦]

能够自主分泌甲状腺激素、引起甲状腺毒症（甲亢）的结节，称之为自主功能性甲状腺结节，可单发也可多发，绝大多数为良性。治疗方法有手术、131I、抗甲状腺药物、射频消融等。

1913年Henry Plummer提出了第二种甲亢，约占全部甲亢的3%。它是由于甲状腺的部分结节不受下丘脑垂体调控而自身分泌甲状腺激素，而结节外的正常甲状腺仍受垂体的功能调节。该甲状腺结节可以单发，引起甲亢称为毒性甲状腺腺瘤，也可多发，其中自主分泌引起甲亢的多发结节称为毒性多结节性甲状腺肿。它们可自主产生过量的甲状腺激素出现一些甲亢症状，如心悸、胸闷、多汗、消瘦等，一般无突眼征。

甲状腺彩色多普勒超声在评估甲状腺结节方面具很高的敏感性和准确性，可明确结节大小、数目和具体部位。单发结节内部超声回声以实性为主、边界清楚且有明显的声晕与包膜，腺瘤内局部血流信号丰富；多发结节表现为多个不同回声结构、大小不等、边界大部分较为模糊且无明显声晕与包膜，血流信号不足。甲状腺核素显像上，结节不同功能状态可表现为单个、多个热结节影像。与超声检查相比，甲状腺核素显像提供的是功能学信息而非形态学信息，在TSH降低情况下优先选择，通过热结节来进一步确诊。

这种自主功能性甲状腺结节治疗方法有手术切除、131I、抗甲状腺药物和射频消融等。手术与131I都是有效且成功率很高的治疗方案，当结节直径＞4cm，或出现压迫症状或体征（如吞咽困难、声音嘶哑、饮水呛咳等）且引起患者不适时，优先考虑手术治疗。131I治疗可使甲状腺体积明显缩小并使甲状腺功能恢复正常，特别是对于高龄、有严重的合并症、有颈部手术史或颈部瘢痕的患者。抗甲状腺药物治疗不会减少结节体积且极易复发，目前主要是控制甲亢症状，便于手术治疗。射频消融目前仍被视为一种试验探索性的治疗方法，特别是在有手术和^{131}I治疗禁忌证时。

（陆克义）

6. 带你认识甲状腺癌

［要点聚焦］

根据病理类型不同，甲状腺癌分为乳头状癌、滤泡状癌、髓样癌以及未分化癌，其中，分化型甲状腺癌（包括乳头状癌和滤泡状癌）占绝大多数，只要早期发现，正规治疗，绝大多数可以达到临床治愈，总体预后良好。

甲状腺癌多见于20～40岁的中青年女性，发病率高居城市女性恶性肿瘤排行榜第五位，是全球过去10年间发病率增长最快的恶性肿瘤。这固然与大众体检日益普及、检测手段越来越先进有很大关系，但也不能否认，当下甲状腺癌正变得越来越流行。

一、甲状腺癌的病因

甲状腺癌比较明确的致病原因主要有以下两点：①辐射暴露，尤其是童年时期接受过头颈部放射线照射以及新装修居室的氡气污染。②遗传因素，如甲状腺髓样癌患者往往有家族史。其他如雌激素水平升高、碘摄入不当等与甲状腺癌的关系均不确切。

二、甲状腺癌的临床表现

甲状腺癌早期往往没有明显不适症状，患者常以无痛性颈部肿块或结节而就诊，或者体检时超声发现甲状腺结节，进一步检查时确诊为甲状腺癌。后期随着癌肿的增大，可能会引起声音嘶哑、颈部和咽喉部疼痛、吞咽困难、颈部淋巴结肿大，少数甲状腺癌患者还可伴有面色潮红、心动过速及顽固性腹泻等表现（如甲状腺髓样癌）。

三、甲状腺癌的病理类型

甲状腺癌是甲状腺恶性肿瘤的总称，根据肿瘤的组织来源及分化程度不同，主要分为乳头状癌、滤泡状癌、髓样癌及未分化癌4种病理类型，不同病理类型的甲状腺癌治疗方法及预后也不同（表6）。

表6　4种类型甲状腺癌的比较

类型	比例（%）	好发人群	恶性程度	预后
乳头状癌	80～90	20～40岁的中青年	低度	较好
滤泡状癌	5～10	50岁左右的妇女	较低	一般
髓样癌	2～4	常有家族史	中度	较差
未分化癌	2	70岁左右的老年人	高度	极差

乳头状癌和滤泡状癌属于分化型甲状腺癌，癌灶具有摄碘功能，因而这类癌症患者适合用^{131}I治疗，患者预后也比较好。而甲状腺髓样癌和未分化癌由于分化程度低、不具备摄碘功能，因此，不适合做^{131}I治疗，患者预后较差。

1. 甲状腺乳头状癌　由甲状腺滤泡细胞分化而来，是临床最常见的甲状腺癌，占全部甲状腺癌的80%～90%。其分化程度较高，生长缓慢，侵袭转移性差，危险度较低，有人称之为"懒癌"。没有转移的甲状腺乳头状癌，通过手术、术后^{131}I治疗（必要时）以及TSH抑制治疗，10年生存率可达90%以上，基本可以达到临床治愈。对于直径在1cm以下的甲状腺乳头状微小癌，甚至可以暂不手术，密切观察即可。

2. 甲状腺滤泡状癌　也由甲状腺滤泡细胞分化而来，占全部甲状腺癌的5%～10%。发病年龄一般比甲状腺乳头状癌晚5～10年，多见于50岁以上的老年人。甲状腺滤泡状癌尽管生长也比较缓慢，但容易通过血液转移。而一旦发生远处（如肺、骨骼等）转移，治疗效果会大打折扣、预后欠佳。

3. 甲状腺髓样癌　这是一种比较少见而特殊的甲状腺癌，占全部甲状腺癌的2%～4%。它是由甲状腺滤泡旁细胞（即C细胞，可以分泌降钙素）分化而来，常与其他疾病（如嗜铬细胞瘤、甲状旁腺肿瘤、神经纤维瘤等）并存，我们称之为多发性内分泌腺瘤（MEN2型）。由于甲状腺髓样癌患者的降钙素分泌异常增高，通过检测血中的降钙素，有助于甲状腺髓样癌的早期诊断。甲状腺髓样癌发展较快，恶性程度较高，可以局部浸润和远处（如肺、骨骼、肝脏及颅脑）转移，预后差。本病以手术治疗为主，TSH抑制治疗无效。

4. 甲状腺未分化癌 甲状腺未分化癌的恶性程度最高，也最为少见，患者发病年龄比较大，进展迅速，早期可出现远处广泛转移，手术机会小，一般采取保守治疗，疗效及预后极差。

由此可知，不同类型的甲状腺癌，恶性程度是不一样的。按恶性程度由高到低排序，依次是未分化癌＞髓样癌＞滤泡状癌＞乳头状癌。分化型甲状腺癌（包括乳头状癌和滤泡状癌）占绝大多数，患者总体预后良好，长期生存率可达90%。未分化癌尽管发病率较低，但预后极差。

四、甲状腺癌的预后

临床上，绝大多数（90%以上）甲状腺癌属于分化型甲状腺癌，生长相对缓慢，恶性程度较低，只要早期发现、规范治疗，大多数分化型甲状腺癌患者可以达到临床治愈，获得与正常人同样的生存寿命，堪称是预后"最好"的恶性肿瘤。

（王建华）

7. 甲状腺癌究竟是"懒猫"？还是"猛虎"

［要点聚焦］

对于甲状腺癌，我们需要理性对待。一方面，不必过于恐慌、谈癌色变，因为大多数甲状腺癌属于分化型甲状腺癌，恶性程度相对较低，总体预后良好；另一方面，也不能掉以轻心，因为毕竟还有少数危险分子。

说到癌症，大家很容易联想到死亡，不免让人心生畏惧。相比之下，甲状腺癌患者就幸运得多。记得有位专家曾经说过，假如人这一生注定要患一种癌症的话，那么，得甲状腺癌的人是最幸运的。这是因为甲状腺癌的恶性程度普遍较低，大多数（指分化型甲状腺癌）是可以治愈的。

甲状腺癌主要分为乳头状癌、滤泡状癌、髓样癌及未分化癌4种病理类型，其中，乳头状癌和滤泡状癌的细胞分化程度较高，属于分化型甲状腺癌。分化型甲状腺癌占所有甲状腺癌的绝大部分（90%以上），这些患者只要能够早期发现，规范治疗，大多数患者都能达到临床治愈。目前美国分化型甲状腺癌5年生存率达98%，国内也接近85%，而且甲状腺癌术后患者的生活质量也影响不大。当然，也并非所有甲状腺癌都这么"友好"，也有少数穷凶极恶分子，这就是让人闻之色变的未分化癌，尽管它们所占比例很小（＜1%），但病情进展快，致死率极高。

由此可知，甲状腺癌预后主要取决于两个方面：一是看肿瘤属于什么病理类型，二是看是否能够早期发现及规范治疗。

良好的精神状态可以增强机体免疫力，改善疾病预后，因此，正确对待疾病，保持良好心态非常重要，肿瘤患者尤其如此。现实生活中，很多患者在不知道自己身患癌症的时候精神状态很好，一旦得知身患癌症后便一蹶不振，情绪一落千丈，身体状况也随之急转直下。事实上，我们很多癌症患者最终并非死于癌症，而是死于对癌症的恐惧。

（王建华　陆克义）

8. 哪些甲状腺癌患者可以不做治疗

［要点聚焦］

并非所有的甲状腺癌患者都需要治疗，临床上，对于符合条件的早期分化型甲状腺癌可以尝试采取"密切观察"的方式，前提是要进行多学科、全面、严谨的评估，并取得患者知情同意与配合。

甲状腺癌的总体治疗目标应该遵循在治愈肿瘤的前提下提高患者生活质量。对于一些处于发病非常早期的分化型甲状腺癌，由于其生长较慢，可以考虑暂时不手术，而采用"密切观察"的方式。

采取"密切观察"的分化型甲状腺癌患者需要具备以下条件：①直径小于1cm单发癌灶。②影像学检查证实没有淋巴结转移或远处转移。③肿瘤没有突破甲状腺包膜，没有出现气管、喉返神经以及甲状腺周围的侵犯。④病理检查不是高危类型。⑤无甲状腺癌家族史。⑥无青少年或童年时期射线暴露史。⑦患者心理压力不大，能积极配合随访。

在与患者充分沟通后，可以采取密切观察的方式，不做任何治疗。密切观察的方案是每隔3～6个进行B超随诊，动态随访期间，如果发现结节有增大的迹象，就需要中断"密切随访"方式，进入治疗的流程。

（王　健　刘绍严）

9. 甲状腺癌存在过度治疗吗

［要点聚焦］

甲状腺癌由于治疗预后较好，就存在有过度治疗的争论。其实从本源上讲，任何癌症，只要还没有达到彻底治愈，都不存在过度治疗。只是在甲状腺癌里面，我们应该依据患者的病理类型、严重程度、远期预后等，进行精准化的分层治疗，而不是"一刀切"地应用所有的癌症治疗方法。

我们知道，肿瘤的恶性程度与病理类型有关，甲状腺癌里面最常见的病理类型是乳头状癌，其次是滤泡状癌，二者都属于分化型甲状腺癌。恶性程度相对于常见的肺癌、胃癌、乳腺癌等，属于恶性程度较低的肿瘤，发展也相对很缓慢。近年来，有些相关的研究提出，甲状腺癌发病率的增加是"过度筛查"

导致的，所以针对这些早期发现的甲状腺，有研究提示，部分微小癌可以不进行治疗，而是采取密切观察的方式进行随访。如果肿瘤出现增长，再进行治疗，这种处理方式最终不影响患者的治疗效果和预后。但是由于某些错误的宣传，这种信息就变成了甲状腺存在过度治疗的问题，更有甚者认为甲状腺癌是"懒癌"，可以不用治疗。

其实，关于是否存在过度治疗的问题，我们首先得定义什么是过度治疗。简单地说就是如果现在的治疗方式，对患者的生存率没有提高，反而给患者带来了伤害，那么这种治疗方式就有过度治疗的嫌疑。但是，出乎大家意料的是，近10年的世界肿瘤数据，包括中国发布的癌症数据显示，甲状腺癌的总体生存率不升反降。显然，这是不存在"过度治疗"问题的，今后还需要新的治疗方式和方法来提高甲状腺癌的整体预后和治疗效果。

这里就要提出一个肿瘤治疗的理念，就是精准化、个体化的治疗方式。我们应该准确的对肿瘤进行分级和分期，进行分层的治疗方式。

那么具体到甲状腺癌，首先我们应该明确甲状腺癌的病理类型，如果是分化差的甲状腺癌，甚至是未分化癌，那就需要进行积极的治疗方式，包括放疗、化疗、靶向治疗和免疫治疗等。如果是分化型甲状腺癌，那么就需要根据肿瘤大小、是否多发、有无周围组织器官受侵、有无侧颈淋巴结转移、患者年龄、性别以及患者的治疗诉求等综合考虑，选择最适合患者的治疗方式。

（王　健　刘绍严）

10. 为什么 ^{131}I 可以治疗甲状腺癌呢

［要点聚焦］

分化型甲状腺癌细胞保留了正常甲状腺细胞摄碘和分泌甲状腺球蛋白（Tg）的能力。"清甲"后便于随访，提高了 Tg 和全身碘显像的价值；辅助治疗可降低复发风险;"清灶"降低疾病相关死亡风险。

手术治疗＋^{131}I治疗＋TSH抑制治疗的三联疗法是目前公认的分化型甲状腺癌的标准疗法。患者要问了,^{131}I治疗甲状腺癌的原理是什么?已经手术了为什么还要做^{131}I治疗?接下来,我们就来谈谈这些问题。

1. ^{131}I与普通碘的不同　碘元素,存在于多种食物和化学药物(如放射科使用的含碘造影剂、甲亢患者术前服的复方碘溶液、抗心律失常药物胺碘酮等)当中。碘可分为非放射性碘(又称稳定性碘或普通碘)和放射性碘,非放射性碘的分子量(质子数＋中子数)是127,平时我们吃的食物中所含的碘为普通碘(即^{127}碘)。此外,其他形式的碘都是有放射性的。^{131}I是碘的同位素(质子数相同、中子数不同),分子量为131,它与普通碘具有相同的化学性质,同样也能被甲状腺组织摄取。与普通碘不同的是,^{131}I具有放射性,可以发射出β射线和γ射线,我们利用它可发出射线的特点,将其用于临床治疗(β射线)与显像诊断(γ射线)。

2. ^{131}I治疗分化型甲状腺癌的原理　与正常甲状腺组织一样,分化型甲状腺癌细胞同样也具有摄碘功能。患者服用^{131}I之后,很快会被甲状腺组织(包括癌细胞)摄取。由于^{131}I为放射性核素,衰变时可以释放出β射线,利用β射线的辐射生物效应,可以清除术后残留的甲状腺组织、残余病灶以及远处转移病灶,达到减少肿瘤复发和转移的目的。

简言之,分化型甲状腺癌的^{131}I治疗就是利用^{131}I发射出的β射线有效地清除残余甲状腺组织和杀灭甲状腺癌细胞。

3. ^{131}I治疗的作用　^{131}I治疗是分化型甲状腺癌术后的主要治疗手段之一。作为一种靶向治疗,^{131}I可以清除手术后残余的甲状腺组织(即"清甲"),针对血清学指标(如Tg)增高但影像学没有阳性发现的可疑潜在病灶的辅助治疗,治疗手术后已知存在的无法手术切除的局部或远处转移灶(即"清灶"),降低疾病相关死亡风险。

(邱李恒　林岩松)

11. ^{131}I 治疗前评估为什么这么重要

[要点聚焦]

^{131}I治疗是不是要做，为什么要做，做的目的是什么，医生和患者都要清楚。

1. 为什么说^{131}I是诊疗一体化核素　^{131}I是核医学非常具有代表性的诊疗一体化核素，它既能发射β射线，对术后可能复发的残余腺体及摄碘性转移灶达到消融和杀瘤目的，也能发射γ射线，让我们利用核医学显像设备对^{131}I在体内的分布及代谢进行追踪。既能诊断疾病又可以治疗疾病，这样的一个诊疗一体化手段使我们在治疗前就有可能通过小剂量诊断性显像预估我们所要治疗的目标在哪里——是针对残余腺体的"清甲"治疗？还是针对摄碘性转移灶的"清灶"治疗？或者是针对那些存在血清学指标（如Tg）增高但影像学没有阳性发现的可疑潜在病灶的辅助治疗？

2. 为什么要进行实时动态评估　人和疾病的对抗过程始终是充满变化的，并不是看了开头就能猜到结尾的童话故事。分化型甲状腺癌术后是否应该行^{131}I治疗，不只是手术后的病理特征说了算，更要进行碘治疗前的实时评估来综合考量决策。目前国际及国内指南已将实时动态评估纳入了分化型甲状腺癌的术后^{131}I治疗决策。

通过评估，我们可以依据患者的Tg和TgAb等血清学指标及CT、MRI以及诊断性碘显像等影像学指标来评价患者残余甲状腺腺体的情况、转移情况及转移灶的摄碘能力，及时了解患者对前站治疗的生化及结构性疗效反应。

因此，在术后^{131}I治疗前，我们应结合病理的TNM分期等所反映的死亡风险分层、复发风险分层将患者纳入实时治疗疗效动态评估。通过基于此三重分层的整合评估，我们可以在碘治疗前初步预估此次治疗的目的，达到见我所治、治我所见的^{131}I决策理念。

3. ^{131}I治疗前评估使医、患可以共同"见我所治、治我所见"　这种决策是一个医患共同参与的过程，这一过程可以让医生和患者更加清晰了解患者术后实时的疾病状态及对前站治疗的疗效反应——避免盲目。

^{131}I治疗前评估可以让我们真正达到一个"见我所治、治我所见"的诊疗决策过程。通过预探是否有残存甲状腺组织来决定是否"清甲"，是否有与残存甲状腺不成比例的可疑血清学指标增高来决定是否进行辅助治疗。同时，也能实时了解那些已知转移病灶的摄碘能力、预估其再次^{131}I清灶治疗的疗效。通过这样一个评估过程，我们可以及时发现术后血清学及影像学评估接近无病状态而直接将其实时风险从"中高危"降至"低危"的"降层"患者，避免其过度治疗。同时，我们也可以发现虽然颈部局部状况不错，但已出现远处转移而及时将其实时复发风险升级的"升层"患者，避免其治疗不足问题。

所以，这样一个碘治疗前评估的过程非常重要，让医患携手，通过治疗前精细化评估，实现^{131}I治疗的精准决策。

（邱李恒　林岩松）

12. 甲状腺癌 ^{131}I 治疗前要做哪些准备

［要点聚焦］

分化型甲状腺癌实施^{131}I治疗前，如甲状腺残留过多会影响^{131}I的治疗效果，因为正常甲状腺组织的吸碘能力远远大于甲状腺癌灶的吸碘能力。其次，^{131}I疗前2～4周要严格执行低碘饮食，停用左甲状腺素，使机体处于"碘饥饿"状态，以增强^{131}I的治疗效果。

为了获得理想的治疗效果，在开始^{131}I治疗之前，一定要全面检查，充分了解患者病情，做好以下各项准备工作。

一、^{131}I治疗前要做哪些准备工作

1. ^{131}I治疗一般被安排在术后1个月左右进行，以便有足够的时间让手术

切口愈合。在此期间（4周左右），要求患者低碘饮食（＜50μg/d）、炒菜用无碘盐、禁食高碘食物（如海产品等），停止服用左甲状腺素钠片或其他含碘药物，尽可能把原先体内储存的碘耗尽。目的是让甲状腺处于"碘饥饿"状态，提高血清TSH的水平（＞30mIU/L），以促进残留甲状腺组织或转移病灶对^{131}I的摄取，增强^{131}I的治疗效果。

2. 在^{131}I治疗前，应避免做增强CT检查。因为增强CT的造影剂含碘，会影响治疗效果，如果必须要做，则增强CT检查后3个月才能行^{131}I治疗。

3. 治疗前还应检查血常规、甲状腺功能、甲状腺球蛋白（Tg）及其抗体（TgAb），甲状腺和颈部淋巴结超声、胸部CT，作为治疗前后的对照。育龄期妇女还要测血清人绒毛膜促性腺激素（HCG），排除怀孕后方可进行^{131}I治疗。

二、如何服用^{131}I

治疗用的^{131}I是^{131}I化钠溶液，服用方法是空腹口服。为防止药瓶中有药液残留，通常将药瓶冲洗1～2次后服下。服完药液后，患者还应该再喝一些水，以减少口腔里的^{131}I残留。服用^{131}I后2小时内不要进食，以免影响吸收。

（邱李恒　林岩松）

13. 甲状腺癌 ^{131}I 治疗后应该注意什么

［要点聚焦］

甲状腺癌^{131}I治疗后的前1个月要特别注意辐射管理、多喝水。此外，患者还需要长期服药，定期去医院复查。

在^{131}I治疗之后，患者在隔离防护、生活饮食、病情观察、复诊检查、避孕生殖等方面，都有一些特殊要求，简单介绍如下。

（1）^{131}I服药后须在医院核医学科的专科特殊病房住院观察，期间家属不能陪护。

（2）住院期间，患者要注意多喝水（每天2000～3000ml）、勤排尿，保持大便通畅，加速体内[131]I的排泄，减少其对膀胱、生殖腺、肠道及其他组织的辐射损伤。还要注意休息，避免剧烈活动和精神刺激，预防感染。

（3）服药后可口含酸性食物（如话梅、柠檬、口香糖等），刺激唾液的分泌，以减少[131]I对唾液腺及腮腺的放射性损伤。

（4）接受[131]I治疗后可能出现颈部发痒、疼痛等放射性甲状腺炎症状，需要避免挤压、按揉甲状腺。

（5）[131]I治疗后1～3天开始恢复服用甲状腺激素。

（6）为了不影响治疗效果，在[131]I治疗后应继续坚持低碘饮食1～2周，此后患者不需要低碘饮食，可以放心正常食用加碘盐及海产品。

（7）患者出院后应遵医嘱定期复查。

（邱李恒　林岩松）

14. [131]I 治疗的安全性如何

［要点聚焦］

[131]I衰变释放的β射线在体内的射程才几毫米，几乎全部被甲状腺组织吸收，对周围组织和器官基本没有影响，问世至今已有近80年历史，可以放心地认为[131]I治疗是安全的。

患者服下的[131]I主要浓聚于甲状腺内，其他组织基本不摄取或仅短暂滞留，并且[131]I释放的β射线在甲状腺等组织内的射程仅数毫米，因此，[131]I治疗对周围其他组织或器官不会产生辐射损伤。在治疗初期（第1周内），大部分患者没有任何不适，少数患者会出现短暂、轻微的胃肠道不适（多为[131]I对胃肠道的直接刺激所致）、颈部肿痛（放射性甲状腺炎）、轻微口干及腮腺肿痛（唾液腺损伤）等。目前尚无足够证据认为[131]I治疗影响患者生殖系统功能，也不会造成女性患者不孕、流产和胎儿畸形等。但是，考虑到对生殖系统的保护和优生优育工作，我们会建议做一些必要的防护措施，具体如下。

哺乳期妇女分化型甲状腺癌患者应在 ^{131}I 治疗前 6 周停止母乳喂养，避免 ^{131}I 对乳房的辐射影响，同时服 ^{131}I 后禁止再进行母乳喂养。

育龄女性分化型甲状腺癌患者在 ^{131}I 治疗后 6 个月内避免妊娠，男性患者治疗 6 个月内避免授孕。 ^{131}I 治疗时生殖腺可能受到来自血液、膀胱尿液和结直肠粪便中的 ^{131}I 间接照射，治疗时宜适量多饮水、勤排尿，避免便秘等带来的不必要辐射。患者 ^{131}I 治疗后可出现一过性生理紊乱，多数与 ^{131}I 治疗前后阶段的患者停药后的甲减有关，一般治疗后 1～2 个月可自行恢复。

综上所述， ^{131}I 治疗是一种十分有效而又安全的治疗方法。

（邱李恒　陆克义）

15. 甲状腺癌 ^{131}I 治疗，是否需要住院隔离

［要点聚焦］

甲状腺癌服用 ^{131}I 后，利用其衰变时发射出的 β 射线，可以进行残留甲状腺、隐匿性病灶及其转移灶等治疗。但是 ^{131}I 同时可以发射出的 γ 射线，射程较长，可能对患者周围环境和人群带来一定的辐射影响，所以需要住院治疗。

^{131}I 是一种放射性药物，是目前临床上最常用、最经典的清除分化型甲状腺癌术后残留甲状腺、隐匿性病灶和远处转移灶的"靶向"药物。

^{131}I 释放 β 射线达到精准治疗的同时，有约 1% 的 γ 射线释放，而 γ 射线射程相对较长，会辐射到患者周围环境和人群，这时需要对患者做出一定的防护措施，例如用铅或者混泥土墙等屏蔽。

参照国家相关住院标准（患者体内 ^{131}I 的放射性活度低于 400MBq），我国临床医疗中规定服用超过该剂量标准的 ^{131}I 治疗患者需要在医院核医学科的特殊防护病房住院。考虑到分化型甲状腺癌患者 ^{131}I 治疗剂量为 1100MBq 及以上水平，因此患者给予 ^{131}I 治疗后还是需要给予限制和住院隔离的，结合 ^{131}I 治疗

后2天内^{131}I在人体内的生物半衰期不足20小时，服用^{131}I后2天的住院隔离还是有必要的。

核医学核素病房四周墙壁和门等都是铅或特殊防护材料，卫生间大小便用水后需排放到专用的衰变池内，衰变和释放后再排放至医院污水处理系统。病区内排风也是专门的单独排气管道至本建筑物顶端经吸附过滤后再排放出去。每间病房内一般配有1～2张病床，两床间有铅屏风或防护墙相隔。最特殊的是每间房间大多都安装了摄像头和电话等视频对讲系统，这也是我们医护人员对住院患者进行普通查房、问诊等沟通的主要方式。

^{131}I释放的γ射线能量相对较低，人体对其耐受能力较强，出院后接触的周围人群一般不会超过国家规定的公众当量剂量限制的数值（成人为5mSv，儿童为1mSv）。但考虑到婴幼儿、孕妇和胎儿等对射线的敏感性较高，我们还是要求这些特殊人群应避免近距离、长时间以及无屏蔽下的密切接触。

服用^{131}I治疗的分化型甲状腺癌患者，需要接受住院或者限制社会活动等规范治疗，同时做好远距离、短时间、屏蔽等的有效防护措施，避免对周围环境和他人带来不必要的辐射影响。因此，住院治疗是有必要的。

（陆克义）

16. 服用 ^{131}I 后辐射防护些什么

[要点聚焦]

^{131}I可以发射出γ射线，其射程较长，有可能对环境和人群带来辐射影响，这是分化型甲状腺癌患者出院后比较顾虑的问题，故应加强这方面的宣传和教育。

^{131}I治疗是分化型甲状腺癌术后重要的辅助治疗手段。^{131}I通过释放β射线治疗的同时，也要考虑射程较长的γ射线，有可能对患者周围人群带来一定的辐射问题，这也是患者及其家属比较顾虑的问题。

首先，对于服用^{131}I治疗后的分化型甲状腺癌患者，某种程度上患者已经成为一个"移动的放射源"，其周围人群可能带来"外照射"，这种防护措施主要包括三个要点：时间、距离、屏蔽。我们要针对这些要点，进行相应防护：①接触的时间，应该做到尽可能短。②接触的距离，应该做到尽可能远。③专用的铅类屏蔽物隔开。前两个方面也比较好理解，但是最后铅屏蔽就需要特殊场所了，也就是说^{131}I治疗应该在医院核医学科核素防护病房进行。

符合出院标准的患者体内病灶等仍然有少量的^{131}I存在，所以出院后要对患者做好防护宣教工作，这也是患者经常咨询和关注的问题。

（1）^{131}I治疗出院后，我们先看看患者周围不同人群的接触限制，主要是需要防护3组特殊群体：配偶等同床伴侣者、5岁以内儿童、＞5岁儿童，见表7。

表7　患者^{131}I治疗出院后接触不同人群的限制时间

实施剂量 （MBq/mCi）	与伴侣不同床 （周）	儿童（～5岁） （周）	儿童（＞5岁） （周）
1850/50	2	2	1
3700/100	3～4	2～3	2
5550/150		3～4	2～3
7400/200			

（2）^{131}I治疗出院后，患者的社会活动以旅游为例，出院后1周内不建议参加任何形式旅游。如果出院后就想着早出去旅游一下，那就推荐自由行，做到与同伴距离＞1m；想参团的话，需要到2周后，2周内参加3天内的短期旅游也是可以的。所以，第3周参加自由行或参团旅游就不限制啦。

（3）^{131}I治疗出院后，患者的亲朋好友，往往要来探视或慰问，应当如何对待呢？下面以密切近距离接触为例，加以说明。①对于到访的亲友们，控制在半天时间内。②对于10岁以上、60岁以下家庭成员（相对成人群体），每天控制在3~4小时内的相对约束。③60岁及以上老人群体，不需要限制或约束，包括患者回家照看老人都是可以的。

需要重点关注的家庭成员是孕妇和10岁以下儿童，不要同床或搂抱等近距离接触，约束时间为2天。

（陆克义）

17. ^{131}I 治疗甲状腺癌时，为何要关注和保护唾液腺

［要点聚焦］

甲状腺癌服用^{131}I后，因人体唾液腺在一定时间内摄取^{131}I而带来的不必要照射，可能对患者唾液腺带来一定损伤，是临床上较为常见的问题，需要采取有效的评价手段和防护措施。

唾液腺是人体负责分泌口水的器官，有3对大唾液腺：腮腺、下颌下腺和舌下腺，其中腮腺分泌液占唾液总量的25%，下颌下腺分泌占70%。正常成人每日唾液分泌量1.0～1.5L，其中水分约占99%，其余成分主要是黏蛋白等有机物和少量无机盐。唾液对口腔润滑、促进食欲、保护口腔黏膜等起到重要作用。

同时，唾液腺内具有与甲状腺组织相同的摄碘蛋白（钠碘同向转运体），所以在分化型甲状腺癌术后给予^{131}I治疗时，一部分^{131}I会被唾液腺摄取，继而造成了唾液腺的辐射影响，引起放射性唾液腺炎，发生率超过50%，多见于老年人。服用^{131}I后48小时内出现早期腺体肿胀、口干和腺体疼痛等急性炎症症状。多数患者可在3天内自愈的，也有一部分人在^{131}I治疗后半年到1年以上还有唾液腺反复肿痛的慢性炎症症状。

唾液腺炎发生的根本原因是一部分^{131}I被吸收到了唾液腺里面，继而造成唾液腺损伤。如果能够想办法，让这部分"误入歧途"的^{131}I被尽快排出唾液腺，就能够减轻损伤。临床上唾液腺核素动态影像可清晰的显示出单个特定的唾液腺摄取与排泄功能，可以反映唾液腺这部分^{131}I摄取和干预后排出情况。

因此，预防唾液腺损伤的最有效方法是"多流口水"，所以在给予^{131}I治疗

时，应适量多饮水，增加唾液流量。同时，在治疗24小时后，应通过含服酸性药物或食物（以维生素C、柠檬汁、话梅等）等方式，刺激唾液分泌。另外，一些较为实用的腮腺按摩（图12，由后往前挤压腮腺，使潴留的口水通过腮腺导管排出，5～6次/天）、冷敷物理降温、淡盐水漱口保持口腔卫生等。还有一些保护唾液腺的方法有使用细胞保护剂（如氨磷汀）、M-胆碱能受体激动剂（如毛果芸香碱）、抗氧化剂（如硒制剂）、维生素E等。

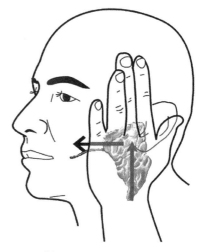

图12　[131]I治疗后肿胀的腮腺按摩示意

（陆克义　苏家增）

18. 分化型甲状腺癌术后 TSH 抑制治疗的原则与细节

［要点聚焦］

TSH抑制治疗的理想目标是既能降低肿瘤复发、转移和相关死亡，又不增加药源性副作用（亚临床甲亢、心血管疾病、骨质疏松等）。因此，需要结合患者的双风险——肿瘤复发风险和抑制治疗副作用风险的评估结果，个体化制订TSH抑制治疗目标。

在甲状腺癌中占据绝大部分的分化型甲状腺癌患者预后良好，10年生存率可以达到80%～90%，这在很大程度上要归功于TSH抑制治疗。也正因如此，分化型甲状腺癌患者在手术后，有些患者可以不做[131]I治疗，但一定要进行TSH抑制治疗。

1. TSH抑制治疗的原理及目的　促甲状腺激素（TSH）是由腺垂体所分泌，其作用是促进甲状腺滤泡细胞增生及甲状腺激素的合成和分泌。由于分化型甲状腺癌细胞仍保留有甲状腺滤泡细胞的功能，其细胞膜表面有TSH受体表达，TSH与其受体结合后，可以刺激甲状腺癌组织增生。

TSH抑制治疗就是给分化型甲状腺癌术后患者口服超生理剂量的甲状腺激素（左甲状腺素钠片），以降低癌症的复发风险。

2．TSH是否降得越低越好　过度的TSH抑制治疗，尽管有利于降低分化型甲状腺癌的复发风险，但同时也会带来以下3个方面的副作用：①导致亚临床甲亢。②加重心肌缺血，诱发心绞痛及心房颤动（尤其是老年患者），增加心血管疾病的死亡风险。③增加绝经后妇女骨质疏松及病理性骨折的发生风险。因此，对TSH的抑制并非越低越好。

3．分化型甲状腺癌复发危险度分层　根据肿瘤复发风险高低不同，可把甲状腺癌患者分为低危、中危和高危3个层次，目的是为制订TSH抑制治疗目标提供决策依据。

4．TSH抑制治疗的目标　TSH抑制水平与分化型甲状腺癌的复发、转移和癌症相关死亡有密切关系，特别是对高危患者，这种关联性更加明确。TSH＞2mIU/L时癌症相关死亡和复发率增加。2021年《[131]I治疗分化型甲状腺癌指南》指出，高危分化型甲状腺癌患者术后TSH抑制到＜0.1mIU/L时，肿瘤复发及转移风险均显著降低；中危分化型甲状腺癌患者术后TSH抑制到0.1～0.5mIU/L时即可改善总体预后；Tg在低值的情况下，低危分化型甲状腺癌患者术后TSH抑制到0.1～0.5mIU/L时即可明显改善总体预后，而进一步抑制到＜0.1mIU/L时只会增加副作用而不会改善预后，目前国际上总的趋势是对低危分化型甲状腺癌患者的TSH抑制目标有所放宽；Tg监测不到的情况下，低危分化型甲状腺癌患者术后TSH抑制到0.5～2.0mIU/L即可。

5．TSH抑制治疗的时长　分化型甲状腺癌术后TSH抑制治疗通常需要持续5～10年。低危患者术后需要接受5年的TSH抑制治疗，5年后若无复发，可将甲状腺素调整为生理需要量，维持TSH在正常范围内即可，高危患者往往需要10年或更长时间的TSH抑制治疗。

6．TSH抑制治疗的具体做法　分化型甲状腺癌患者术后第一天即应开始服用左甲状腺素钠片。起始剂量应根据患者年龄、伴发疾病情况以及甲状腺切除范围而定。在全甲状腺切除时，年轻患者直接启用1.5～2.5μg/（kg·d），50岁以上患者如果没有心血管问题，初始剂量为50μg/d，如合并心血管问题，初始剂量应该减半（25μg/d）。隔4～6周需要复查甲功，根据TSH的结果调整左甲状腺素钠片用量，每次增加25～50μg。达标后1年内每2～3个月测定1次，达标后1～2年内每3～6个月测定1次，2～5年内每6～12个月测定1次。

为了预防TSH抑制治疗可能导致的心血管病变（如心动过速、心房颤动等）及骨质疏松，患者可以口服β受体阻滞剂，并保证每日摄取一定量的钙（1200mg/d）和维生素D（1000U/d）。

7. 不良反应的监测　在进行TSH抑制治疗前，应先对患者进行心血管及骨密度方面的检查与评估。在启动TSH抑制治疗后，需要继续定期检查和随访，检查项目包括心电图、骨密度、骨转化标志物以及血、尿的钙磷水平等。

（王建华）

19. 甲状腺手术方式有哪些

［要点聚焦］

甲状腺外科手术方式分为传统开放手术和腔镜手术。甲状腺消融术作为一种新兴的微创手术，优点非常突出，同时也有许多不足，不是所有患者都适合，一定要严格掌握适应证。

根据手术的入路方式不同，甲状腺外科手术方式分为传统开放手术和腔镜手术。二者的区别一个是在颈部开刀，会留有瘢痕，另一个是通过腔镜的方式，在身体比较隐蔽的部位开一个小口，通过皮下隧道到达甲状腺的位置，进行手术切除。腔镜手术的好处就是颈部不留瘢痕，有美容效果，但这二者在手术切除范围上都是相同的。

随着医学的不断进步，新技术不断出现，其中之一便是射频消融技术，包括热消融、冷消融、化学消融。目前在甲状腺治疗上最常用的是热消融里的射频消融和微波消融，其原理是将一根特制针插入病灶中，通过射频产生可控热量来烫死病灶组织，随后经过人体自身吸收，清除病变而无须手术。消融治疗的优点是手术时间短、微创不开刀、不留瘢痕，保留甲状腺功能。缺点也有很多，如果结节太大，可能需要分多次进行消融；有凝血功能障碍、心肺功能不全或对侧声带功能异常的患者不适合进行消融；如果结节较大、多发、位置不佳或是有颈部淋巴结转移，也不适合选择消融治疗；消融也存在出血、损伤神经、未完全消融以及复发的风险。

近年来，热消融技术在许多肿瘤治疗领域取得了一定的效果。2018年，中国医师协会专家组发布了一份关于射频消融技术的专家共识，肯定了射频消融技术的多个优点。射频消融术可以使一部分良性结节患者免于手术，但在甲状腺癌治疗上是否有效仍存在争议。目前学术界还没有明确的证据表明热消融技术对于甲状腺癌有治疗效果。有个别医院在进行这方面的尝试，但是还没有关于治疗效果的报道，所以不推荐甲状腺癌患者轻易尝试消融治疗。而且，从原理上讲，消融是无法达到治愈甲状腺癌的目的，特别是对于淋巴结转移灶。

一个新技术的出现，必然在开始时会有诸多问题。总体而言，技术没有错，关键是如何去使用它。所以，应当根据患者本人的治疗意愿和诉求，结合实际病情，在肿瘤治愈、提高患者生活质量的原则下进行治疗方式的选择。

（王　健　刘绍严）

20. 甲状腺癌的外科治疗

［要点聚焦］

外科手术是甲状腺癌最主要的治疗方法，包括切除病变的甲状腺和淋巴结的清扫。手术切除范围需要经过甲状腺外科医生的综合评估，并且与患者进行充分沟通后确定。

目前，外科手术依然是治疗甲状腺癌最主要的方式，也可以说是治愈甲状腺癌的唯一方式。

手术方式主要分为传统颈部开放手术和腔镜手术。手术切除的范围主要分为两个部分，一个是原发灶，也就是甲状腺该怎么切，一个是淋巴结，也就是淋巴结要不要清扫。

首先大家比较关心的是甲状腺是需要全切（左右两侧）还是切一次腺叶（只切左侧或者右侧）。全切就是甲状腺全部被切除，腺叶切除就是保留一侧的腺叶。对于肿瘤局限于单侧腺叶的情况，建议行患侧腺叶及峡部切除。对于存在高危因素的患者，可考虑全甲状腺切除。这些高危因素包括多灶癌、淋巴结转移、远处转移、家族史、幼年电离辐射接触史等。且术后需要进行核素治疗的病例也可考虑全甲状腺切除。且果肿瘤位于峡部，若肿瘤较小可行峡部扩大切除，较大或伴有淋巴结转移可考虑全甲状腺切除。当肿瘤较大或已侵犯到被膜外肌肉时，建议行全甲状腺切除。然而，对于靠近甲状腺被膜的病灶，即使肿瘤本身不大，但已经侵犯到被膜外肌肉，可以考虑行患侧腺叶及峡部切除，同时切除受侵犯的肌肉。

手术方案应该权衡手术的收益与风险。对于已经侵犯到周围结构器官的肿瘤，建议行全甲状腺切除，并且需要切除受影响的部分组织或器官，如喉部、气管、下咽和食管等，并准备相应的修复方案。而对于肿瘤侵犯范围更广泛，就需要根据具体情况来判断是否有手术机会，这种情况可能需要血管外科、骨科和神经外科等多学科协作。总体来说，局部侵犯越重，越是晚期的肿瘤就越难完全切除，手术风险较大，术后并发症较多，最终的治疗效果也不好。是否进行手术治疗需要仔细评估病情，重点考虑患者能否从手术中获益。有时，姑息性的减少症状的治疗是必需的，如气管切开缓解呼吸困难等。

上面主要讲了对于原发病灶的手术治疗原则，下面主要谈一谈颈部淋巴结转移灶的处理原则。

首先我们需要区分中央区淋巴结和侧颈区淋巴结。简单一点讲，中央区淋巴结是指甲状腺周围的淋巴结，主要位于气管前方和两旁，是甲状腺癌最容易出现淋巴结转移的部位。研究表明，中央区淋巴结转移的比例高达55%。侧颈区淋巴结就是远离中央区，位于颈部两侧。从中央区到侧颈区，有一些组织屏障，所以往往会先出现中央区转移，然后再出现侧颈淋巴结转移。甲状腺癌的侧颈淋巴结转移的比例相对比较低。

对于术前检查怀疑有中央区淋巴结转移的患者，手术时应该清理患侧的中央区域。如果是单侧病变，建议在中央区域清理范围内包括患侧气管食管沟及气管前区域。喉前区也是中央区清理的一部分，但是喉前淋巴结转移的病例比较少见，可以根据个体情况处理。对于术前辅助检查没有发现有淋巴结肿大的患者，如果有高危因素（如病变侵犯较多、有多个病灶、家族史、幼年时有电离辐射接触史等），可以考虑进行中央区清扫。对于没有发现淋巴结肿大的低危患者（无高危因素），可以根据个体情况进行处理。

中央区域清理的范围就在甲状腺的周围，所以手术切口就与甲状腺的切口是一样的，不需要延长切口。而侧颈淋巴结的清扫需要在颈侧区进行，所以切口就需要向外后方延长，这会影响患者美观。因此在决定进行侧颈淋巴结清扫之前，都需要通过术前淋巴结穿刺细胞学或者术中快速冰冻病理，借此来明确侧颈淋巴结有无转移，从而确定是否需要延长颈部切口。

甲状腺癌的手术方式多样，每个患者都不同，因此最终的手术切除范围，需要甲状腺外科医生进行综合评估，并且与患者进行充分沟通后选择确定。

（王　健　刘绍严）

21. 甲状腺髓样癌、甲状腺未分化癌的手术治疗

［要点聚焦］

甲状腺髓样癌和甲状腺未分化癌比较少见，其外科手术治疗方式也有别于分化型甲状腺癌。甲状腺髓样癌以手术治疗为主，对手术范围和彻底程度要求较高，甲状腺未分化癌在化疗、靶向治疗或局部放疗的基础上可以进行外科手

术治疗。

1. 什么是甲状腺髓样癌 甲状腺髓样癌是一个特殊的甲状腺恶性肿瘤，其源自甲状腺滤泡周围细胞，占所有甲状腺恶性肿瘤的2%～3%。它分为散发性和家族性两种类型，其中散发性占总髓样癌的70%，多发于50～60岁年龄段。家族性髓样癌发病年龄较轻，约占30%，是一种常染色体显性遗传疾病。甲状腺髓样癌可以分泌降钙素，其中家族性髓样癌被认为是多发性内分泌腺瘤综合征ⅡA（MENⅡA）疾病谱的一部分。因此，对于一个家族里面初次被诊断为甲状腺髓样癌的患者，都建议进行遗传性基因检测，区分是否是家族性遗传。如果是，则就提醒其他直系亲属进一步检查以除外髓样癌或其他内分泌肿瘤。

2. 甲状腺髓样癌的外科治疗和分化型甲状腺癌的异同 一旦发现甲状腺髓样癌，都建议进行全甲状腺切除。在经过腺叶切除后确诊为甲状腺髓样癌的情况下，也应该进行补充全甲状腺切除。甲状腺髓样癌很容易出现颈部淋巴结转移，大部分患者在就诊时已经伴有淋巴结转移，因此在切除原发灶时，我们还需要进行颈部淋巴结清扫术（中央区或颈侧区），清扫范围需要参考临床评估和血清降钙素水平。相比分化型甲状腺癌，甲状腺髓样癌的手术治疗需要更加彻底，淋巴结清扫的范围也更广泛。除了正常的器官、组织如甲状旁腺、神经等保留，其他的淋巴脂肪组织都要清除，达到我们外科医生所说的"骨骼化"清扫的目的。有专家认为，考虑到髓样癌的隐匿性转移率很高，对于在治疗前没有发现颈侧区淋巴结转移的患者，应该在初次手术时进行激进的清扫方式，这样才能在初次手术后将降钙素降低到更低的水平。研究发现，术后降钙素水平的高低和患者的复发时间有直接相关性，降钙素越低，复发的可能性越小，复发的时间也会越长，患者的总体生存率也会越高。

部分甲状腺髓样癌是家族遗传性，可以通过检测体细胞RET基因突变诊断。这些患者应该进行全甲状腺切除和颈淋巴结清扫。同时在外科治疗之前，应该评估全身情况，筛查是否患有多发性内分泌腺瘤综合征Ⅱ（MENⅡ）。如果同时有嗜铬细胞瘤等疾病，应该先处理嗜铬细胞瘤，再考虑甲状腺手术，因为没有进行治疗的嗜铬细胞瘤会诱发危及生命的高血压等心血管疾病。

3．甲状腺髓样癌的随访 甲状腺髓样癌不同于分化型甲状腺癌的一个显著特点是肿瘤会分泌降钙素或癌胚抗原，其中降钙素几乎是甲状腺髓样癌的特异性和敏感性指标。因此，可以被临床医生用来进行髓样癌的诊断、随访、复发监测等。经过治疗后的髓样癌，都需要口服甲状腺素以代替被切除的甲状腺功能，但是没有必要进行TSH的抑制治疗，只需要补充左甲状腺素钠片至甲状腺功能处于正常范围即可。

每次复查除了复查甲状腺功能外，还需要检查降钙素和癌胚抗原，并且医生会进行前后的对比，观察降钙素的动态变化。降钙素水平的高低和病情的严重程度呈正相关。一般情况下，甲状腺髓样癌除非是早发现早治疗，其他很多患者终身都会有降钙素的升高，并且随着时间延长而逐渐升高，增加的速度也会越来越快。多数情况下降钙素的轻度升高并不伴有影像学上可见的病灶，因此，虽然降钙素指标提示有肿瘤持续存在，但是没有任何可切除的病变，这种情况往往选择随诊观察，不会对患者的生活质量造成影响。当影像学检查发现病灶后，则可进行手术治疗。但是如果有广泛转移，那么手术治疗虽然可以降低降钙素水平，但预后意义也不大。如果病情进展较快，可以选择使用靶向治疗药物，具体可参见"甲状腺髓样癌有什么药物治疗？"这一章节。

4．什么是甲状腺低分化癌、甲状腺未分化癌 甲状腺低分化癌或未分化癌都属于甲状腺癌中恶性程度最高的肿瘤，其中未分化癌恶性程度最高。虽然这两种类型的癌占全部甲状腺癌的比例较小，但却是导致甲状腺癌死亡的主要原因。相对而言，低分化甲状腺癌的5年生存率高一些，可以达到62%～85%，而未分化甲状腺癌的恶性程度最高，其病程短、发展迅速、治愈率却极低，平均生存期仅为6个月左右。

甲状腺低分化癌在形态和生物学行为上介于分化型癌和未分化癌。大部分低分化癌是由分化型甲状腺癌经过多次复发后演变而来，有些则是从一开始就诊断为低分化癌。这些患者的肿瘤一般较广泛，影像学检查往往提示肿瘤侵犯周围组织或器官，外科医生需要在术前制订相应的手术方案。

未分化癌的主要临床表现为颈前肿块、硬度高、边界不清，常伴有呼吸困难、咽痛等症状。大约一半的患者在就诊时已经出现远处转移，如转移到肺、骨、肝等。患者往往因为肿瘤快速生长导致气管侵犯或受压引起窒息，或者肿瘤侵犯大血管引起出血而死亡。医生往往都会用一句话来形容未分化癌的生长速度："一天一个样，看着它天天在长大"，由此可见未分化癌的恶性程度之高。

5. 低分化癌和未分化癌的外科治疗原则有哪些 一般而言，低分化癌还是有手术机会的，如果能够达到广泛切除，对患者的预后有积极意义。但是这些肿瘤往往侵犯周围的组织或器官，这种情况下，外科医生就要评估切除这些组织或器官给患者带来的影响和益处。肿瘤侵犯胸锁乳突肌或颈内静脉，手术切除后对患者影响非常小，可以一并切除。肿瘤侵犯气管或者喉，经过切除侵犯的器官或部分喉之后，后续再通过二次手术进行修复，这样也会给患者带来较高的手术切除率和术后生存率。如果肿瘤侵犯到颈总动脉、锁骨下动静脉等一些重要血管或器官时，一并切除就面临着严重并发症的风险，这种情况下不能达到完全的肿瘤切除，需要外科医生进行综合而全面的评估。

少数未分化癌患者就诊时肿瘤较小，可能有手术机会。多数未分化癌患者就诊时颈部肿物已较大，且情进展迅速，一般无手术机会。如果肿瘤压迫气管引起呼吸困难时可考虑行气管切开术。未分化癌如果内科靶向治疗或局部放疗效果好，病变缩小，符合手术指征的情况下，外科手术治疗可以延长复发时间，提高患者生活质量，因此可以在经验丰富的医院进行手术治疗。

（王　健　刘绍严）

22. 方兴未艾的甲状腺腔镜手术

［要点聚焦］

甲状腺手术的切口选择方式包括腔镜手术和传统开放手术。腔镜手术的优势就是手术切口不在颈部，而是在身体其他部位，所以可以达到颈部美容的效果；传统手术的优势就是手术切除更干净、彻底。选择哪种手术方式应该根据患者的病情以及对美容的诉求等综合考虑决定。

1. 甲状腺手术切口方式 首先，我们了解一下甲状腺手术的切口方式。一种是最常见的沿着颈部皮纹的横行或者领式切口（Kocher切口），另一种是腔镜下甲状腺手术切口。后者根据不同的手术入路又分为两种：一种是非经口途径（Ⅰ类切口，无污染），一种是经口腔前庭切口途径（Ⅱ类切口，有感染可能）。第一种非经口途径还可分为：①经胸前/乳腺切口。②经腋窝切口。③经乳晕及双侧腋窝切口。第一种颈部开放切口还是会影响美观，第二种腔镜下的甲状腺手术切口具有隐蔽性，所以外观上影响较小。

传统开放手术是在甲状腺的邻近部位进行切口，行甲状腺病灶切除，如果有转移需要做淋巴结清扫，伤口也会相应大一些。优点是手术路径直接、术野暴露良好，几乎所有的甲状腺结节都适用。而且如果有恶性细胞转移淋巴结，传统开放手术更容易做到周围淋巴结的清扫，降低残留病灶和复发的概率。缺点是颈部会留有手术瘢痕。传统开放切口多采用沿着皮纹入路的方式，切口通常会隐藏在皮纹里，但若是瘢痕体质，本身容易出现瘢痕增生，术后可能会需要进行瘢痕的抑制增生或修复治疗。

腔镜手术是在传统手术的基础上，借鉴腔镜技术而实施的一种手术方式，本质上是一种"美容"手术，目的是使体表切口痕迹最小。这种手术的切口不在脖颈处，而是转移到相对"隐蔽"的位置，如腋窝、乳晕、口腔内等处。腔镜通过建立起来的皮下通道，"长途跋涉"达到甲状腺，医生在腔镜的观察下切除病灶。优点是减轻术后疼痛、伤口小且隐匿、愈合快，缺点是在内镜"长途跋涉"时需要皮下剥离建立通道，所以创伤较大。另外，如果是恶性组织，这样的进路可能会造成种植转移。如果有淋巴结转移较多需要清扫，因为内镜有视野盲区，所以也可能会有残留病灶的风险。

2. 不同甲状腺手术切口各有哪些优缺点 在讨论切口优缺点时，手术方式的选择应该遵循最首要的原则，即"治愈肿瘤、伤害最小"。不同手术切口的优点大家都应该了解了，这里主要说说各自的缺点。第一种最经典最常用的颈部切口，其实缺点只有一个：瘢痕，对有瘢痕体质的人尤其明显，影响美观。第二种非经口途径切口的共同缺点就是要分离皮下组织，建立一个非自然的腔道，切口到甲状腺的距离也比较远，可能会引起胸部切口的瘢痕增生，或者影响切口周围的感觉神经。同时由于操作空间有限，导致处理对侧甲状腺或者中央区淋巴结有些困难，可能引起病灶残留。此外，如果操作不慎，可能引起沿腔道肿瘤种植的严重并发症，当然这种概率还是比较小的。经口途径目前越来越受到欢迎，其避免了清扫淋巴结的死角，缩小了建立非自然腔道的距离和范围，降低了损伤，并且只在口腔留有切口，是完全的体表无瘢痕手术。但是经口手术有一定的感染概率，有损伤颏神经引起口唇麻木的风险，同时需要较高的操作技巧要求，手术时间也比较长，经口手术目前无法清扫侧颈淋巴结。

3. 腔镜手术能完全取代传统手术吗 腔镜手术不是一个新的手术方式，只是一个新的手术入路方式，手术的切除范围和传统开放手术也是一致的。而且，腔镜手术只能完成传统开放手术的其中一部分手术病例，对于病情比较重的病例，如甲状腺癌局部侵犯较重，侵犯神经、气管或食管，或者双颈淋巴结转移，腔镜手术就无能为力了。临床实践发现，腔镜由于操作不便，需要医生有很高的技能和经验，同时腔镜下清扫淋巴结的彻底程度还是不如传统开放手术。所以需要医生和患者充分权衡腔镜手术和传统开放手术的利弊后，选择最适合患者本人的手术方式。

4. 哪些患者适合做腔镜下的甲状腺手术 任何一个手术方式，只要被发明出来，就必然会有其适用的范围，严格把握好适应证，是外科医生对患者最大的责任。腔镜下甲状腺癌手术的选择，我们觉得最前提的一个适应证就是患者对美容有强烈要求，如果没有这个要求，后面的都不要考虑了。患者有主观要求后，专业医生还要考虑医学的适应证，首先要考虑的是肿瘤治疗的第一原则：根治原则。如果外科医生觉得给这个患者做腔镜手术可能达不到根治肿瘤的目的，那么就不要为了达到美容的目的去做腔镜手术。因此目前的腔镜甲状腺手术应用范围还只适用于一些早期的甲状腺癌病例，如甲状腺癌灶不大、最好是位于单侧腺体、肿瘤无明显的向外侵犯，同时最好没有侧颈淋巴结转移。总结一句话就是选择腔镜甲状腺要慎重，传统手术切口最可靠。

无论是传统的开放手术，还是目前方兴未艾的腔镜手术，每种手术方式都有各自的优缺点，具体的选择还需要医生根据患者自身的情况进行科学的选择。

（王 健 刘绍严）

23. 甲状腺术后并发症的预防及处理

［要点聚焦］

外科手术出现并发症往往很难避免，甲状腺手术的常见并发症包括出血、声音嘶哑、甲状旁腺功能减低、淋巴漏等，早期识别这些并发症并给予及时处理，有助于减少并发症对患者生活质量的影响。

甲状腺手术是一种非常常见的手术，几乎所有的综合医院都会进行。手术通常在颈部进行，因为颈部是连接大脑和躯体的地方，有气管、食管、颈部大血管、重要的神经等组织器官通过此处，因此颈部空间狭小且解剖结构复杂，相应的手术难度就较大。此外，甲状腺是重要的内分泌器官，血流充足，周围还有负责发声的喉返神经，因此做好甲状腺手术并不容易。如果手术损伤到周围组织和器官，可能会导致严重的并发症。手术并发症是外科治疗过程中不可避免的，我们需要了解一些常见的甲状腺手术并发症，以及如何处理这些并发症。

1. 出血 由于甲状腺周围血管特别丰富，细小的血管很多，同时又因为是重要的内分泌器官，在手术过程中，仔细止血非常重要。甲状腺癌术后出血的危险因素包括合并高血压、肥胖、手术范围大、服用抗凝药物（如阿司匹林等），有以上危险因素的患者需要多加注意。一般而言，甲状腺术后出血多见于术后24小时以内，主要表现为引流量增多，呈血性，颈部肿胀，患者自觉呼吸困难。由于颈部区域范围较小，如果出血量较大或较快，容易压迫气管，引起呼吸困难，或者因为颈部张力快速增大，引起迷走反射而诱发心搏骤停。所以，甲状腺外科医生对颈部出血都是非常警惕和紧张的，一旦发现有活动性出血，就会快速进行处理。紧急的处理方式包括床旁打开切口、充分引流甚至是紧急气管插管或气管切开。

为了避免出现以上的严重并发症，就要重视甲状腺术后24小时的护理，需要定时查看患者的颈部切口情况。如果出血能够早期发现，医生就可以早期进行处理，避免出现严重的后果。

2．喉返神经和喉上神经损伤　要进行甲状腺切除，解剖分离并保护喉返神经和喉上神经是必要步骤之一。这两个神经是负责我们说话的神经，一旦出现损伤，就会导致声音嘶哑、声音音质改变等。然而，喉返神经和喉上神经都非常纤细，而且手术不可避免地要解剖分离或者牵拉神经，所以有些患者就会出现神经水肿，导致声音嘶哑。这种情况，神经功能和声音一般都会在术后3个月左右慢慢恢复，不会影响今后的生活质量。但是有些患者的甲状腺肿瘤会侵犯到甲状腺外，出现侵犯或者包裹神经的情况，这种情况下，为了切除肿瘤，神经可能无法保留，只能部分切除或全部切除被侵犯的神经。

喉返神经受损后患者会出现声音嘶哑，而且这样的声音嘶哑一般很难完全恢复。但随着时间的延长，对侧的声带会出现代偿，声音质量也会有所恢复，但是如果在喉镜下观察，肿瘤侵犯神经这一侧声带的活动会减弱甚至是固定的。如果是双侧甲状腺都有肿瘤，并且肿瘤都侵犯了喉返神经，则术后极大可能会出现呼吸困难，危及生命，因此手术同期应行气管切开术，保证气道通畅。

喉上神经比喉返神经更细小，位置也更不固定。喉上神经并不是支配声带活动的主要神经，但是影响声音质量或者发声高音区。当喉上神经损伤后，患者术后声音变得低沉，或者在唱歌时，高音部分很难发出。随着精细化解剖在甲状腺手术里面的逐步推广，外科医生在处理甲状腺上动静脉时应小心地紧贴甲状腺被膜进行精细解剖，减少喉上神经损伤的概率，从而提高患者术后发声质量。

另外还有些患者，在手术后的第一天声音没有变化，但是在术后第二天或者第三天声音才发生变化。这是比较正常的现象，原因往往和手术后水肿有关，这是我们人体组织受到刺激后的延迟反应。可能是由于神经的解剖操作或者周围血供的暂时性破坏，导致神经功能暂时受到影响。这种情况导致的声音改变的恢复时间会更快，一般 2 ~ 3 周就可以恢复到以前的水平。

3．甲状旁腺功能减退　甲状旁腺是甲状腺深面的腺体，非常小，大约相当于黄豆大小，一般有 4 个，上位甲状旁腺位置相对固定，下位甲状旁腺的位置比较容易出现变异。甲状旁腺也是人体非常重要的内分泌器官，主要功能是分泌甲状旁腺激素，调节身体里面钙的代谢。如果甲状旁腺功能减退，患者会出现低钙血症，表现为手足发麻感、口周发麻感或手足搐搦，严重时甚至会影响心脏节律。

为什么甲状腺手术会影响甲状旁腺功能呢？这是由这二者的解剖位置决定的。甲状旁腺和甲状腺几乎紧贴着，一部分甲状腺旁腺的血供来源是甲状腺的血管，有些甲状旁腺甚至长到了甲状腺里面。因此，要想在切除甲状腺的同时把甲状旁腺保留下来，并且保留好甲状旁腺的血供，并不是一件简单的事情。所以，甲状旁腺功能保护也成了甲状腺手术的两个难点之一，另外一个难点就是上面提到的喉返神经保护。

术中精细化的沿被膜解剖不仅可以避免误切甲状旁腺，同时可以保护甲状旁腺血供，这样可以有效地降低甲状旁腺的功能损伤。无法原位保留的甲状旁腺可以考虑自体移植，就是外科医生把已经切除下来的甲状旁腺进行碾碎后，移植于人体内，最常见的移植部位就是肌肉。

那么如何处理甲状旁腺功能低下导致的低钙症状呢？一般对于暂时性甲状旁腺功能减退，静脉输入钙剂就可以快速缓解症状。之后会给予患者口服钙片。还可以同时服用骨化三醇，这种药物是活性维生素 D，可以帮助身体吸收钙。一般情况下，这种暂时性的低钙，持续 1 个月左右就会自然缓解，也就是说，甲状旁腺功能会缓慢恢复，这是因为甲状旁腺有比较顽强的生命力，暂时失去血液供应的甲状旁腺会很快重新建立血供，功能就会缓慢恢复。对于淋巴结转移较多的患者，需要进行淋巴结清扫的范围更大，所以手术中无法找到甲状旁腺而导致一同被清扫切除的可能性很大，这种情况就会出现永久性甲状旁腺功能减退，可能就需要终身补充钙剂及维生素D。这种永久性的甲旁减较常出现在多次进行中央区淋巴结清扫的患者。

4. 感染　任何一个外科手术，都有可能出现切口的感染，甲状腺手术是Ⅰ类切口，就是说颈部切口是没有细菌的，所以术后出现感染的概率很低，也不需要常规预防性使用抗生素。手术切口感染往往与手术时间长短、手术操作范围大小、是否有其他容易感染的基础疾病（如糖尿病）、免疫抑制状态等有关系。有些严重的甲状腺肿瘤会侵犯气管或食管，在进行手术切除时，就会出现气管或食管被切开的情况。虽然外科医生会在手术中进行缝合和修补，但是毕竟气管或食管里面是有细菌的，所以就会让原本的Ⅰ类切口变成Ⅱ类切口，就可能沾染细菌的切口，这样就会大大增加感染的可能。还有一种情况会增加术后感染的概率，就是近期有过甲状腺手术的患者，这些患者往往在术后短期内，发现肿瘤有残留或者需要到上级医院进一步手术。这种情况下，由于局部瘢痕或手术切口，导致抗感染能力下降，比较容易在二次手术时出现感染。

切口感染的常见临床表现包括局部伤口疼痛、红肿、渗液、皮温升高、引流液浑浊等。有时术后感染引起的水肿和正常的术后切口周围水肿难以区别，医生会根据患者的其他症状来进行鉴别。

如果怀疑切口感染，医生会依据严重程度选择相应的处理方案，如给予抗生素治疗。感染严重的病例，需要开放切口，将感染物引流出来，每天换药，一般7～10天就可以自然恢复。对于有颈部淋巴结清扫的患者，医生还是非常警惕有颈部感染的，因为持续感染可能会引起颈部大血管破裂出血，危及生命，所以这种情况会在使用抗生素的同时开放切口换药。

5. 淋巴漏　颈部有诸多人体重要组织和器官，其中一个重要组织结构是胸导管，它负责将淋巴液汇入颈内静脉。在进行侧颈部淋巴结清扫时往往会伤及胸导管入静脉角处，导致淋巴漏。具体表现为颈静脉角处有清亮或略有浑浊的液体流出，量比较大时，手术过程中就会肉眼可见。术后出现淋巴漏表现为颈部引流量持续较多，多的时候每日可达500～1000ml，多呈乳白色不透明液。淋巴漏往往会在患者进食了含有高油脂的食物如鸡蛋或牛奶后变得更严重。长时间淋巴漏可致血容量下降、电解质紊乱、低蛋白血症等。

避免发生淋巴漏最主要还是要外科医生术中及时发现，进行缝合和封堵，在源头上阻止淋巴漏的发生。如果术中引流量不多，术中无法及时发现，直到术后才出现，这种情况首选的治疗方式是保持引流通畅、禁食并给予肠外营养支持。一般情况下数日后引流液可由乳白色逐渐变为淡黄色清亮液体，引流量也会逐渐减少。如果保守治疗3～5天内无好转迹象，则应考虑其他的治疗方式，包括局部介入治疗、手术再次缝合或结扎颈部胸导管、颈部组织填充封堵漏口，或者选择胸腔镜下结扎胸导管。

对进行了颈部淋巴结清扫的患者，医生一般会嘱咐患者在手术之后3天之内少油或无油清淡饮食，不吃鸡蛋黄、牛奶、肥肉等含有高脂肪的食物，如果没有出现引流量增加或引流液的颜色改变，则可以慢慢恢复正常饮食。

6. 其他少见并发症 甲状腺手术还可引起一些其他并发症，但是发生率低，如气胸（颈根部手术致胸膜破裂引起）、霍纳综合征（颈部交感神经链损伤）、舌下神经损伤引起伸舌偏斜、面神经下颌缘支损伤引起口角歪斜等。这些并发症就需要医生根据患者的实际情况进行相应处理。

7. 围手术期之后出现的颈部不适 对于只做了甲状腺手术的患者，术后长时间的颈部不适很少见，有些患者会有术后2～3个月出现吞咽时咽部异物感或颈部牵拉感，这与手术切除甲状腺时需要暴露气管，而气管周围在手术后恢复过程中会出现瘢痕有关系。当吞咽时，气管会上下活动，牵拉气管旁的瘢痕，所以会产生颈部不适感甚至是针刺感。

另外在手术1～3个月之后还会出现颈面部间歇性肿胀、颈周麻木疼痛及抬肩困难等。这是由于手术过程中，肌肉、神经、血管等组织受到刺激而产生的正常现象。例如，淋巴结清扫术后，颈面部血液、淋巴液回流受阻可能会出现颈面部的肿胀；手术刺激神经丛可能会出现颈部及周围皮肤麻木、疼痛、抬肩困难。有些患者会表现为针刺样疼痛，还有些患者会在感冒或者咽痛后，颈部的不适感会加重。甚至会有患者在睡一觉后就突然出现颈部肿胀。对于这种疼痛和不适感，可以待术后切口完全愈合后，通过合适的热敷和肩颈部康复锻炼，比如手臂爬墙动作，来辅助恢复颈部生理功能。甲状腺手术后的一些并发症，有时确实没办法避免，因此术后的密切观察显得非常重要，同时需要积极的恢复体育锻炼。临床经验发现，积极恢复体育锻炼的患者，术后颈部的不适症状会非常轻微甚至是消失，完全不影响正常生活。

（王　健　刘绍严）

24. 示踪剂对术中甲状旁腺的识别和保护

［要点聚焦］

甲状旁腺仅黄豆般大小，却是重要的人体器官之一，影响着人体的钙磷代谢。甲状腺癌手术存在误切甲状旁腺风险，患者术后有可能发生甲状旁腺功能减退（简称甲旁减），术中使用示踪剂可以减少甲状旁腺被误切的风险。

甲状旁腺作为人体重要的内分泌器官之一，因其紧邻甲状腺得名，其主要功能是分泌甲状旁腺激素（PTH），调节机体内钙、磷的代谢。人体甲状旁腺不止一个，约80%的正常人有4个甲状旁腺。甲状旁腺的位置及个数变异大，且颜色、形态与周围淋巴结或脂肪相似。因此，极易在甲状腺手术过程中破坏甲状旁腺血供，造成甲状旁腺损伤甚至误切，导致患者出现暂时性或永久性甲旁减。因此识别并功能性保护甲状旁腺是甲状腺手术的重点和难点之一。

目前，临床上使用的甲状旁腺的识别方法较多，包括外科医生个人经验、术中冰冻切片、示踪剂法、近红外荧光成像法、甲状旁腺穿刺技术（快速PTH检测）等。下面就介绍一下这些方法。

1. 外科医生个人经验　外科医生手术中依据甲状腺周围组织颜色、形态、位置、触感等因素来识别甲状旁腺，获得这种经验需要大量手术实践的积累，且容易受主观因素影响，肉眼识别准确率也不是很高。但是该方法简单、不依赖于其他试剂或设备，因此使用也是最广泛的。

2．术中冰冻病理切片 病理切片是确认甲状旁腺的金标准。当手术中不能原位保留或被误切的甲状旁腺经冰冻病理切片（仅切取 1～2mm 送检即可）证实后将其移植回人体内。多个研究已证实，在甲状腺切除术中常规 1～2 个甲状旁腺自体移植几乎可避免术后永久性甲旁减。但术中冰冻病理切片耗时，对甲状旁腺有一定的损伤，同时外科医生需要在术中等待检测结果，造成手术时间延长，并且有时因为送检样本极少导致病理不能判定。因此，就需要一些更简便、可靠的识别保护甲状旁腺的方法。

3．示踪剂法 甲状腺手术中通过使用的示踪剂，可以帮助外科医生识别并保护甲状旁腺。其原理是甲状腺和甲状旁腺有各自独立的淋巴回流网，通过甲状腺腺体注射的染色剂不会经过淋巴系统进入甲状旁腺，从而使甲状腺腺体染色，而甲状旁腺不会被染色，外科医生在示踪剂的辅助下更容易肉眼辨认甲状旁腺，这种通过提高背景颜色反衬出甲状旁腺的方法叫做"负显影"。

目前常用的主要染色剂包括纳米炭、盐酸米托蒽醌和亚甲蓝等。这些示踪剂的区别包括示踪速度、染色效率、消退速度、对比度等。示踪剂法有较多优点，多个研究也显示，通过使用纳米炭或盐酸米托蒽醌可以显著提高甲状旁腺的识别率，大大减少甲状旁腺被误切的风险，降低了术后甲旁减的发生率。此外，这些示踪剂使用比较简便，而且在示踪剂的辅助下，外科医生可以识别出更多的淋巴结，提高了区域淋巴结的清扫数量。

4．其他方法 其他方法包括近红外荧光成像法、甲状旁腺穿刺技术（快速 PTH 检测）等，这些都是利用了甲状旁腺具有分泌甲状旁腺激素以及具有自体荧光的特点，设计相关的方法来识别甲状旁腺。这些方法也都在临床上进行临床研究或者小范围的应用。

通过以上的介绍，我们知道了要想识别并功能性的保护甲状旁腺并不是一个容易的事情，目前在甲状旁腺识别方面，各个方法都有优点和缺点，具体选择哪种方法，外科医生会根据方式方法的可及性、自己的操作熟练程度等进行合理合适的选择。

（刘绍严）

25. 甲状腺癌患者术后随访指导

［要点聚焦］

分化型甲状腺癌总体预后良好，但仍有30%的患者术后出现复发或转移。通过术后长期随访，有助于早期发现肿瘤复发及转移，还能够监测药物抑制的治疗效果及时调整治疗方案，对降低分化型甲状腺癌病死率意义重大。随访内容包括甲功测定、甲状腺球蛋白（Tg）测定、颈部超声及^{131}I全身扫描等。

近年来，甲状腺癌的患病率呈快速上升趋势。与其他恶性肿瘤相比，大部分甲状腺癌都属于分化型甲状腺癌，其恶性程度较低、生长速度较慢、侵袭性较差，临床治愈率较高。也正因如此，有些甲状腺癌患者认为做完手术就可以一劳永逸、高枕无忧了，但事实并非如此，即便是被称为"幸福癌"的分化型甲状腺癌，术后同样存在复发和转移的可能。因此，对于甲状腺癌患者来说，做完手术并不代表治疗结束，术后规范化的治疗及随访同样非常重要。说到这里，也许有患者要问了，甲状腺癌术后需要复查哪些项目？隔多久复查一次？接下来，我们就来谈谈这方面的问题。

一、甲状腺癌患者术后要重点监控什么

内容如下：①监控病灶复发、转移情况，如甲状腺癌全切术后有无局部残留、复发或远处转移，有无淋巴结转移。②监控术后对分化型甲状腺癌患者的TSH抑制是否达标。③观察术后接受^{131}I"清甲"治疗的患者甲状腺球蛋白（Tg）水平是否增高。④动态观察分化型甲状腺癌患者的伴发疾病（如心血管疾病等）病情。⑤观察甲状腺髓样癌患者术后降钙素、癌胚抗原的变化情况。

二、需要定期检查哪些项目

1．甲状腺功能 为了预防肿瘤复发，分化型甲状腺癌患者术后往往需要至少5年的TSH抑制治疗，在此期间，患者需要服用超过生理剂量的甲状腺素片（即左甲状腺素钠片），将TSH控制在目标范围（低复发风险患者应将TSH控制在0.5～2.0mIU/L、中复发风险患者应将TSH控制在0.1～0.5mIU/L，高复发风险患者应将TSH控制在0.1mIU/L以下）。因此，患者术后需要定期监测甲功，然后根据甲功复查结果，合理调整甲状腺素（左甲状腺素钠片）的用量。

2．甲状腺球蛋白 甲状腺球蛋白（Tg）由甲状腺滤泡上皮细胞合成并分泌，正常值＜10μg/L。甲状腺全切术后一般测不出Tg，如果患者术后Tg进行性升高，则提示肿瘤没切干净或存在复发、转移。Tg＜1μg/L时复发概率很低；Tg在1～10μg/L时，复发概率约为20％；Tg＞10μg/L，复发概率＞60％。因此，通过定期监测血清Tg，可以判断患者术后是否存在肿瘤残留或者复发、转移。

3．血清降钙素及癌胚抗原 降钙素由甲状腺C细胞分泌，正常人血清中降钙素含量甚微。由于甲状腺髓样癌细胞是由C细胞突变而来，也能够分泌降钙素，故甲状腺髓样癌患者血清降钙素水平明显高于正常。手术切除以后患者血清降钙素水平会迅速下降甚至测不到，如果术后仍然较高或下降后复又升高，提示有癌灶残留或者术后复发、转移。因此，术后监测血清降钙素是监测甲状腺髓样癌治疗效果、早期发现复发及转移的有效方法。另外，癌胚抗原是人体内的一种广谱肿瘤标志物，部分甲状腺髓样癌患者也可能出现癌胚抗原升高，所以，癌胚抗原也可作为甲状腺髓样癌术后的观察指标。

4．甲状腺超声 超声检查具有无创伤、无辐射、操作简便等特点，是甲状腺癌术后最常采用的影像学检查手段，可以初步判断术后是否复发，有无颈部淋巴结转移等。

5．其他影像检查 如胸部CT、全身核素显像（[131]I全身显像）、PET/CT等，主要用于了解有无远处转移，如肺转移、骨转移等。甲状腺癌最常见的转移部位是肺，胸部CT有助于早期发现转移病灶。临床上，当化验检查发现患者术后甲状腺球蛋白持续升高，怀疑肿瘤复发，但是超声或CT检查却没能发现异常时，可以选择全身核素显像，帮助查找癌转移灶。但是，全身核素显像对于不具备摄碘能力的甲状腺髓样癌、未分化癌等不适用。

此外，甲状腺癌全切手术有可能误伤甲状旁腺，导致暂时或永久性甲旁减。临床上，对术后出现面部、手脚麻木或手足搐搦等低钙症状，确诊有甲旁减的患者，术后还要定期监测甲状旁腺激素、血钙、血磷，以利于评估病情轻重、指导临床治疗。

三、如何安排复查频率

甲状腺癌患者术后应每月检查1次甲功，指导甲状腺素药量调整，使TSH达到并维持在目标以后，可以每3个月到半年复查1次甲功。患者术后每半年复查1次超声，每年做1次CT检查。此外，建议甲状腺全切的患者每年做1次血甲状腺球蛋白的检测。原则上，甲状腺癌患者应当终身随访。

四、随访过程中发现复发了该怎么办

甲状腺癌的手术治疗效果很好，特别是分化型甲状腺癌。但是即使是分化型，术后仍有30%左右的复发率和转移率，大部分发生在术后10年内。髓样癌的复发率和转移率相对更高，可达50%～70%。而未分化癌则一般难以治愈，复发率和死亡率更高。甲状腺癌的复发或转移多以淋巴结为主，常表现为颈部新出现肿大的淋巴结。随访过程中发现复发，患者不必惊慌。甲状腺癌复发后经过正规治疗，还是有很大可能性最终治愈的。对于淋巴结复发为主的甲状腺癌，首选治疗方式还是手术治疗，术后继续进行TSH抑制治疗或[131]I治疗。如果出现远处转移，如肺转移或者骨转移，除了手术治疗颈部转移，还需要[131]I等进行全身综合治疗。晚期甲状腺癌还可以辅助放疗和靶向治疗。放疗主要是针对颈部肿瘤侵犯到重要的器官如气管、喉等，或者用于肿瘤转移到骨的情况。而靶向治疗是一种全身治疗，对晚期甲状腺癌患者可以减轻痛苦、延缓疾病进展。

（王建华　王　健）

26. 甲状腺髓样癌有什么药物治疗

［要点聚焦］

与分化型甲状腺癌相比，甲状腺髓样癌侵袭性强，易发生淋巴结转移和远处转移，预后欠佳。对于晚期、进展性、无法切除的甲状腺髓样癌，靶向治疗占绝对主导地位。甲状腺髓样癌患者常表现为 RET 基因突变，因此，对这类患者进行基因检测，对指导后续的靶向治疗具有重要意义。

1. 甲状腺髓样癌为什么都要进行 RET 基因检测　在甲状腺癌的大家庭中，甲状腺髓样癌是非常小众的，仅占 1% ～ 5%。不过论凶险程度，这个"小众"癌可一点都不逊色。数据显示，分化型甲状腺癌的 5 年生存率在 98% ～ 100%，而甲状腺髓样癌的 5 年生存率为 89%，转移性甲状腺髓样癌的 5 年生存率则只有 38%。

甲状腺髓样癌分为家族型和散发型两种，其中，家族型占 20%，散发型占 80%。研究显示，有 95% 以上的家族型甲状腺髓样癌存在 RET 胚系突变，50% 的散发型甲状腺髓样癌存在体细胞 RET 突变。

既然在甲状腺髓样癌中，RET 变异发生的频率如此之高，那么基因检测就势在必行。目前，国内外的指南都推荐对髓样癌患者进行基因检测，明确是否存在 RET 突变，从而指导后续的精准用药以及相关的遗传咨询。

2. 甲状腺髓样癌，可以服用什么药物治疗　目前，靶向药是治疗晚期甲状腺髓样癌的重要手段。其中，安罗替尼、凡德他尼、卡博替尼等属于多靶点靶向药，后两款药物还未在国内获批。多靶点靶向药带来疗效的同时，治疗副作用较大。

对于经基因检测确认存在 *RET* 突变的髓样癌患者，可以使用靶向 *RET* 基因的单靶点靶向药普拉替尼和塞普替尼，这两种药物在国内都已获批，可用于治疗晚期 *RET* 突变型甲状腺髓样癌成人和 12 岁及以上儿童患者的治疗。由于可以精准靶向 *RET* 基因，这类靶向药有效率更高，不良反应发生率更低，为晚期甲状腺髓样癌患者带来了全新的治疗选择。

3. 针对 *RET* 基因的靶向药治疗髓样癌效果如何？需要服用多久　我们知道，绝大多数家族型髓样癌以及超过 50% 的散发型髓样癌患者都存在 *RET* 变异。目前，靶向 *RET* 基因的单靶点靶向药普拉替尼和塞普替尼，已经获得中国国家药品监督管理局的批准，为髓样癌患者带来了全新的治疗选择。

如果之前没有服用过其他靶向药，*RET* 抑制剂普拉替尼和塞普替尼治疗髓样癌的有效率为 77%～84%；如果之前服用过其他靶向药进展的患者也可以用，治疗有效率也可以达到 56%～74%。可见，在对付凶狠的髓样癌方面，靶向 *RET* 基因靶向药的疗效的确非常优异。

2022 年，中国临床肿瘤学会发布的《甲状腺髓样癌诊疗指南》，明确推荐有症状或进展的具有 *RET* 基因突变阳性的髓样癌患者使用普拉替尼、塞普替尼治疗。那么，靶向药需要服用多久呢？答案是需要长期服用，直至疾病进展或者无法耐受。因为靶向药需要持续与靶点结合才能发挥作用，因此一旦服用，就不能轻易停药。

4. *RET* 基因变异患者的家人需要做基因筛查吗　我们知道，甲状腺髓样癌分为家族型和散发型两种，所谓家族型是指患者的甲状腺髓样癌由父母遗传，同时也有可能遗传给自己的子女。

95% 以上的家族型甲状腺髓样癌患者携带 *RET* 突变，这些患者携带的 *RET* 突变，我们叫它胚系突变。就是这些患者体内的 *RET* 突变是从父母的生殖细胞中继承来的，在胚胎发育阶段就已经存在了。

因此，在确诊为甲状腺髓样癌之后，需要进一步做胚系基因检测，明确是否具有胚系 *RET* 突变。一旦明确为家族型髓样癌，那么直系亲属也需要进行基因检测。进行基因检测之后，还需要找医生进行相关的遗传咨询以便尽早明确患病风险，及早治疗。

（邱李恒　林岩松）

27. 甲状腺癌碘难治了怎么办

［要点聚焦］

碘难治性甲状腺癌可应用靶向药物治疗，多靶点靶向药治疗前不强调必须进行基因检测，单靶点靶向药需要进行基因检测。

1. 甲状腺癌接受碘治疗后就万事大吉了吗？碘治疗会一直有效吗　大家都知道，手术治疗是攻克甲状腺癌的重要武器，但手术也无法"一刀解千愁"。中高危的分化型甲状腺癌在手术切除后，还需要进行碘治疗。碘治疗可以帮助清除残余的甲状腺和转移病灶，降低术后复发风险，并提升术后血清甲状腺球蛋白检测疾病的可靠性，方便后续随访。

那么，术后接受了碘治疗是否就万事大吉了呢？碘治疗会一直有效吗？

其实，在临床上，不同的患者情况是不一样的。碘治疗的效果跟病灶组织的摄碘能力始终有密切的关系。有的患者肿瘤组织的摄碘能力非常强，治疗效果自然很好；但有的患者，肿瘤组织的摄碘能力比较差，治疗效果就不是很理想，主要分为以下4种情况：①第一次行 ^{131}I 治疗时病灶在全身显像中即表现为不摄碘。②在 ^{131}I 治疗过程中原本摄碘的病灶逐渐丧失摄碘能力。③病灶有的摄碘，有的不摄碘。④病灶虽然可以摄碘，但经过 ^{131}I 治疗后病情仍在加重。我们将出现上述情况的患者称为碘难治性甲状腺癌。数据显示，将近1/3的分化型甲状腺癌最终会进展为碘难治性甲状腺癌。不过，即使发展到碘难治阶段，也不用太焦虑，后续还可以考虑使用药物治疗。

2. 甲状腺癌碘难治为什么要做基因检测　对于碘难治的分化型甲状腺癌，靶向药是非常重要的治疗选择。以往用于甲状腺癌的靶向药主要是多靶点激酶抑制剂，如索拉非尼、仑伐替尼和安罗替尼等。这些药物使用之前并不需要进行基因检测。

最近几年，随着药物研发的快速发展，单靶点靶向药纷纷上市，如靶向RET基因的普拉替尼和塞普替尼，靶向NTRK基因的拉罗替尼等，这些药物针对特异基因变异，称为单靶点靶向药。因此，在选用单靶点靶向药之前，必须做基因检测，明确是否存在相应的基因变异，这样才能进行后续的精准用药。

因为更精准，这些单靶点药物带来了更优异的疗效和更好的安全性，让晚期甲状腺癌患者有了更多的治疗选择。

3. 甲状腺癌碘难治了，可以服用什么药物治疗　对于碘难治的分化型甲状腺癌，靶向药物选择大体上分为两种，一种是多靶点靶向药，另一种是单靶点靶向药。

多靶点靶向药有索拉非尼、仑伐替尼、多纳非尼等，这些药物治疗效果不尽相同，有效率为12%～65%。需要注意的是，由于多靶点药物作用靶点不是很精准，因此这类药物带来疗效的同时，也会带来比较多的不良反应，需要注意监测管理。

部分甲状腺癌患者会伴有特异的基因变异，如*RET*、*NTRK*等基因。可喜的是，目前已有针对这些特异基因的靶向药物获批，包括靶向*RET*基因的普拉替尼和塞普替尼，以及靶向*NTRK*基因的拉罗替尼。这些药物属于单靶点靶向药。在使用这些单靶点靶向药之前，一定要进行基因检测，明确存在相应的基因变异。

4. 基因检测出现*RET*基因阳性怎么办　目前已发现多种与癌症密切相关的驱动基因，一旦这些驱动基因被异常激活，就可能引发癌症。*RET*基因就属于这样的癌症驱动基因。

在分化型甲状腺癌中，会发生*RET*基因的融合变异。数据显示，*RET*融合在甲状腺乳头状癌中的发生率为10%～20%。在碘难治人群中，*RET*融合的发生比例会更高，将近达19.4%，也就是说大约有20%的碘难治患者会存在RET变异。因此，当对碘治疗疗效不好时，需要进行*RET*基因的检测。

如果碘难治患者基因检测发现*RET*基因的融合变异，可以使用靶向RET基因的靶向药普拉替尼或塞普替尼。研究显示，对于 *RET* 融合阳性的晚期分化型甲状腺癌，使用 RET 抑制剂治疗的有效率可以达 79% ~ 91%。中国各大权威临床指南推荐，对于有症状或进展的 *RET* 基因融合阳性的碘难治性分化型甲状腺癌患者使用普拉替尼、塞普替尼进行精准治疗。

（邱李恒　林岩松）

28. 对于不摄碘的甲状腺癌，有什么办法可让其"现形"

[要点聚焦]

对于不摄碘的甲状腺癌，反映葡萄糖代谢的 ^{18}F-FDG PET/CT 可以提供 CT 等其他影像学检查无法提供的重要信息。未来还会有更多的核医学显像为难治性甲状腺癌的诊断和评估贡献力量。

^{131}I 全身显像主要是基于大部分甲状腺保留了类似甲状腺滤泡细胞的分化特征，可以特异性地将 ^{131}I 浓集在病灶中，^{131}I 所发出的射线被探头接收后通过信号转化而成像，确定病灶的范围和位置。^{131}I 全身显像在甲状腺癌的诊断和治疗效果评价中非常重要，它可以使我们在治疗前就有可能通过小剂量诊断性显像预估我们所要治疗的目标病灶在哪里，还可以预估碘治疗后的效果。那么，对于难治性甲状腺癌（肿瘤组织已不摄碘，或者摄碘后治疗效果不佳，发生疾病进展的情况）或本身就不摄碘的甲状腺癌类型（如髓样癌、未分化癌），我们还有得力的影像学检查吗？

^{18}F-FDG PET/CT 一定有许多人听说过吧？它显像的原理也是示踪技术，但它用的示踪剂是放射性核素 ^{18}F 标记的葡萄糖类似物，它专门追踪高代谢细胞，并会浓聚在这些细胞内。癌细胞生长速度快，分裂旺盛，代谢活性明显高于正常细胞，所以可以通过 PET/CT 图像上 ^{18}F-FDG 浓聚的位置，来定位肿瘤组织。难治性甲状腺癌或者本身就不摄碘的甲状腺癌，因为分化更差，恶性程度更高，葡萄糖代谢活性更高，也就是更能"吃糖"，更易摄取 ^{18}F-FDG。

虽然 ^{18}F-FDG PET/CT 并不用作甲状腺癌诊断的常规影像学检查，但在以下临床情景中能提供其他影像学检查无法提供的信息：①分化型甲状腺癌患者在复查中发现甲状腺球蛋白升高（＞10ng/ml），但 ^{131}I 全身显像为阴性，需要查找可能的转移灶时。②甲状腺髓样癌治疗前分期，以及术后出现降钙素升高，需要查找可能的转移灶时。③甲状腺未分化癌治疗前分期和术后随访。④侵袭性或转移性分化型甲状腺患者进行 ^{131}I 治疗前评估（一般而言在 PET/CT 上表现为代谢增高的病灶摄取碘能力差，难以从 ^{131}I 治疗中获益）。

值得一提的是，核医学的新型显像剂发展日新月异，目前已经在临床试验中被证实能在难治性甲状腺癌诊断和评估中提供重要线索的核医学检查，包括反映肿瘤新生血管生成和间质特征的整合素受体显像（如 ^{99m}Tc-3PRGD SPET 及 SPET/CT，^{68}Ga-DOTA-RGD PET）和同样能反应肿瘤新生血管生成的前列腺特异性膜抗原显像（如 ^{68}Ga-PSMA PET/CT、^{68}Ga-PSMA-HBED-CC PET/CT）等。我们有理由期待核医学显像在不久的未来会在难治性甲状腺癌的诊断和评估中占据越来越重要的位置。

（郑　垄　林岩松）

29.　何谓甲状腺癌全程管理

［要点聚焦］

得了甲状腺癌就要一辈子去医院吗？去医院的话我应该去哪科就诊？多学科团队（MDT）、新药物、新的影像学方法在不断完善及出现，漫漫人生路，总有希望在前方，医生和患者可以一路同行。

绝大多数初诊分化型甲状腺癌的患者，经过外科的手术±核医学的 ^{131}I 治疗后，会长期进行 TSH 抑制治疗，多在内分泌科医生指导下终身随访，目的是及时发现可能的复发，保持无疾病状态。

然而对于已发生转移或碘难治等情况的患者将面临终身的"与瘤共

存""与瘤共舞",他们总会困惑应去哪个科室就诊,采用何种治疗手段或如何随访?

其实这是需要外科、核医学科、内分泌科、放疗科、肿瘤科等建立MDT后的通力协作实现的。针对患者治疗后全生命周期管理是甲状腺癌MDT团队的重要任务,也是及时监测病情变化、保障患者身心健康的重要慢病管理体系。目前很多医院已经开启甲状腺癌MDT协作管理平台。利用最佳的病理、超声、血清学等诊断和监测手段,权衡利弊,为患者制订切实的治疗及随访方案,及时MDT会诊协作,这也将是未来甲状腺癌全程管理的主要模式。此外,近年来数字化技术以及人工智能等高科技手段的发展正在为这种管理模式赋能,新兴的疾病管理平台不仅囊括了甲状腺癌MDT的协作随访,还整合了包括营养膳食、心理情绪、运动锻炼的综合康复管理措施。如爱甲专线健康管理平台开发的甲状腺术后标准化随访管理体系,目前已在国内多家大型三甲医院落地实施,实现了专科与综合管理相结合的全域管理模式。通过这样的全程、全域管理,就能达到预防、控制甲状腺癌的疾病及其复发、改善患者生活质量的目的。

在上述管理过程中,我们更加重视患者的意愿,每一项临床决策都应与患者讨论,以明确风险及获益、可能的不确定因素及其临床意义。尊重患者的价值观及偏好,依据情况作出最可行的选择。医患共同决策将成为甲状腺癌全程管理的主旋律。

同时,伴随着各种先进的技术和理念的出现和发展,期望达到对每位患者"量身定制"的精准医疗。新的靶向治疗策略随着分子机制的探索不断推进也为碘难治的患者带来了希望。反映肿瘤糖代谢的 ^{18}F-FDG PET/CT 和反映肿瘤新生血管生成的 ^{68}Ga-NOTA-PRGD2 PET/CT 等核医学分子影像学新手段有望早期预测药物疗效,为靶向药物治疗的后续治疗决策提供实时在体的代谢证据。

(邱李恒 林岩松)

第七章　妊娠与甲状腺疾病

育龄期妇女是甲状腺疾病的高发人群。十月怀胎，一朝分娩，在孕育新生命的过程中，准妈妈们经常会受到甲状腺疾病的侵袭，其中，临床甲减、亚临床甲减以及临床甲亢是妊娠期最常见的甲状腺问题。

甲功异常不仅会降低女性怀孕的概率，还会显著增加不良妊娠结局的发生风险，尤其是妊娠期甲减，会严重影响胎儿脑神经发育，造成孩子智力低下及身材矮小（俗称呆小病）。

当妊娠与甲状腺疾病不期而遇，应当如何正确诊断？如何备孕？如何治疗？怎样做好病情监测及复诊？产后是否可以哺乳？想必这些都是您迫切想要了解的问题，那就让我们一起来学习吧。

1. 莫让甲状腺疾病夺走你做妈妈的权利

[要点聚焦]

甲功异常不但会影响月经及受孕，还会显著增加不良妊娠结局（如流产、死胎、低出生体重儿、出生缺陷等）的发生风险，尤其是妊娠期甲减，会严重影响胎儿大脑及骨骼发育，导致孩子智力低下及身材矮小（俗称呆小病）。因此，育龄期妇女尤其要重视甲状腺问题，加强甲功筛查，发现问题、及早干预，以便为成功受孕，为生育健康宝宝打下良好的基础。

育龄期妇女是甲状腺疾病的高发人群，据统计，平均每10位孕妈就有1位存在甲状腺问题（如甲亢、甲减、桥本甲状腺炎、碘缺乏病等），而甲状腺疾病直接关乎生育健康。

1. 甲状腺与胎儿生长发育　甲状腺激素除了促进机体新陈代谢，还有一个很重要的作用就是调节生长发育。在孕12周以前，胎儿自身的甲状腺功能尚未建立，其生长发育所需的甲状腺激素全部来自母体。孕12～20周，随着胎儿甲状腺功能逐渐建立，自己可以合成一部分甲状腺激素，但其所需的大部分甲状腺激素还是来自母亲。孕21～24周以后，随着胎儿甲状腺的发育成熟，胎儿开始以自身合成的甲状腺激素为主，母体的甲状腺激素为补充。由此可知，孕妇的甲功状况与胎儿的生长发育（尤其是脑发育）息息相关。

2．甲减对妊娠的危害　甲减可以导致卵巢不排卵、月经紊乱甚至闭经，是造成女性不孕的重要原因之一。孕妇甲减可明显增加习惯性流产、胎儿宫内窘迫、死胎、低体重儿、妊娠高血压综合征以及胎盘早剥等不良妊娠结局的发生风险。孕妇甲减可严重影响胎儿脑神经发育，增加先天性畸形的发生风险。

国内外多项研究证实，甲状腺激素对胎儿的大脑发育至关重要，妊娠期即便是轻微的甲状腺功能减退（如亚临床甲减）都可能会对后代的神经智力发育造成一定的不良影响。妊娠早期（孕12周之前）是胎儿大脑发育最关键的时期，而这个阶段胎儿自身甲状腺功能尚未建立，脑发育所需的甲状腺激素几乎全部来自母体。如果母亲在妊娠早期有甲减，不能为胎儿提供足够的甲状腺激素，可能会影响胎儿的脑发育，因而可能对后代会造成一定影响。

另外，即便孕妇甲状腺功能正常，但若甲状腺自身抗体（如TPOAb、TgAb）阳性，同样也会增加胚胎停止发育、流产和早产的风险。

3．甲亢对妊娠的危害　妊娠期甲亢如果没得到有效地控制，对母婴双方均可造成严重不良影响。一方面可以导致孕妇流产、早产、胎儿宫内窘迫、先兆子痫、胎盘早剥、充血性心力衰竭，严重的还可能引起甲状腺危象而危及母婴生命；另一方面，妊娠期甲亢可导致胚胎发育停滞、胎儿宫内发育迟缓、早产儿、足月小样儿、先天发育畸形、死胎等，增加围生期胎儿死亡率。不仅如此，母体的促甲状腺激素受体抗体（TRAb）还可通过胎盘进入胎儿，刺激胎儿甲状腺导致胎儿或新生儿甲亢。

与亚临床甲减不同，目前尚无证据表明，亚临床甲亢对孕妇及胎儿有不良影响。

4．甲状腺自身抗体的危害　有研究发现，甲状腺自身抗体（TPOAb、TgAb等）阳性组与抗体阴性组相比，两组在妊娠率上无显著差别，但抗体阳性组孕妈的流产率增高而活产率（即活婴出生率）降低，即使再次妊娠，出现反复自然流产的风险仍然较高。不仅如此，单纯抗体阳性组的孕妇在妊娠晚期及产后发生甲减的风险也明显高于抗体阴性组。

5．孕前一定要检查甲功　甲状腺疾病不仅关乎女性自身的健康，而且与能否成功受孕、不良妊娠结局以及后代智力发育密切相关。因此，计划妊娠的女性孕前一定要检查甲状腺功能，以便有问题能够及早发现、及时治疗，提高受孕能力，保证胎儿的生长发育正常。

2010年国家卫生计生委发文，将血清TSH纳入国家免费孕前优生健康检查项目，推荐所有备孕妇女均要筛查血清TSH。如果TSH异常（升高或降低），还要进一步检测FT4、FT3、TPOAb、TgAb、TRAb。

6．发现甲功异常该怎么办　一旦查出甲功异常，一定要找专科医生就诊，因为妊娠期甲状腺疾病在诊断标准、药物选择等方面与普通人群有所不同，具有一定的特殊性。

Graves病甲亢孕龄妇女如计划妊娠，建议最好在甲功正常且病情平稳的情况下再开始备孕；对于妊娠期新发现的甲亢，如果患者选择继续妊娠，首选抗甲状腺药物治疗，在孕早期建议选择丙硫氧嘧啶，在妊娠中、晚期改用甲巯咪唑或继续应用丙硫氧嘧啶。如果孕妇不能耐受抗甲状腺药物，也可在妊娠中期（妊娠4～6个月）采取手术治疗。

妊娠期甲亢的治疗目标是应用最小有效剂量的抗甲状腺药物，将FT4和TT4控制在接近或轻度高于妊娠期特异参考范围的上限，TSH水平不作为控制目标。

如果妊娠前查出甲减（包括临床甲减和亚临床甲减），应及时补充甲状腺激素，将甲减病情控制好（TSH＜2.5mIU/L）之后再考虑妊娠。若是在妊娠后查出甲减，必须立即给予足量的左甲状腺素，以便使孕妇甲功尽快控制达标。

妊娠期甲减患者的治疗目标是将TSH控制在妊娠特异性参考值范围的下1/2（或2.5mIU/L以下）。

（王建华）

2. 当妊娠遇上甲亢，如何正确诊断

［要点聚焦］

甲亢对育龄期妇女情有独钟，据统计，妊娠期甲亢的发病率约为1%。妊娠与甲亢在症状上有很多相似之处，当甲亢与妊娠不期而遇，应该如何识别？孕妇甲状腺素水平升高一定是甲亢吗？孕妇甲功正常值范围与普通正常人是否一样？下面，我们就来聊聊妊娠期甲亢的诊断问题。

妊娠期甲亢主要是指妊娠期Graves病，包括妊娠前已确诊的甲亢以及妊娠后的新发甲亢。大多数妊娠期甲亢患者，妊娠前有明确甲亢病史，诊断并不困难，但后一种情况则常被延误诊断。

1. 妊娠期甲状腺激素水平轻度升高≠甲亢　女性妊娠以后，甲状腺会发生一系列的生理变化，包括甲状腺体积增大及功能改变，其原因是妊娠后胎盘人绒毛膜促性腺激素（HCG）的分泌明显增高，而HCG与TSH的结构相似，也可与甲状腺表面的TSH受体结合，发挥促甲状腺增生及分泌的作用，使血中甲状腺激素（T3、T4）水平增高，而增高的甲状腺激素又通过对下丘脑-垂体-甲状腺轴的负反馈作用，使TSH水平轻度下降。HCG每增加10 000IU/L，TSH降低0.1mU/L。由于在妊娠早期（即妊娠的前3个月）体内HCG分泌水平最高，因而甲功的这种生理变化在妊娠早期表现得最明显，孕妇常伴有剧烈恶心、呕吐及脱水症状，我们将其称之为妊娠一过性甲状腺毒症。

由此可知，孕妇与非妊娠普通人群的甲功参考值范围有所不同。孕早期由于受到HCG分泌增高的影响，孕妇的甲状腺激素（T3、T4）水平往往在参考范围上限甚至更高，而TSH的数值往往在参考范围的下限甚至更低，因此，妊娠期甲亢的诊断标准比普通人群甲亢的诊断标准要适当提高。换句话说，我们不能机械照搬非妊娠普通人群的甲功参考范围去判断孕妇甲功是否正常，而应采用妊娠期特异性参考范围。

2. 如何诊断妊娠期甲亢　甲亢患者往往有怕热、多汗、心悸、多食、容易激动等临床表现，而这些症状同样也可出现在正常孕妇身上。甲亢所致的体重下降常被妊娠体重增加所掩盖，这无疑给妊娠期甲亢的诊断带来不小的困难。临床上，把正常妊娠误认为是甲亢，或是把妊娠伴甲亢误认为是普通妊娠的情况均不少见。因此，一定要认真鉴别，以避免妊娠期甲亢的漏诊和误诊。

一般说来，如果孕妇的体重不随妊娠月份增加而上升或四肢近端肌肉明显消瘦，休息时心率超过100次/分，脉压＞50mmHg，均高度提示有甲亢可能。这时需要进一步做甲功及相关抗体检查，如果血清FT3、FT4升高，TSH降低（＜0.1mIU/L），TRAb呈阳性，即可确诊为妊娠期甲亢。

3．如何区分妊娠一过性甲状腺毒症和妊娠期甲亢 妊娠一过性甲状腺毒症主要发生于妊娠早期（孕8～10周），剧烈呕吐常是其突出表现，而高代谢症状（多食、消瘦、怕热、多汗、心悸等）常不明显，一般无甲状腺肿大及突眼。甲功检查可见T3、T4轻度升高，TSH略低于正常，但TRAb阴性，而HCG显著升高。进入孕中期以后，随着体内HCG回落，甲状腺功能（T3、T4、TSH）也随之逐渐恢复正常。妊娠一过性甲状腺毒症属于妊娠早期甲状腺功能的一过性生理变化，并非真正病理意义上的甲亢，对孕妇及胎儿无不良影响。临床以对症支持治疗为主，只需纠正脱水及电解质紊乱即可，无须抗甲状腺药物治疗，也不必低碘饮食。

与妊娠一过性甲状腺毒症不同，Graves病患者往往有明显的心悸、多汗、多食、消瘦等高代谢症状，一般不会出现剧烈呕吐，查体多有甲状腺弥漫性肿大、突眼及胫前黏液性水肿等甲亢阳性体征，TRAb为阳性。如果不治疗，甲亢不会自行缓解，往往会随着妊娠时间的延长而逐渐加重。

如果把妊娠一过性甲状腺毒症当作Graves病，错误地给患者服用抗甲状腺药物，很可能导致医源性甲减，对孕妇和胎儿带来不必要的危害。因此，一定要重视二者的鉴别诊断。

（王建华）

3. 甲亢患者应该如何备孕

[要点聚焦]

甲亢可导致不孕不育，即便是妊娠了，发生胎儿发育迟缓、死胎、流产及早产等不良妊娠结局的风险也大大增加。虽说甲亢不是妊娠的绝对禁忌证，但如果备孕期准备不足、妊娠期病情控制不好，同样会对孕妇及胎儿造成严重不良影响。为了确保能够安全平稳地度过妊娠期，一定要注意以下这些细节问题。

[临床实例]

小梅婚后不久身体就出了状况，经常心悸，特爱出汗，容易激动，虽然饭量比以前还大，体重却不增反降，颈部也明显变粗了。去医院检查，被诊断为甲状腺功能亢进（Graves病）。经过一年多的药物治疗，目前病情基本稳定，于是开始酝酿造人计划。这天下午，小两口特意来门诊咨询：像她这种情况能否妊娠？服用抗甲状腺药物是否会影响胎儿正常发育？

妊娠对每个女性都是件大事，尤其是患有甲亢的女性更是要小心谨慎地备孕。因为哪怕是一点点疏忽，都有可能影响到孕妇和胎儿的生命健康。

甲亢可引起月经紊乱、经量减少或闭经，导致女性妊娠概率下降。即便是妊娠了，如果病情控制不好，对孕妇和胎儿都有很大的危害。甲亢可引起孕妇流产、早产、先兆子痫、胎盘早剥、充血性心力衰竭、甲状腺危象等，抗甲状腺药物可导致孕妇肝损伤、白细胞下降等。甲亢还可引起胎儿宫内窘迫、宫内生长停滞、胎儿体重过轻（足月小样儿）、死胎、先天发育畸形、胎儿或新生儿甲亢等。为安全起见，甲亢妇女若要妊娠，一定要提前做好备孕工作。

1. 甲亢患者如何选择妊娠时机　甲亢不是妊娠的绝对禁忌证，甲亢妇女可以妊娠但要选对时机。考虑到甲亢（主要指Graves病）可显著增加不良妊娠结局的发生风险，因此，甲亢妇女如计划妊娠，建议最好在甲功正常且病情平稳的情况下再考虑，即在治疗方案不变的情况下，2次间隔至少1个月的甲状腺功能测定结果在正常参考范围内。在病情未得到良好控制之前，暂时不宜妊娠。

建议接受[131]I治疗或手术治疗的甲亢妇女，在治疗结束半年以后再考虑妊娠，目的是甲状腺功能正常且稳定。

2. 甲亢妇女意外妊娠该怎么办 甲亢妇女一旦发现意外妊娠，应立即就诊，检测甲功（FT3、FT4、TSH）和TRAb，由专业医生根据甲功检查结果及目前用药情况，决定下一步治疗。如果病情允许，尽量在致畸关键期（孕6～10周）之前停药。停药的前提条件是小剂量抗甲状腺药物便能使患者甲功维持正常，停药期间，应1～2周查1次甲状腺功能，如果甲亢复发或加重，应重新启动抗甲状腺药物治疗。切忌不顾自身病情，擅自停用抗甲状腺药物。

倘若患者病情不允许停药，之前用甲巯咪唑的，建议孕早期改用致畸风险相对较小的丙硫氧嘧啶，小剂量维持用药。

3. 什么情况下应考虑终止妊娠 是否需要终止妊娠，主要取决于孕妇甲亢控制情况以及对母婴的危害性大小。如果孕妇甲亢病情较重，服用较大剂量的抗甲状腺药物仍难以控制，或已出现严重的甲亢并发症（如甲亢性心脏病、甲状腺危象等）和妊娠并发症（如重度妊娠高血压综合征），不终止妊娠会危及孕妇的生命安全，此时应当机立断，尽早终止妊娠，同时积极治疗甲亢。

（王建华）

4. 妊娠期甲亢的治疗与监护

［要点聚焦］

妊娠合并甲亢属于高危妊娠，甲亢会增加妊娠并发症的发生率和胎儿死亡率。与普通甲亢不同，妊娠期甲亢需要考虑母亲与胎儿双方的健康安全，因此，甲亢孕妇在碘摄入量、药物选择、用药剂量、控制目标以及监测频率等方面都有一些特殊的规定和要求。

1．妊娠期甲亢首选哪种治疗方法　妊娠期甲亢首选抗甲状腺药物治疗，只有在下述情况下才考虑手术治疗：①抗甲状腺药物治疗效果欠佳。②患者对抗甲状腺药物过敏或存在药物禁忌证（如严重白细胞减少、肝损伤、皮肤过敏反应等）。③患者心理负担重，过度担心药物对胎儿的副作用，用药依从性差。④患者病情严重、甲状腺肿大明显，需要大剂量抗甲状腺药物才能控制住甲亢。

考虑到在妊娠早期或妊娠晚期手术容易引起流产、早产，故甲亢手术一般选择在妊娠中期（即妊娠4～6个月）进行，这期间手术对于孕妇和胎儿相对比较安全。

妊娠期甲亢严禁采用^{131}I治疗，因为^{131}I可通过胎盘进入胎儿体内，破坏胎儿甲状腺引起甲减，影响胎儿智力发育。

如果患者此前做过^{131}I治疗，至少要在半年后才能考虑妊娠。另外，由于^{131}I治疗后发生甲减的可能性较大，因此，这类患者备孕期间要注意监测甲状腺功能，一旦发现有甲减，应先把甲功调整至正常后再妊娠。

2．妊娠期甲亢如何用药　治疗期间的甲亢妇女如果意外妊娠，或者是妊娠后发现的甲亢，在向患者告知继续妊娠可能面临的风险之后，如果患者选择继续妊娠，则首选抗甲状腺药物治疗。

抗甲状腺药物主要有两种：丙硫氧嘧啶和甲巯咪唑。丙硫氧嘧啶不易通过胎盘，致胎儿畸形的风险相对较小，但可引起严重肝损伤；甲巯咪唑有一定的致畸风险（有可能引起头部皮肤、鼻孔和食管的发育不良），但肝毒性相对较低。孕6～10周是抗甲状腺药物导致出生缺陷的危险窗口期，甲巯咪唑和丙硫氧嘧啶均有影响，丙硫氧嘧啶相关畸形发生率与甲巯咪唑相当，只是程度较轻。2022年《中国甲状腺功能亢进症和其他原因所致甲状腺毒症诊治指南》建议正在服用甲巯咪唑或丙硫氧嘧啶的备孕妇女，如果妊娠试验阳性，可暂停抗甲状腺药物并立即检测甲功和甲状腺自身抗体。根据临床表现和FT4水平决定是否用药。若患者选择抗甲状腺药物治疗，建议妊娠早期（器官形成时期）首选丙硫氧嘧啶，妊娠中晚期是否换用甲巯咪唑没有明确推荐。若需转换，二者互换比例为100mg丙硫氧嘧啶≈5～10mg甲巯咪唑。

起始剂量：丙硫氧嘧啶50～100mg，每日3次（或甲巯咪唑10～20mg，每日1次）。患者症状缓解、甲功正常后要及时减量。在妊娠早期（器官形成期），如果患者用很小剂量的抗甲状腺药物（丙硫氧嘧啶50mg/d或甲巯咪唑5mg/d）便可维持甲功正常，可以考虑停药（但TRAb特别高的患者除外），以减少药物的致畸风险。对停药后复发或药物减量后病情又加重者，可以再次服用抗甲状腺药物或增加药物剂量。

甲亢孕妇用药过程中需注意以下几点：①一定要遵守医嘱，不可自行擅自停药，以免引起甲亢病情反复。②抗甲状腺药物可以通过胎盘屏障，为了降低药物对胎儿的不良影响，应使用最小剂量的抗甲状腺药物。③抗甲状腺药物不得与甲状腺素片联用，因为这样会加大抗甲状腺药物的用量，增加药物副作用、胎儿甲减及新生儿畸形的发生风险。④β受体阻滞剂（如普萘洛尔）对控制甲亢高代谢症状有帮助，但应用β受体阻滞剂长期治疗与胎儿发育迟缓、胎儿心动过缓和新生儿低血糖相关，使用时应权衡利弊，且避免长期使用。⑤应用抗甲状腺药物治疗期间，要注意定期化验血常规及肝功。

3．妊娠期间如何监测甲功 孕妇甲亢（即Graves病）往往在妊娠早期病情加重，在妊娠中、晚期病情逐渐减轻，少数患者（20%左右）甚至可以完全缓解。因此，需要经常监测甲功，以便根据检查结果及时调整抗甲状腺药物用量。一般建议在孕妇甲功异常时，每2～4周查1次甲功。孕妇甲功正常后，可延长至4～6周查1次。

4．如何正确解读孕妇甲功报告 在妊娠期间，由于甲状腺素结合球蛋白（TBG）升高，因此总T3（TT3）、总T4（TT4）会比非妊娠期升高1.5～2倍，这属于正常生理现象而非甲亢。由于FT3、FT4不受妊娠期TBG升高的影响，所以妊娠期甲功一般不查TT3、TT4，只看FT3、FT4及TSH。

需要注意的是，由于妊娠期体内一些激素水平的改变会影响甲状腺功能，因此，孕妇甲功正常参考值范围与普通成人不同，应采用当地妊娠特异性甲状腺指标参考范围。

另外，应将FT4而不是TSH作为调整药量的依据，这是因为药物治疗后，FT4改善快、TSH改善慢，血清FT4达到正常后数周TSH水平仍处于被抑制状态。

5．孕妇为什么要监测TRAb　TRAb阳性是反映Graves病活跃程度的重要标志，TRAb滴度升高对母婴双方均有不良影响。如果孕妇TRAb浓度很高，预示产后甲亢容易复发或加重。TRAb可以通过胎盘，有可能引起胎儿或新生儿甲功异常（甲亢或甲减）。

通过监测孕妇TRAb，有助于预测胎儿及新生儿甲状腺疾病的发生风险。对TRAb检测阳性的孕妇，产后不仅要监测产妇的甲功，还要监测新生儿的甲功，以便及早发现新生儿甲亢或甲减。

6．孕妇甲亢的理想控制目标是什么　考虑到妊娠期机体代谢的特殊性，对孕妇甲亢的控制应当适度，不必将心率、基础代谢率、甲功（FT3、FT4、TSH）等各项指标完全控制在正常范围。控制目标是应用最小有效剂量的抗甲状腺药物，使血清FT4/TT4接近或者轻度高于参考范围上限。

（王建华）

5.　甲亢妇女妊娠要注意哪些问题

［要点聚焦］

细节决定成败。如果备孕期准备不足或妊娠期病情控制不好，无论对孕妇还是胎儿均会造成严重的不良影响。为了能够安全平稳地度过妊娠期，生个健康聪慧的宝宝，甲亢妇女需要特别注意孕期的一些细节问题。

1．甲亢治愈或病情稳定后再妊娠　甲亢会影响女性的生育功能，孕妇容易发生流产、早产和胎儿发育迟缓，同时，抗甲状腺药物对胎儿发育也有一定的影响，因此，最理想的情况是甲亢治愈停药后再妊娠。

如果患者因为年龄问题急于妊娠，也最好是在病情稳定、使用小剂量抗甲状腺药物便可维持甲功正常的条件下妊娠。另外，如果甲亢患者之前服用的是甲巯咪唑，最好是把甲巯咪唑换成丙硫氧嘧啶后再妊娠，因为甲巯咪唑致畸的严重程度比丙硫氧嘧啶高，不宜用于妊娠早期。

2. 首选抗甲状腺药物治疗 甲亢的治疗方式主要有口服抗甲状腺药物、[131]I治疗及手术治疗，妊娠期甲亢首选抗甲状腺药物治疗。常用的抗甲状腺药物有甲巯咪唑和丙硫氧嘧啶。甲巯咪唑致胎儿发育畸形已有报告，主要是皮肤发育不全和甲巯咪唑相关的胚胎病，包括鼻后孔闭锁、食管闭锁、颜面畸形等。妊娠6～10周是抗甲状腺药物导致出生缺陷的危险窗口期，甲巯咪唑和丙硫氧嘧啶均有影响，丙硫氧嘧啶相关畸形发生率与甲巯咪唑相当，只是程度较轻。所以在妊娠前和妊娠早期优先选择丙硫氧嘧啶。如果在妊娠早期之后需要继续抗甲状腺药物治疗，目前尚无证据支持应该继续应用丙硫氧嘧啶还是转换成甲巯咪唑。因为两种药物均可能有副作用，而且转换药物可能导致甲功变化。二者互换比例为100mg丙硫氧嘧啶≈5～10mg甲巯咪唑。另外，为了尽量减少药物对胎儿的不良影响，药物用量不宜过大，丙硫氧嘧啶最大剂量不宜超过每天200mg，以每天50～150mg为宜，若症状仍难以控制，可以酌情加用普萘洛尔等药物。

如果抗甲状腺药物疗效欠佳或存在药物应用禁忌而不得不采取手术治疗，手术应选在妊娠中期进行，且术前应尽量将患者甲功控制正常。

3. 避免同位素检查与治疗 甲亢妇女妊娠期间不得接受甲状腺摄碘率检查，更不能采用[131]I治疗。凡是接受过[131]I治疗的妇女，建议治疗后半年以上再考虑妊娠，以免甲功异常影响胎儿的生长发育。

4. 在病情允许情况下可尝试停药 鉴于抗甲状腺药物有可能通过胎盘影响到胎儿的甲状腺功能，同时考虑到孕妇可以耐受包括亚临床甲亢在内的轻度甲亢，因此，最新的2019年版《妊娠和产后甲状腺疾病诊治指南》推荐：甲亢妇女在药物治疗期间妊娠，如果患者病情控制良好并且抗甲状腺药物用量不大，可以暂停抗甲状腺药物，但停药后要注意密切监测甲功。如果FT3、FT4正常或接近正常，可以继续停药；若停药后，FT3、FT4增高，甲亢症状加重，则应继续服用。

5. 甲亢孕妇不必严格忌碘　因为普通甲亢人群也可以吃碘盐，甲亢孕妇可以吃加碘盐。这是因为碘元素是合成甲状腺激素的主要原料。当胎儿的甲状腺逐渐发育成熟时，需要借助来自母体的碘元素来合成甲状腺激素，因此，孕期对碘的需求量是增加的。如果母亲因严格忌碘而导致碘缺乏，会造成胎儿的甲状腺激素合成不足，引起胎儿甲减。

妊娠前有甲亢并低碘饮食的患者，在拟妊娠前至少3个月食用加碘盐，以保证妊娠期充足的碘储备。

6. 孕期需加强营养补充　由于甲亢患者机体代谢率高，能量消耗大，对各种营养物质的需求量增加，所以，甲亢孕妇应当高热量、高蛋白[1.5～2g/（kg·d）]饮食。多吃些富含矿物质（如钙、磷、铁等）及维生素（如维生素C、维生素D等）的食物，多补充水分。禁止吸烟，适当限制喝浓茶、咖啡、酒等兴奋性饮料，尽量不吃辣椒、葱、姜、蒜等辛辣刺激性食物。

7. 避免身心过劳　甲亢患者妊娠期间，应保持作息规律，不要熬夜；保持情绪稳定，避免紧张焦虑；可以适度活动，但要避免过度劳累；注意保护眼睛，少看手机、电视等。

8. 病情控制应当适度　由于孕妇本身的基础代谢率及甲功水平就比普通正常人略高，因此，不必将甲亢孕妇的心率、基础代谢率及甲功（FT3、FT4、TSH）等各项指标完全控制在正常范围。妊娠期甲亢的控制目标是将FT4控制在正常范围上限或略高于正常范围。

需要指出的是，有些孕妇检查FT3、FT4在正常范围内，而TSH低于参考范围。对于这种亚临床甲亢状态，孕妇不必过分担心，也无须用药。

9. 注意加强妊娠期检查　甲亢妇女妊娠属于高危妊娠，故应适当增加孕期检查的频率。检查项目主要包括体重、血压、宫高、腹围、甲功、血常规、肝功能、心电图、超声等，以了解孕妇甲亢控制及胎儿发育情况，胎儿有无甲状腺肿、发育迟缓或发育畸形。发现异常，及时处理。

另外，TRAb能够通过胎盘，刺激胎儿甲状腺，引起新生儿一过性甲亢（发生率为1%～2%)，因此，妊娠期还要定期测定TRAb。如果TRAb显著升高，提示有可能会发生新生儿甲亢，应及时采取应对措施。

10．如何自我观察病情变化　甲亢孕妇在日常生活中要学会自我观察病情，经常数数脉搏、测测体重、统计大便次数等。如果有心率增快、大便次数增多、食量增加而体重不增等表现，往往提示甲亢病情加重，需要及时就医。

11．产后可以放心哺乳　传统观念认为，甲亢妇女产后不宜哺乳。但近年的诸多临床研究表明，只有极少量的药物会进入乳汁，乳汁中抗甲状腺药物的浓度仅为同期血清药物浓度的10%。上述研究提示，服用低至中等剂量丙硫氧嘧啶和甲巯咪唑对母乳喂养儿是安全的。然而，考虑到研究人群规模相对较小，建议最大剂量为甲巯咪唑20mg/d或丙硫氧嘧啶300mg/d。

为安全起见，建议患者在喂完奶后立即服药，间隔3～4小时再行下一次哺乳，此时乳汁中药物浓度已经很低，对婴儿几无影响。注意不要在服药后立即哺乳。

（王建华）

6. 当妊娠遭遇甲减，这些问题不可不知

［要点聚焦］

无论是临床甲减还是亚临床甲减，均会对孕妇及胎儿产生不利影响，因此，一定要高度重视、及时纠正。甲减孕妇在甲功监测、药物调整以及饮食安排等方面有许多细节问题需要注意。

［临床实例］

今年是王女士和周先生锡婚之年，两人事业有成，独生女今年8岁，计划今年再要个二胎。然而前不久单位体检查出王女士有甲减，这让两口子的造人计划蒙上了一层阴影。这天下午，王女士特地请假到医院咨询甲减与妊娠的有关问题。

王女士：甲减是咋回事？对妊娠有何不良影响？

医生：甲减（即甲状腺功能减退）是由于体内甲状腺激素合成或分泌不足引起的、以机体代谢减低和神经兴奋性下降为主要特征的内分泌疾病。本病可发生于各个年龄段，育龄期妇女属于甲减的高发人群。据统计，我国妊娠期临床甲减的患病率大约是1%，亚临床甲减的患病率为5.27%。

甲减一旦控制不好，对母婴双方均可造成不良影响。一方面，可导致女性月经失调、闭经及不孕，怀孕后也容易发生流产、早产、妊娠高血压综合征、胎盘早剥、胎儿宫内窘迫、低出生体重儿、死胎（胎儿在分娩时死亡）等不良妊娠结局。另一方面，由于胎儿早期脑发育所需的甲状腺激素主要来自母体，孕妇甲减（尤其是孕早期甲减）会影响胎儿的大脑及骨骼发育，导致出生后的孩子智力低下、身材矮小，即我们常说的呆小病。

所以，妇女在计划怀孕之前，一定要先化验甲功，如有甲状腺功能减退（包括临床甲减和亚临床甲减），应暂时避孕。

王女士：得了甲减，还能不能怀孕？

医生：当然可以，甲减妇女可以通过补充左甲状腺素钠，将血清TSH控制在2.5mIU/L以下、FT4保持在非孕妇正常范围的上1/3水平后再怀孕。

如果是在妊娠期间新发现的甲减，也可以选择继续妊娠，但应立即开始左甲状腺素钠片替代治疗，尽快将TSH控制在2.5mIU/L以下。

王女士：妊娠期甲减应该如何治疗？

医生：治疗非常简单，就是迅速给患者补足体内缺乏的甲状腺激素。具体要求如下。

药物选择：治疗药物就是左甲状腺素钠片。甲减孕妇对于甲状腺激素的需求量随着妊娠月份的增长而逐渐增加，已确诊的甲减患者一旦发现妊娠，左甲状腺素钠片应在原剂量的基础上增加20%～30%。如果是妊娠期刚发现的甲减，可以参照TSH水平来确定左甲状腺素钠片的起始用量：若4mIU/L＜TSH＜8mIU/L，左甲状腺素钠片的起始剂量50μg/d；若8mIU/L＜TSH＜10mIU/L，75μg/d；若TSH＞10mIU/L，100μg/d。根据患者的耐受程度增加剂量，力争在数日内加至完全替代剂量。完全替代剂量因人而异，最高可达2.0～2.4μg /（kg·d）［非妊娠临床甲减的完全替代剂量是1.6～1.8μg/（kg·d）］。

治疗原则：妊娠期甲减的治疗原则是早期启动、尽快使甲功恢复正常。TSH达标时间越早，甲减对胎儿脑发育的影响就越小。

根据最新的2019年《妊娠和产后甲状腺疾病诊治指南》推荐，妊娠期全程将血清TSH控制在0.1～2.5mIU/L（正常参考范围下限）。根据控制目标调整左甲状腺素片的用量。

妊娠期母婴对甲状腺激素的需求增加，在妊娠4～6周以后逐渐升高，直至20周达稳定状态。因此，一般主张妊娠前半期（1～20周）每2～4周查一次甲功（TSH、FT4），根据控制目标调整药物剂量。妊娠后半期（20～40周），患者TSH达标以后，可以每4～6周监测1次甲功。

王女士：服用左甲状腺素要注意什么？

医生：左甲状腺素钠片最好选择在晨起空腹顿服，1小时后进餐，这样有利于药物的充分吸收。另外，左甲状腺素钠片应避免与豆制品、牛奶、铁剂、钙剂、高纤维食物等同时服用，间隔时间至少2～4小时，以免影响左甲状腺素钠片的吸收。

王女士：左甲状腺素对胎儿是否有影响？

医生：左甲状腺素钠片与人体自身分泌的甲状腺激素完全一样，只要补充的剂量合适，不是过量服用，对孕妇及胎儿不会有任何不良影响。相反，如果该用不用，孕妇甲减得不到及时纠正，对母亲及胎儿的危害反而更大。这是因为，甲状腺激素是确保胎儿正常脑发育所必需的，尤其是在妊娠早期（怀孕前3个月），胎儿自身的甲状腺功能尚未建立，胎儿脑发育所需要的甲状腺激素完全依赖母体供应。如果母亲甲状腺激素不足，将严重影响胎儿大脑及骨骼的发育，严重者甚至会导致呆小病。

事实上，甲减怀孕之后，左甲状腺素钠片非但不能停用，替代量还要比怀孕前增加20%～30%。

王女士：甲减孕妇在饮食上要注意什么？

医生：碘是合成甲状腺激素的重要原料。孕早期胎儿所需的甲状腺激素全部来自母亲，在这之后，胎儿甲状腺开始能够利用从母体得到的碘自己合成甲状腺激素。

由于孕期比孕前需要更多的碘，因此，孕妇应适当增加碘的摄入量。普通成年女性每天摄入150μg碘就够了，妊娠和哺乳期碘摄入量则要求达到250μg/d。有些孕妇喜欢吃点海鲜类（如海带、紫菜等）高碘食物，加碘盐（1g加碘盐含有20～30μg碘）就相应地少吃点，如每天5～6g，这样既可保证每天250μg左右的碘需要量，又不至于碘摄入超标。

注意碘摄入也不是越多越好。妊娠合并甲减最常见原因的是慢性淋巴细胞性甲状腺炎，如果碘摄入过量，反而对病情不利。2019年《妊娠和产后甲状腺疾病诊治指南》建议根据不同的地区制定不同的补碘策略。在碘缺乏地区，如果每天食用含碘盐，妊娠期不用额外补充碘剂。如果不食用含碘盐，妊娠期每天需要额外补碘150μg。补碘形式以碘化钾为宜（或者含相同剂量碘化钾的复合维生素）。

王女士：产后左甲状腺素如何调整？能否停用？

医生：孕妇对甲状腺激素需求量增加与妊娠有关。分娩以后，生理状况逐渐恢复至孕前水平，左甲状腺素钠片用量也要随之调整到孕前水平。孕前就有甲减的产妇，通常可按孕前的用量继续维持；妊娠期新诊断为亚临床甲减的患者，产后可以停用左甲状腺素钠片。

产后4～6周要复查甲状腺功能及甲状腺自身抗体，根据普通人群TSH和FT4参考范围调整左甲状腺素钠片用量。

王女士：甲减妇女产后能否哺乳？

医生：甲状腺激素通过乳汁分泌的量极少，并且服用左甲状腺素片只是替代到甲功正常水平，不会导致婴儿甲状腺功能亢进或TSH分泌被抑制，因此，服用左甲状腺素钠片的甲减患者完全可以放心哺乳。

王女士：甲减是否会影响自然分娩？

医生：甲减并不是剖宫产的指征，能否自然分娩还是要看产力、产道、胎儿以及心理因素，只要这些正常就可以自然分娩。

王女士：甲减会不会遗传？

医生：导致甲减的病因很多，遗传因素只是其中之一，最终是否发病，环境因素也起很大作用。因此，即使是父母有甲减，孩子也未必就会患甲减，只不过其后代罹患甲状腺疾病的风险相对会高一些。

总之，准妈妈对于"甲减"既要高度重视，也不要过度恐慌。只要及时诊断、正确治疗，把甲功各项指标控制在目标范围，就不会对孕妇及胎儿造成严重不良影响。

最后，祝每位"甲减"准妈妈都能好"孕"！

（王建华）

7. 明明甲功正常，为何医生说她有甲减

[要点聚焦]

由于受到人绒毛膜促性腺激素（HCG）、甲状腺素结合球蛋白（TBG）等因素的影响，TSH正常参考范围与普通人群不同。妊娠期甲减的诊断应当采用妊娠期特异的TSH正常参考值范围，当血清TSH值超过妊娠期参考值范围上限（4.0mIU/L）时，即可诊断为妊娠期甲减。

[临床实例]

朱护士患有桥本甲状腺炎，结婚3年一直没怀孕。最近感觉全身乏力、没有食欲，经检查发现有喜了。这天下午，小朱拿着刚做的甲功报告让我帮着看看。报告显示：TPOAb、TgAb均显著高于正常，FT3是4.3pmol/L（正常范围3.1～6.8pmol/L）、FT4是14.6pmol/L（正常范围12～22pmol/L）、TSH是4.18mIU/L（正常范围0.27～4.20mIU/L）均在正常范围以内。我告诉她，根据甲功检查结果，符合妊娠期甲减，需要补充甲状腺激素。小朱听后很是不解，

自己的甲功指标（FT3、FT4、TSH）明明都在正常范围，怎么能说是甲减呢？我告诉她，妊娠期甲减的诊断标准与普通人群不一样。下面，我们就来科普一下妊娠期甲减的诊断问题。

1. 妊娠期甲减的诊断标准与普通人群不同　随着妊娠的生理变化，孕妇甲状腺功能也随之发生改变。妊娠早期，孕妇体内HCG分泌明显增加，HCG有类似TSH样的作用，可以刺激甲状腺激素分泌，而增高的甲状腺激素又反馈性地抑制TSH，致使TSH水平轻度降低。由此可知，孕妇甲功的正常参考范围与普通人群不同，妊娠期甲减的诊断应当采用妊娠期特异的TSH正常参考值范围。

以前我国采用的是美国甲状腺学会2011版《妊娠及产后甲状腺疾病诊治指南》制定的诊断标准，妊娠期的特异性TSH正常范围分别是妊娠早期0.1～2.5mIU/L，妊娠中期0.2～3.0mIU/L，妊娠晚期0.3～3.0mIU/L。如果妊娠早期TSH＞2.5mIU/L或妊娠中、晚期TSH＞3.0mIU/L，同时伴FT4＜妊娠期参考值下限，可诊断为妊娠期临床甲减。当TSH＞10mIU/L时，不论有无FT4的下降，均应诊断为临床甲减。

然而，近几年国内越来越多的证据表明，孕早期TSH用2.5mIU/L作为正常参考值上限可能会导致甲减的过度诊断，给孕妇造成不必要的心理负担。因此，2019年我国发布的《妊娠和产后甲状腺疾病诊治指南》中，将妊娠期TSH上限调整为4.0mIU/L，诊断标准如下。

妊娠期临床甲减：TSH＞妊娠期特异性参考范围上限（或以4.0mIU/L作为上限切点），FT4＜妊娠期特异性参考范围下限。

妊娠期亚临床甲减：TSH＞妊娠期特异性参考范围上限（或以4.0mIU/L作为上限切点），FT4在妊娠期特异性参考范围内。

该孕妇的TSH为4.18mIU/L（＞4.0mIU/L），这个值对普通人属于正常范围，但对孕妇则有些偏高，说明存在甲减。

2. 孕妇甲减缘何容易漏诊　孕妇甲减之所以常常被临床漏诊，除了对妊娠期甲减的诊断尺度把握不当之外，与"甲减"症状缺乏特异性也有很大关系。甲减常常表现为乏力、嗜睡、怕冷、腹胀、便秘、颜面虚肿、记忆力减退、反应迟钝、心情低落等，这些症状与正常怀孕后的一些表现颇为相似，如果不做甲功筛查，孕妇甲减常被漏诊。

综合上述，妊娠期甲减的诊断标准与普通人群不同，症状表现缺乏特异性，对此一定要有充分的认识。如果不了解这一点，机械照搬普通人群甲减的诊断标准，势必会造成许多妊娠期甲减患者被漏诊。

（王建华）

8. 甲减妇女应当如何备孕

［要点聚焦］

甲减妇女如果准备怀孕，应该调整左甲状腺素片的用量，将TSH控制在2.5mIU/L以下再考虑怀孕。另外，备孕期间，每天至少要保证250µg的碘摄入，以便让体内有足够的碘储备。

［临床实例］

小美有桥本甲状腺炎。一年前，新婚不久的小美意外怀孕，就在小两口满怀期待地准备迎接小天使降临时，胎儿不幸流产，这让夫妻俩悲伤了好一段时间。最近，小两口又着手备孕，因为有了上一次的教训，这次格外重视，特意到门诊咨询甲减备孕的有关问题。

甲减可引起月经不调、经血过多或闭经，导致育龄期女性受孕概率明显下降。即使怀孕，孕妇发生流产、早产的概率也比正常孕妇要高得多。不仅如此，孕妇甲减如果控制不好，还可显著增加胎儿宫内发育迟缓、大脑及骨骼发育异常以及低出生体重的发生风险。因此，做好甲减妇女的备孕工作，对于预防和减少不良妊娠结局、保证后代健康至关重要。

患有甲减的妇女如果打算怀孕，先要去医院检查甲功（主要包括FT3、FT4、TSH、TPOAb、TgAb）。在医生的指导下，通过补充左甲状腺素片，将血清TSH控制在0.1～2.5mIU/L水平后再怀孕，更理想的目标是TSH上限切点值降到1.2～1.5mIU/L。

由于铁剂影响甲状腺激素的吸收，如果补铁或服用含铁复合维生素，间隔服药时间需＞4小时。

另外，在饮食方面，备孕期间应适当增加碘的摄入，达到250μg/d，患者可适当吃些海产品，保证甲状腺内有足够的碘储备，以充分满足妊娠早期的碘营养需求。

需要特别强调的是，妊娠期亚临床甲减会增加不良妊娠结局的发生风险，且对孩子的智力发育有一定影响。因此，同样也要积极治疗。备孕期亚临床甲减的控制目标与临床甲减相同（TSH＜2.5mIU/L）。

（王建华）

9. 妊娠期亚临床甲减需要治疗吗

［要点聚焦］

与妊娠期亚临床甲亢不同，妊娠期亚临床甲减（尤其是TPOAb阳性者）对孕妇及胎儿均有影响，同样也会增加不良妊娠结局和后代智力发育障碍的发生风险，因此也要积极治疗。

妊娠期亚临床甲减是指孕妇血清TSH高于妊娠期特异的参考范围，但FT4在妊娠期正常参考范围以内。

请大家注意，这里强调的是妊娠期特异的甲功指标参考范围。因为在妊娠期间（尤其是在孕早期），受人绒毛膜促性腺激素（HCG）升高的影响，TSH会有所下降，FT4轻度升高，所以不能用非妊娠普通人的甲功正常范围来评估妊娠妇女。如果所在医院无TSH妊娠期特异性参考范围，可以用4.0mIU/L作为孕期TSH参考范围上限。

鉴于妊娠期亚临床甲减可增加孕妇流产、早产、妊娠高血压、胎盘早剥、新生儿死亡等不良妊娠结局，并对胎儿的智力发育造成不良影响，因此，对于妊娠期亚临床甲减同样也要积极治疗。

目前主张对所有TSH在4.0～10.0mIU/L的亚临床甲减孕妇以及TSH在2.5～4.0mIU/L且TPOAb阳性的孕妇均应给予左甲状腺素钠片替代治疗。对TSH在2.5～4.0mIU/L且TPOAb阴性的孕妇，目前既不予反对，也不予推荐左甲状腺素钠片治疗，但需要密切随访，通常4～6周复查甲功，以便及时了解甲功变化（表8）。

表8 妊娠期亚临床甲减的处置原则

TSHI（mIU/L）	TPOAb	是否治疗
＞妊娠参考值上限（或4.0）	+/-	治疗
2.5～妊娠参考值上限（或4.0）	+	治疗
妊娠参考值下限（或0.1）～2.5	+	既不反对也不推荐，监测TSH

妊娠期TSH的控制目标：将TSH控制在妊娠期特异性参考范围的下1/2，如无法获得妊娠期特异性参考范围，TSH可控制在2.5mIU/L以下。一旦开始治疗，尽早达到上述治疗目标。

左甲状腺素钠片的起始剂量根据TSH升高程度决定。TSH＞妊娠特异参考值上限，左甲状腺素钠片的起始剂量50μg/d；TSH＞8.0mIU/L，左甲状腺素钠片的起始剂量75μg/d；TSH＞10mIU/L，左甲状腺素钠片的起始剂量100μg/d。根据TSH的治疗目标调整药物剂量。

妊娠期亚临床甲减监测频率：妊娠前半期（1～20周）甲功的监测频率是每月1次，在妊娠26～32周应当至少检测1次血清甲状腺功能指标。

妊娠期亚临床甲减患者在产后可以考虑停用左甲状腺素钠片，并需要在产后6周评估甲状腺功能。

（王建华）

10. 准妈妈单纯甲状腺自身抗体阳性要紧吗

[要点聚焦]

甲状腺自身抗体与不良妊娠结局相关。甲状腺自身抗体阳性可以增加孕妇流产、早产以及新生儿认知障碍的发生风险。对甲状腺功能正常、TPOAb阳性、有不明原因流产史的妊娠妇女，需要密切监测甲状腺功能，酌情给予小剂量左甲状腺素片治疗。

众所周知，甲状腺功能异常与妊娠期母子安全，尤其是胎儿的健康发育密切相关。如果备孕期妇女查出"甲亢"或"甲减"，一般都比较重视并积极处理。但如果甲功（FT3、FT4、TSH）正常，只是甲状腺自身抗体（TPOAb、TgAb等）阳性，却往往重视不够，也不知道该如何应对。下面，就来谈谈单纯甲状腺自身抗体阳性对孕妇及胎儿的危害以及应该如何干预。

一、甲状腺自身抗体是什么

甲状腺自身抗体就是甲状腺本身的某些组织成分作为抗原刺激机体产生免疫应答所产生的抗体。最多见的抗原成分是滤泡细胞表面的促甲状腺激素受体、甲状腺滤泡细胞合成的甲状腺球蛋白、甲状腺过氧化物酶，与之对应的抗体分别是TRAb、TgAb、TPOAb。

TRAb是Graves病的标志性抗体，是诊断Graves病的重要依据，常用于区分其他病因所致的甲亢，同时也是决定甲亢患者能否停药以及判断患者预后的重要参考。

TPOAb和TgAb是诊断自身免疫性甲状腺疾病（AITD），特别是桥本甲状腺炎的重要依据。由于TPOAb无论在敏感性和特异性上均优于TgAb，因而被认为是诊断AITD最敏感、最有价值的标志物。临床上常常将TPOAb和TgAb这两个指标放在一起综合考虑，TPOAb、TgAb明显升高，提示患者将来进展为甲减的风险较大。

二、单纯甲状腺自身抗体阳性有哪些危害

1. 可能导致不孕 国内有人做过调查，不孕妇女 TPOAb 阳性率远高于生育功能正常的妇女，说明甲状腺自身抗体与女性不孕有一定关系。

2. 增加不良妊娠结局的发生风险 国内有人做过比较，TPOAb 阳性的孕妇发生流产、早产、胎儿宫内窘迫、胎膜早破、胎盘早剥、低出生体重、围产儿死亡的风险比 TPOAb 阴性的孕妇明显增加。因此，TPOAb 阳性被视为导致不良妊娠结局的一个重要危险因素，也可作为预测习惯性流产的一个独立指标。

3. 可引起亚临床甲减或临床甲减 单纯甲状腺自身抗体（TPOAb、TgAb）阳性的妇女，在怀孕之后，机体对甲状腺激素的需求量随之增加，已经受到自身免疫损伤的甲状腺因为功能失代偿有可能出现亚临床甲减甚至临床甲减。据统计，甲状腺自身抗体阳性者每年有5%的人进展为亚临床甲减或临床甲减。

4. 可导致产后甲状腺炎 产后甲状腺炎（PPT）属于自身免疫性甲状腺炎的一种，是指在妊娠前和妊娠期间无甲状腺功能异常，在产后1年内发生甲状腺功能异常。血清 TPOAb 和 / 或 TgAb 滴度越高，发生 PPT 的可能性越大。

关于孕妇单纯甲状腺自身抗体阳性（甲状腺功能正常）是否会影响后代智力，这方面研究不多，目前尚存争议。

三、单纯甲状腺自身抗体阳性的孕妇是否需要治疗

单纯甲状腺自身抗体阳性不仅预示日后出现甲减的风险增加，而且与不孕不育、辅助生殖失败、流产、早产、胎儿发育停滞等不良妊娠结局密切相关。但遗憾的是，目前还没有特效药使甲状腺自身抗体转阴，硒制剂对抗体转阴疗效尚不十分明确，也不建议在 TPOAb 阳性的孕妇中使用。

2019年《妊娠和产后甲状腺疾病诊治指南》推荐妊娠前甲状腺功能正常、TPOAb 或 TgAb 阳性的妇女明确妊娠后，应在妊娠期监测血清 TSH，每4周检

测1次至妊娠中期末，只要TSH＞2.5mU/L，就建议给予左甲状腺素片治疗。

（王建华　高　莹）

11. 关爱女性，从呵护甲状腺开始

［要点聚焦］

甲状腺疾病对女性"情有独钟"，可发生于各个年龄段，尤其对育龄期妇女健康危害很大，因此，女性朋友要格外关注甲状腺健康。一旦发现一些可疑的蛛丝马迹，要及时化验甲功。

一、女性缘何易患甲状腺疾病

甲状腺疾病好发于女性，不论是甲亢、甲减，还是甲状腺结节、甲状腺炎，女性患病率均远高于男性，男、女患病率之比为1∶（4～6）。这与女性的生理特点，尤其是生殖内分泌激素（如雌激素、孕激素等）的周期性变化有很大关系。此外，精神压力过大、情绪不稳定也是导致女性甲状腺疾病高发的一个重要原因。

二、甲状腺疾病对各个年龄段女性的影响有何不同

甲状腺是人体最大的内分泌器官，它所分泌的甲状腺激素与人体新陈代谢、生长发育以及中枢神经的兴奋性密切相关。甲状腺疾病对女性生命周期的各个阶段，包括婴幼儿期、青少年期、青春期、生育期、更年期、老年期等，均可产生严重不良影响，其危害不容小觑。

1. 对胎儿及婴幼儿有何影响　甲状腺激素可以促进胎儿大脑、骨骼及生殖器官的生长发育。12周内的胎儿所需的甲状腺激素完全来自母体，之后胎儿开始自己合成甲状腺激素，但仍依赖母体来保证激素水平充足。胎儿和婴幼儿甲减会影响骨骼及智力发育，导致呆小病。

2．对青春期女性有何影响　青春期甲亢可导致女孩初潮年龄提前，青春期后的甲亢可导致月经稀发、量少甚至闭经。青春期甲减可导致女孩初潮年龄推迟并影响孩子长高，青春期后的甲减常导致月经频繁、经量增多及贫血。

此外，青春期甲状腺肿也常见于这一时期的女孩，这是由于进入青春期后，身体对甲状腺激素的需要量增加，造成体内碘的相对缺乏，导致甲状腺组织代偿性增生所致。

3．对育龄期妇女有何影响　甲状腺功能状态对于母亲和胎儿的健康至关重要。甲状腺功能异常（甲减或甲亢）可导致女性生育能力下降或不孕，显著增加不良妊娠结局（如自发性流产、妊娠高血压、心力衰竭、甲状腺危象、胎儿宫内窘迫、死产、早产、低出生体重儿等）的发生风险。尤其是妊娠期甲减，还会影响胎儿的脑神经发育，造成孩子出生后智力低下，因此，育龄期女性要格外重视甲状腺问题。

除了妊娠期妇女，产后不久的新妈妈也常被甲状腺疾病"盯上"。据统计，大约8.1%（1.1%～16.7%）的女性会在产后1年内出现产后甲状腺炎，患者早期表现为心悸、多汗、焦虑、易怒等甲亢症状，后期表现为乏力、食欲减退、畏寒、情绪低落等甲减症状。由于对本病缺乏了解，临床上常被误认为是产后正常反应或产后抑郁。

此外，育龄期妇女也是甲状腺肿瘤（包括甲状腺良性结节和甲状腺癌）的高发人群，因为这个时期的女性，体内雌激素水平是最高的，而雌激素被认为是导致甲状腺组织增生的重要促发因素。

4．对绝经期妇女有何影响　甲状腺疾病可导致女性过早绝经，显著增加女性骨质疏松及心血管疾病的发生风险。甲状腺疾病（如甲亢、甲减等）的一些症状，如心悸、怕热、出汗、疲乏、失眠、记忆力减退、烦躁、失眠、抑郁等，与更年期症状比较相似，常常被误认为是更年期症状而被漏诊。因此，对情绪明显反常、精神抑郁的中老年女性患者，一定要注意排除甲状腺疾病。

三、女性出现这些状况，要及时筛查甲功

月经紊乱、闭经、不孕、习惯性流产：甲亢可导致经量减少、月经稀发甚至停经，甲减可导致月经不调、经量增多、不孕不育。

格外怕冷或怕热：甲减患者往往特别怕冷、出汗少、皮肤干燥、脱发，甲亢患者则是特别怕热、好出汗、皮肤潮湿。

精神异常：兴奋多语、急躁易怒、失眠常见于甲亢，少言懒动、情绪低落、嗜睡常见于甲减。

代谢亢进或减低：多食、消瘦、腹泻多见于甲亢，食欲减退、腹胀、便秘、肥胖多见于甲减。

发热、颈前疼痛并伴有情绪改变，要想到亚急性甲状腺炎。

增长迅速的无痛性颈部肿块，伴声音嘶哑或吞咽困难，要注意排除甲状腺癌。

颈部甲状腺弥漫性肿大要考虑单纯性甲状腺肿或慢性淋巴细胞性甲状腺炎。

关节肌肉疼痛无力：不论是"甲亢"还是"甲减"，都会引起关节、肌肉的一些症状，如关节僵硬、肌肉酸痛无力等，因此，当关节和肌肉出现上述变化时，一定要注意排除甲状腺问题。

四、关爱甲状腺，重视女性健康

甲状腺疾病可见于各个年龄段，几乎贯穿于生命周期的全过程。作为高发人群的女性朋友，尤其是育龄期女性，更要重视甲状腺健康问题。在日常生活中，注意适碘饮食、心态平和、定期体检。如果你具备上面所列的种种不适，建议及时去医院检查，排除甲状腺疾病。

（王建华）

第八章 甲状腺的那
              "碘"事

碘是合成甲状腺激素的主要原料，是人体必需的微量元素，适量的碘摄入对于维护身体健康非常重要。

不同人群（小儿、成人、孕妇等）对碘的摄入量是否一样？碘摄入过量或不足可导致哪些疾病？甲状腺疾病高发是否与吃加碘盐有关？忌碘饮食、低碘饮食、适碘饮食有何区别？不同甲状腺疾病对碘摄入量有何不同要求？本章将为您一一作答。

1. 聊聊甲状腺那"碘"事

［要点聚焦］

碘是合成甲状腺激素不可或缺的重要原料，在维持机体新陈代谢及生长发育方面发挥着重要作用。碘主要来自我们所吃的食物，碘摄入不足或过量均对身体健康不利。

如果把甲状腺比作一个工厂，它的产品就是甲状腺激素，而生产产品所需的主要原料就是碘，因此，碘和甲状腺激素的关系非常密切。接下来，我们就来聊聊碘与人体健康的那些事。

1. 人体碘的来源　碘是人体必需元素，体内不能生成，需要从外环境获取。碘广泛存在于自然界中，人体80% ～ 90%的碘来自食物，10% ～ 20%的碘从饮用水中获取，5%的碘来自空气。由此可知，食物中的碘是人体碘的主要来源。如果食物和饮用水中缺碘，就会造成人体缺碘。

食物中以海产品含碘量最高，其次是奶制品及蛋类（主要集中在蛋黄），然后是肉类，粮食和蔬菜中的含碘很少。健康成人体内的碘的总量为30mg（20 ～ 50mg），其中绝大部分存在于甲状腺当中。

我国居民碘的主要来源是碘盐、食物和饮水。

2．碘的作用　碘对人体的生理作用是通过甲状腺激素实现的，如果没有原料碘，甲状腺就生产不出甲状腺激素，人体的新陈代谢、体温维持、生长发育（尤其是脑发育）乃至全身各个器官的功能都会受到极大的影响。

孩子大脑发育从母亲妊娠就开始了。胎儿期和婴幼儿期（0～3岁）是孩子大脑发育的关键时期。如果孩子在这个时期缺碘，就会影响大脑正常发育，严重的可造成智力低下、身材矮小及聋哑等。

胎儿所需要的碘全部来自母亲，孕妇碘营养不足不仅会造成胎儿缺碘，还可能导致孕妇流产、早产、死产。

成年人缺碘可能会导致甲减，容易疲劳、精神不集中、工作效率下降。

不仅如此，碘在甲状腺疾病防治中同样具有重要作用，[131]I可用于治疗甲亢和分化型甲状腺癌。另外，甲亢术前准备以及甲状腺危象的救治也经常要使用碘剂。

3．人体对碘的需求量　国际医学界公认，碘的摄入量与甲状腺疾病的关系呈"U"形曲线，碘充足（尿碘100～300µg/L）时甲状腺疾病患病率最低，碘摄入不足（尿碘＜100µg/L）或过量（尿碘＞300µg/L）均可使甲状腺疾病的发生率升高。2018年首部补碘指南《中国居民补碘指南》正式颁布，针对不同人群，该指南都给出了具体的补碘指导意见（表9）。

表9　中国居民膳食碘参考摄入量　　　　　　单位：µg/d

人群	平均需要量	推荐摄入量	可耐受最高摄入量
0岁	—	85（AI）	—
0.5岁～	—	115（AI）	—
1岁～	65	90	—
4岁～	65	90	200
7岁～	65	90	300
11岁～	75	110	400

续　表

人群	平均需要量	推荐摄入量	可耐受最高摄入量
14岁～	85	120	500
18岁以上成人	85	120	600
孕妇	160	230	600
哺乳期妇女	170	240	600

甲状腺功能完全丧失的成年人每天需要补充外源性甲状腺素（T4）100μg才能恢复其功能，而合成100μg的T4需要碘原料65μg，故每天65μg元素碘是成年人最基本的需要量。

4．碘摄入不足的危害　如果每天碘的摄入量低于50μg，甲状腺将不能维持生理水平的甲状腺素分泌，由此产生碘缺乏病，如地方性甲状腺肿（俗称大脖子病）、地方性克汀病等。

碘缺乏对身体健康的影响与机体所处的发育时期相关，胎儿期和婴幼儿期（0～3岁）碘缺乏，可影响婴幼儿大脑及骨骼发育，严重时可导致呆小病。成人时期碘缺乏，可引起甲状腺肿大及甲减，导致身体疲劳、精力涣散、工作效率下降。妊娠期妇女缺碘会导致流产、早产、死产、胎儿畸形，另外还会影响胎儿智力和骨骼发育。

为了消除碘缺乏病，我国从1994年开始推行全民食盐加碘政策，随着碘摄入量增加，如今地方性碘缺乏病已基本得到有效控制。

5．碘摄入过量的危害　由于甲状腺自身具有调节机制，一定时间内的碘摄入过量，一般不会引起明显的甲状腺功能紊乱。但长期碘摄入过量可导致甲状腺自身调节失衡和功能紊乱，进而导致甲状腺疾病发生。长期碘摄入过量会扰乱人体甲状腺的正常功能，导致甲状腺肿、甲减，还可诱发或促进自身免疫性甲状腺炎的发生和发展。

鉴于此，国家于2000年、2012年两次下调了加盐碘的碘含量，目前国家规定在食盐中添加碘的标准为20～30μg/g。

6. 日常生活中怎样控制碘的摄入　不同年龄段的人群都有各自的推荐摄入量和最高耐受量，碘摄入过多或过少均不利于身体健康。那么，我们在日常生活中应当怎样控制碘摄入量呢？以每天摄入6g盐为例，仅从碘盐中获取的碘就已达到120～180μg。因此，如果是食用加碘盐，膳食中要适当控制含碘量较高食物（如海带、紫菜、虾皮、贝类等）的摄入量。另外，我国幅员辽阔，各地情况不同，是否服用加碘盐不能搞"一刀切"，生活在碘充足地区和高碘地区的居民从食物及饮水中摄入的碘已足够，不必吃加碘盐。

（王建华）

2. 碘与甲状腺的"恩恩怨怨"

[要点聚焦]

碘与甲状腺的关系非常密切。碘摄入不当会导致多种甲状腺疾病，对身体健康产生严重不良影响。但迄今为止，还没有确切证据表明碘摄入过量会增加甲状腺癌的发生风险。

碘是人体必需的微量元素，对维持机体健康具有重要作用。我们平时吃进去的碘绝大部分都被人体甲状腺组织吸收储存，用来合成甲状腺激素。无论碘摄入过量还是不足均会影响身体健康，增加甲状腺疾病的发生风险。下面，我们就来谈谈那些与碘有关的甲状腺疾病。

1. 碘与甲亢　碘是合成甲状腺激素的原料，碘摄入过量会诱发或加重甲亢，所以，甲亢患者要低碘饮食，尽量不吃加碘盐及含碘丰富的海产品（如海带、紫菜、海虾、贝类等）。此外，生活中有些含碘物质常被忽略，包括含碘药物（如胺碘酮、华素片、五海瘿瘤丸等）、含碘造影剂、消毒用的碘伏、碘酒以及一些含海藻的化妆品等。

2．碘与甲减 碘缺乏会引起甲状腺代偿性肿大以及甲状腺激素合成、分泌减少。胚胎期及新生儿期甲减可导致婴幼儿大脑及骨骼发育障碍，引起呆小病。碘缺乏所致的甲减往往发生在特定的缺碘地区，而食用加碘盐是解决碘缺乏最简单、最有效、最经济的方案。

需要指出的是，并非所有的甲减都是由于碘缺乏引起的，有时碘摄入过量也会导致甲减。例如，短期内大量摄入碘（即急性碘过量），会导致一过性的甲减；再比如，原本甲功正常的桥本甲状腺炎患者，若长期碘摄入过量（即慢性碘过量）也可促进其进展为甲减。因此，桥本甲状腺炎患者要适当限制碘摄入，患者可以吃加碘盐，但要限制海带、紫菜、海苔等高碘食物。

3．碘与甲状腺肿大 碘缺乏导致甲状腺激素合成及分泌减少，后者通过负反馈作用刺激垂体分泌促甲状腺激素（TSH），高水平的TSH可刺激甲状腺滤泡细胞增生，导致甲状腺肿大。地方性甲状腺肿便属于这种情况。

此外，长期碘摄入过量可诱发或促进自身免疫性甲状腺炎（主要是桥本甲状腺炎），导致甲状腺肿、甲减等。

4．碘与甲状腺结节 甲状腺结节是指各种原因导致甲状腺细胞局部异常生长形成的单个或多个团块。绝大多数甲状腺结节为良性，恶性结节仅占10%。以往认为，无论是碘缺乏还是碘过量均可引起甲状腺结节。

除了高功能甲状腺结节患者需严格限碘以外，其他良性甲状腺结节患者正常适碘饮食即可。

5．碘与甲状腺癌 碘摄入量与甲状腺癌之间的关系至今仍不十分清楚。目前还没有直接证据表明碘摄入量增加与甲状腺癌的发生有关。近年来，全球主要国家甲状腺癌的发生率都在增加，一般认为这一方面与电离辐射、精神压力过大、生活方式改变、家族遗传等多种因素改变有关，另一方面与诊断水平提高及筛查普及有关。

（王建华）

3. 如何正确看待碘盐

［要点聚焦］

目前我国大部分地区的人群处于碘适量状态，而不是碘过量。只要不是生活在高水碘地区，完全可以放心食用加碘盐。切不可盲目听信谣传，不分地域，擅自拒绝加碘盐，这一点对妊娠期及哺乳期妇女尤为重要。

近年来，随着甲状腺疾病患病率的不断攀升，关于是否食用加碘盐再次成为人们关注的焦点。有些人甚至包括部分医务人员直接将矛头指向加碘盐，认为加碘盐是导致当下甲状腺疾病高发的重要原因。从20多年前的全民补碘，到今天质疑加碘盐，我们究竟应该如何看待这个问题呢？

众所周知，我国曾是世界上碘缺乏最严重的国家之一，从1994年开始，通过强制性推行全民食盐加碘政策，我国绝大部分地区告别了碘缺乏病，成为碘营养充足国家。

当然，碘摄入也并非越多越好，碘摄入过量容易诱发甲亢或使隐性的自身免疫性甲状腺疾病转变为显性疾病。

结合我国的实际情况，从2012年开始，我国开始执行新的《食用盐碘含量》标准，加碘盐的含碘量标准从原来的平均35μg/g下调至25μg/g左右，按人均每天摄入食盐10g计算，我们每天摄入的碘为250μg，扣除烹调和人体代谢的损失，碘的摄入量不会高于WHO的推荐量（150μg/d）。即使考虑欧美人种和中国人种的体质差异，适量降低标准，目前我国日常碘摄取量仍然在可接受范围内。因此，除了居住在水源性高碘地区的居民以及平常高碘食物进食较多的居民，其他居民都应食用加碘食盐。

碘缺乏可导致许多严重的甲状腺疾病，其危害性远远超过碘过量。目前没有确切证据说明长期食用加碘盐会诱发甲状腺结节，甲状腺结节高发的原因考虑主要与体检普及以及超声检测水平提高有关。所以，控制甲状腺疾病仍需继续执行食盐加碘政策。

总之，我们提倡科学补碘，因地而异、因人而异，不搞"一刀切"。

（王建华）

4. 关于补碘，这些问题你不可不知

[要点聚焦]

碘是人体必需的微量元素，无论是碘缺乏还是碘过量均对健康不利。不同人群对碘摄入量的要求也不一样，尿碘是衡量人体碘营养水平的主要指标。海盐不能代替加碘盐，吃加碘盐不会增加甲状腺癌的发生率。

一、碘对人体有什么作用

碘是合成甲状腺激素的主要原料，甲状腺利用碘和蛋白质合成甲状腺激素，后者能够增强机体的新陈代谢，调节和维持体温，促进骨骼生长及大脑发育，调控人体各种正常的生理功能。人体内碘含量平均约30mg（20～50mg），其中绝大部分储存于甲状腺内。当碘的摄入严重不足时，体内的碘储备下降，机体合成甲状腺激素也随之减少，进而导致机体代谢减低、生长发育延缓。

二、为什么会发生碘缺乏

自然界的碘广泛分布于土壤、岩石、水及空气中。由于雨水的冲刷作用，地表土壤中的水溶性碘经河流汇集到海洋中，海洋是自然界最大的碘库，海产品含有丰富的碘。相比之下，陆地尤其是山区的土壤及当地动植物含碘量较低，当地的居民长期吃含碘量少的粮食、蔬菜和肉类，就会出现碘营养缺乏，病情严重者会发生地方性甲状腺肿和地方性克汀病（即呆小病）。根据20世纪末的调查，我国约有4.25亿人口生活在严重缺碘地区，占全国人口总数的40%。

三、碘缺乏可造成哪些危害

碘缺乏可致甲状腺激素合成减少，而甲状腺激素又是人体生长发育、新陈代谢必不可少的关键激素。碘缺乏可导致地方性甲状腺肿，导致女性不孕以及孕妇流产、早产、死胎等，影响胎儿及婴儿的大脑发育和生长发育，将来孩子智力低下、身材矮小，导致成人精神功能受损、劳动能力下降。

四、碘过量有哪些危害

碘缺乏的危害早已广为人知。事实上，碘过量同样会影响甲状腺功能，既可导致甲亢（如碘甲亢），也可导致甲减（如桥本甲状腺炎），另外还可导致甲状腺肿大。

五、如何判断碘摄入量是否合适

由于碘主要从尿排出，吃的碘多，尿排的碘就多，吃的碘少，尿排的碘就少。因此，尿碘的排泄量可以间接反映碘的摄入量，医生可以通过检测尿碘来判断一个人碘摄入过量还是不足。

不过，采集一次尿样检测尿碘，很难做出个体碘营养水平的正确判断。最好是收集24小时的总尿样，但有一定困难，收集随机尿样较为方便。随机尿样不能只收集一次，最好间隔一定天数至少收集3次随机尿样进行测定，根据动态观察结果作出碘营养状况判断。

WHO将尿碘100～199μg/L定义为足量碘摄入；尿碘200～300μg/L定义为超足量碘摄入；尿碘在300μg/L以上为过量碘摄入，应控制碘摄入；如果尿碘小于100μg/L，说明碘摄入不足，需要增加碘的摄入，可在吃加碘盐的同时，吃些含碘丰富的海产品，如海带、海藻、紫菜等。

新近国内外有研究证实，碘超足量组与碘充足量组相比，甲状腺疾病患病率没有差异甚至更低，认为此前的分组不合理，并建议将这两个组一起合并为碘充足组。

对于个人而言，只要坚持食用加碘盐，就不用担心碘缺乏问题。

六、不同人群的补碘量如何掌握

食用加碘盐是最科学、最经济、最可行的补碘方法，也是防治地方性碘缺乏病的最佳措施，除了高碘地区以外，我国大部分居民需要靠吃加碘盐来补充碘。我国规定碘盐中的碘含量为20～30mg/kg，按人均每天食用10g碘盐计算，理论上可摄入250μg左右的碘，如果减去储存及烹饪过程中碘的损失，实际摄入碘的量大约在200μg。

不同人群每日碘的推荐摄入量分别是1岁以内每天50μg，2～6岁每天90μg，7～12岁120μg，12岁以上及成年人每天150μg，孕妇和哺乳期妇女每天250μg。

长期生活在重度缺碘地区的人群，不宜过高、过快的补碘，否则患碘甲亢或其他相关甲状腺疾病的危险性将明显增高。

七、哪些人群需要注意补碘

妊娠及哺乳期妇女、婴幼儿等群体是碘的特需人群，儿童和青少年是碘缺乏病防治的重点人群，在日常生活中对上述人群尤应注意充分补碘。

八、哪些人群需要限碘

1. 甲亢患者和桥本甲状腺炎患者 甲亢患者应当低碘饮食（注意不是忌碘饮食），尽量不吃加碘盐及含碘丰富的食物（如海带、紫菜等）；桥本甲状腺炎患者应当适当限碘，可以吃加碘盐，但应适当限制海带、紫菜、海苔等富碘食物的摄入。

2. 生活在水源性高碘地区的居民 我国高水碘地区饮用水含碘量在100～300μg/L以上，居民每天摄碘量超过800μg，无须再额外补碘，因为长期持续性摄入高碘可造成高碘性甲状腺肿。

3. 处于过多碘暴露的人群 如长期服用胺碘酮、碘化钾等含碘药物的患者，或是因检查需要使用碘造影剂的患者，均不宜再补碘，否则容易诱发甲状腺疾病。

　　另外，甲状腺全部切除或被完全破坏所致的甲减患者，食用加碘盐或未加碘盐均可。

九、不同食物的含碘量有何不同

　　人体碘的80%～90%来自食物，10%～20%通过饮水获得，5%的碘来自空气。因此，食物中的碘是人体碘的主要来源。其中，海洋生物含碘量最高，如海带、紫菜、海鲜鱼、干贝、淡菜、海蜇、龙虾等；陆地食物则以蛋、奶含碘量最高，其次为肉类，淡水鱼含碘量低于肉类，植物含碘量最低，特别是水果和蔬菜（表10）。

表10　各类食物的碘含量

食材		碘含量（μg/100g）
藻类	海带 紫菜	36 240
鱼虾蟹贝类	虾米	983
	赤贝	162
	花蟹	45.4
	带鱼	5.5
蛋类	鹌鹑蛋	233
	鹅蛋	59.7
	鸡蛋	22.5
奶类	不同奶类含碘量差别很大	
肉类	1.9～4.5	
植物类	水果、蔬菜含碘量最低	

1．海鲜　海鲜可分为藻类、虾贝类、鱼类三大类，它们的含碘量有天壤之别。①藻类：如海带、紫菜、裙带菜、发菜等属于高碘食物（每百克食物含碘数千至数万微克），每100g干海带中含碘量高达36 240μg，稳居高碘食物排行榜之首。②虾贝类属于中等含碘（每百克食物含碘数百微克至上千微克），相比起来，海虾仁、虾米（即干虾仁，又名海米）的含碘量稍低一些。③小黄鱼、带鱼、鲅鱼、三文鱼等海鱼属于低等含碘（每百克食物含碘数十微克至上百微克）。海鱼的含碘量与淡水鱼类相差无几，例如，100g小黄鱼中含碘量为5.8μg，100g带鱼仅含碘5.5μg，甚至比蛋肉类含碘量都要低。

2．碘盐、鸡精　目前，中国加碘盐的平均含碘量为每100克2000～3000μg。鸡精中的含碘量也很高，每100g约含碘766μg。

3．腌制食品　加工食品或腌制食品，包括火腿、咸鱼、熏肉、腊肠、豆腐干或罐头食品等，一般都加入了大量的碘盐，因此含碘量都不低，例如，每100g广式小香肠中含碘量约为91.6μg。

4．蛋类　蛋类也含不少碘（主要集中在蛋黄），含碘量相对最高的是鹌鹑蛋（37.6μg/100g），其次为鸡蛋（27.2μg/100g），鸭蛋含碘量低一些，约为5～6μg/100g。

5．其他　坚果类，如核桃、松子仁、开心果、杏仁等，含碘量为8～35μg/100g，加工程度越高含碘量越高；肉类，如鸡肉、牛肉、羊肉等平均含碘量为10μg/100g；豆类及豆制品含碘量为7～10μg/100g。

十、加热是否会造成碘盐中的碘挥发掉

20世纪90年代以前，碘盐里面掺的是碘化钾（化学式KI），它性质不稳定，在空气中易被氧化，加热后容易挥发。以往强调做菜时不要用盐爆锅，最好菜肴出锅时再放盐，以避免碘在高温下挥发，指的就是这种掺入碘化钾的碘盐。现在的碘盐里掺的是碘酸钾（化学式KIO_3），性质比较稳定，不容易破坏，沸点高，不具挥发性，所以加热炒盐或炒菜时早加盐都不会使其挥发掉。

十一、海盐能替代加碘盐补碘吗

海盐是海水经过日晒蒸发后得到的结晶。海水中的碘主要是以碘酸盐和碘化物形式存在，这些碘在海盐结晶时不会随盐一起结晶出来，而是留在卤水中。由此可知，海盐本身几乎不含碘，故不能用海盐来替代加碘盐。

十二、碘盐应如何存储

现在的碘盐虽然在空气中不会被氧化，但为防止食盐受潮，也要注意放在阴凉、干燥的地方密封保存。

十三、加碘盐是否可以吃吃停停

如果停止补碘，人体内储存的碘最多能维持3个月，因此，生活在缺碘地区的居民需要长期食用加碘盐。

十四、食盐加碘与甲状腺癌高发是否相关

近年来，人群甲状腺癌发病呈上升趋势，国内外学者分析认为，这主要与大众体检普及率增高及高分辨率超声的广泛应用有关。此外，与电离辐射（如核污染、医用X线照射等）、不良饮食习惯、精神压力过大等多种因素的改变也有一定关系。目前没有直接证据表明食用碘盐或碘摄入量增加与甲状腺癌的发生相关。

（王建华）

5. 你了解忌碘、低碘、适碘饮食吗

［要点聚焦］

碘营养状况与甲状腺疾病密切相关，不同的甲状腺疾病，对碘的摄入要求也不一样。有些患者要求限碘甚至忌碘，有些患者可以跟正常人一样适碘饮食。

按饮食中的碘摄入量由低到高不同，可分为忌碘饮食、低碘饮食和适碘饮

食，那么，这三者有何区别？各自适用于哪些人群呢？

1. 忌碘饮食 又称无碘饮食。由于碘广泛存在于平常的饮用水和各种食物当中，故要严格做到无碘饮食基本上不可能，每天碘的摄入量＜50μg即被认为是忌碘饮食。因此，忌碘饮食就是尽其所能避开碘的摄入，努力做到不吃加碘盐，不吃用碘盐加工的食品（如咸菜、腌肉、香肠、火腿等），不吃海藻、海贝、海虾、海蟹等海产品（含碘量低的海鱼和淡水鱼类可以吃），蛋类只吃蛋白、不吃蛋黄，不吃含碘的营养品及保健品，避免使用含碘药物及化妆品等。

适宜人群：术后需要行 [131]I 治疗的患者（治疗前和治疗后2～4周）。

2. 低碘饮食 低碘饮食通俗的说就是比正常人少吃一点儿碘，每天摄碘量＜120μg。低碘饮食不像忌碘饮食那么严格，不绝对禁食碘盐，但每天不得超过6g，限制海带、紫菜等高碘食物。简单来说，如果你吃的是加碘盐，就不要再吃海鲜，避免食用重盐腌制加工的食物等。如果你吃的是无碘盐，那就尽量少量进食一些海鱼、海贝、虾皮、加工食品、蛋黄等食物。

适宜人群：甲亢患者。

3. 适碘饮食 每日碘摄入量和正常人一样，简单地说，就是正常吃饭即可。0～5岁儿童每天摄入90μg碘，6～12岁儿童每天摄入120μg碘，12岁以上的健康成人每天摄入150μg碘，妊娠期和哺乳期妇女每天摄入250μg碘。

适宜人群：①正常人群。②甲功正常的甲状腺结节患者。③甲状腺良性肿瘤术后的患者。

（王建华）

6. 甲状腺疾病患者到底该限碘还是补碘

[要点聚焦]

甲状腺疾病患者究竟该限碘还是补碘？这个问题不能搞一刀切，而应根据甲状腺疾病的病因及功能状态区别对待。

碘是合成甲状腺素的重要原料，碘摄入不当（过量或不足）与甲状腺疾病密切相关。许多甲状腺病友都想知道自己究竟该吃加碘盐还是无碘盐？到底能不能吃海鲜关于这些问题，需要因人而异，下面，我们就来谈谈不同甲状腺疾病的碘摄入问题。

1．甲亢 碘是合成甲状腺激素的重要原料，甲亢患者的摄碘功能比正常人强，如果再吃含碘丰富的食物，无异于火上浇油。因此，甲亢患者应低碘饮食，尽量不吃（不绝对）加碘盐，限制含碘丰富的食物（如海带、紫菜、海苔、碘盐腌制食品等）及药物（如胺碘酮、华素片等）。

2．甲减 甲减的病因非常复杂，患者是否需要补碘要视甲减的病因而定。

（1）甲状腺全切或完全破坏（如甲状腺手术或 ^{131}I 治疗后）所致的甲减，由于摄碘和合成甲状腺激素的器官已不存在或功能丧失，因此吃不吃加碘盐对甲功无明显影响，这类患者需终身补充外源性甲状腺激素（如左甲状腺素钠片）进行替代治疗。

（2）甲状腺部分切除或破坏所致的甲减，患者可以正常碘饮食（即适碘饮食），包括食用加碘盐。

（3）碘缺乏引起的甲减，这种类型的甲减一般都出现在碘缺乏地区，患者应食用加碘盐及含碘丰富的食物。

（4）碘过量引起的甲减，大都是由高水碘或者过量食用高碘食物引起，这种情况就要严格限制碘的摄入，吃无碘盐，限制富含碘的食物。

3．桥本甲状腺炎 现已证实，碘摄入过量可诱发并加重甲状腺自身免疫反应，使单纯抗体（TPOAb、TGAb）阳性的桥本甲状腺炎患者出现甲功异常。因此，建议甲功正常的桥本甲状腺炎患者适当控制碘的摄入，可以吃加碘盐，但要限制海带、紫菜、海苔等富碘食物的摄入。

4．甲状腺结节 以往认为，碘摄入过量或不足均可使甲状腺结节的患病率升高。新近我国学者研究证实，甲状腺结节患病率增高与碘摄入过量没有直接关系，相反，碘量摄取充足是甲状腺结节的保护因素。因此，甲功正常的单纯甲状腺结节患者应采取适碘饮食（即正常吃饭）；如果甲状腺结节有自主分泌功能，导致甲亢，则要严格限碘，尽量不吃加碘盐，限制海带、紫菜、海苔、裙带菜等高碘食物；如果桥本甲状腺炎合并甲状腺结节，也多主张低碘饮食，碘盐可以吃，含碘丰富的食物（如海带、紫菜等）应少吃。

5. 甲状腺癌　近些年，虽然甲状腺癌发病率大幅上升，但是并没有发现补碘与甲状腺癌之间有直接关系，甲状腺癌患者可以适碘饮食。如果手术后拟行放射性碘治疗，在治疗前 1～2 周需要忌碘饮食。

6. 妊娠期甲状腺疾病　甲状腺激素对胎儿脑发育至关重要。在妊娠前半期，胎儿脑神经发育所需的甲状腺激素主要来自母体，因此，妇女妊娠期对碘的需求量比非妊娠期要高。为了满足母体及胎儿对碘的需求，所有妊娠期甲状腺疾病（不只是甲减，也包括甲亢）患者均应食用加碘盐。妊娠前有甲亢并低碘饮食的患者，在准备妊娠前至少 3 个月应开始食用加碘盐，以保证妊娠期充足的碘储备。WHO 推荐妊娠期妇女碘摄入量为 250μg/d，我国营养学会推荐妊娠期妇女碘摄入量为 230μg/d。

7. 哺乳期甲状腺疾病　哺乳期妇女碘的摄入量与乳汁中的碘含量呈正相关，哺乳期妇女碘摄入不足会影响乳汁中的碘含量。因此，哺乳期甲状腺疾病患者应同妊娠期一样食用加碘盐，同时要多吃些含碘丰富的海产品（如海带、紫菜等），以满足婴幼儿对碘的需求。WHO 推荐哺乳期妇女碘摄入量为 250μg/d，我国营养学会推荐哺乳期为 240μg/d。

8. 单纯性甲状腺肿　又称非毒性甲状腺肿，可分为地方性甲状腺肿和散发性甲状腺肿。前者是由于居住地环境缺碘所致，后者的原因则较为复杂，但碘摄入相对不足仍是主要原因，常见于青春发育期的青少年，这些人均需增加碘的摄入。

总之，甲状腺疾病复杂多样，发病机制各不不同，因此，甲状腺疾病患者是否需要补碘，应当遵循专业医生的建议，不要自作主张。

（王建华）

7. 妊娠期和哺乳期妇女应该如何补碘

[要点聚焦]

与非孕期相比，妊娠期及哺乳期妇女对碘的需求量增加，每天应确保250μg的碘摄入量。妊娠期充足的碘营养对母儿健康至关重要，因此，甲亢孕妇在妊娠期也要保证充足的碘营养。

碘是合成甲状腺激素的重要原料，对人体骨骼尤其是大脑发育具有非常重要的意义，享有"智力元素"的美誉。胎儿期和婴幼儿期是大脑发育的两个关键时期，这期间如果缺碘势必会影响小儿的智力发育，出生后的孩子往往智力低下、身材矮小，俗称呆小病。

1. 妊娠期及哺乳期妇女对碘的需求量增加　胎儿正常发育所需的甲状腺素，一部分由母体提供，一部分要靠胎儿自己的甲状腺合成，在此过程中需要吸收足够的碘。由此可知，母体摄入的碘，除了供应自身甲状腺合成甲状腺激素外，还要通过胎盘进入胎儿体内，供胎儿甲状腺合成甲状腺激素。如果孕妇缺碘，供给胎儿的碘也不足，胎儿不能合成足够的甲状腺激素，就会影响其神经系统的发育，导致智力低下。

另外，哺乳期婴幼儿也需要从母乳中获取足够的碘来满足自身的生理需求。因此，妊娠期和哺乳期妇女对碘的需要量明显多于普通人群，需要及时适量补碘。需要特别强调的是，这里不只是指健康孕妇，也包括甲亢孕妇。

2. 妊娠期及哺乳期妇女每天补多少碘合适　WHO推荐妊娠期和哺乳期妇女每日碘的摄入量为250μg，而非孕期的妇女每日膳食碘的摄入量为150μg。

母乳喂养的婴幼儿，要特别关注母亲的碘摄入量是否充足。对于非母乳喂养的婴幼儿而言，家长在购买奶粉时要注意配方中的碘含量。为了防治碘缺乏病，我国规定在婴幼儿奶粉中必须添加碘。

3. 妊娠期及哺乳期妇女应该如何补碘　食用加碘盐是最方便、最经济、最有效的补碘方法。因为食盐中添加的碘量是固定的，每人每天吃进的盐量也是基本固定的，因此，通过食盐的消耗量，就能大体估算出每日碘的摄入量。

按照我国食盐加碘量（20～30μg/g）来推算，为满足成人每天150μg的碘需要量，应该摄入6～8g食盐。与非孕期相比，孕妇需要增加1/3的碘摄入量，才能满足机体对碘的需要量。

然而，有些孕妇由于口味清淡或是下肢水肿等原因，盐的摄入量偏低，每日通过食盐补充的碘量有可能不足，这就需要通过饮食补碘。可以适当吃些含碘丰富的食物（如紫菜、海带、裙带菜等），每周吃一两次，每次20～40g。这样既照顾到她们口味清淡的饮食习惯，又能保证特殊时期充足的碘摄入量。另外，孕妇也可以在医生指导下服用含碘的多维元素片。

4．孕妇补碘是否越多越好 既然碘这么重要，那是不是补碘越多越好呢？答案是否定的，凡事皆有个度，碘摄入过量对孕妇及胎儿也有不良影响。

正常情况下，人们对于碘摄入过量还是比较耐受的，即便是短期内碘的摄入量较多，正常机体也可以通过自我调节，减少甲状腺激素的合成，这种过量碘抑制甲状腺激素合成的效应被称为碘阻滞效应（即Wolff-Chaikoff效应）。但是，碘阻滞效应往往只是暂时的，如果碘过量持续存在，正常机体会产生碘脱逸反应，甲状腺激素的合成和分泌恢复。但是，患有自身免疫性甲状腺炎等甲状腺疾病患者的碘脱逸功能受损，在高碘环境下就很容易发生甲减。胎儿甲状腺急性碘阻滞效应和脱逸功能需要在妊娠36周以后方能发育健全，所以碘过量还容易引起胎儿甲减。

因此，碘的摄入量要适当，既不能过多，也不能太少，按照我国营养学会的规定：妊娠期和哺乳期妇女可耐受的最高碘摄入量是600μg/d。

总之，与非孕期相比，妊娠期及哺乳期妇女需要更多量的碘摄入。只有保证每日适量的碘摄入，才能满足母婴双方的需要，确保婴幼儿正常的生长和发育。

（王建华）

8. 甲状腺肿大都是因为缺碘吗

［要点聚焦］

缺碘可引起甲状腺肿大（如地方性甲状腺肿），但很多情况下，甲状腺肿大与缺碘无关，如桥本甲状腺炎、Graves病、甲状腺癌等。因此，一定要仔细检查，搞清病因，不能"一刀切"地对甲状腺肿大患者盲目补碘。

［临床实例］

前不久，李女士单位组织体检，超声发现甲状腺轻度肿大。回到家里她对着镜子仔细一看，颈部确实比较饱满。一旁的婆婆说，这种情况在她们山区老家很常见，当地人管这叫大脖子病，说是缺碘引起的，叮嘱她从现在开始，要多吃些海带、紫菜等含碘丰富的食物。自此之后，李女士海产品吃了不少，但颈部非但没变细，反而更粗了，体重也长了不少，还特别怕冷。原本很干练的一个人，如今变得无精打采，一天到晚老是打瞌睡，就连日常工作都很难胜任。不得已，李女士这才决定去医院检查。超声显示：李女士甲状腺中度肿大，并伴有多个结节。甲功检查：甲状腺激素（FT3、FT4）降低，促甲状腺激素（TSH）升高，甲状腺自身抗体（TPOAb、TgAb）滴度高出正常范围10多倍，最终确诊是桥本甲状腺炎引起的甲减。

1. 甲状腺肿大并不都是因为缺碘　我国曾是碘缺乏病流行最严重的国家之一，碘缺乏引起地方性甲状腺肿和地方性克汀病（即呆小病）的流行。我国自从1994年起开始实施全民食盐加碘干预措施，到2000年全国已基本实现了消除碘缺乏病的阶段性目标。

缺碘问题得到初步解决，高碘问题又陆续浮出水面，在我国某些非碘缺乏地区，碘摄入过量成为导致甲状腺肿的一个重要因素，如桥本甲状腺炎、毒性弥漫性甲状腺肿（Graves病）、甲状腺结节等甲状腺疾病均与之有关。

文中这位李女士的甲状腺肿大就是由桥本甲状腺炎引起的。该病属于自身免疫性甲状腺疾病，多发生于育龄期女性，患者甲状腺中度肿大，质地坚韧，血中甲状腺自身抗体（TPOAb、TgAb）水平显著升高。

目前研究发现，碘摄入量与甲状腺肿呈"U"形关系，当尿碘＜45μg/d，甲状腺肿大与尿碘成反比；当尿碘＞1000μg/d，甲状腺肿大与尿碘呈正相关。换句话说，无论是碘缺乏还是碘过量均可引起甲状腺肿大。

2. 是否所有甲减患者都应该补碘　所有临床甲减患者均应给予甲状腺激素（左甲状腺素钠片）替代治疗，但并不一定都需要额外补碘。

众所周知，碘是机体合成甲状腺激素的主要原料，如果是缺碘引起甲减，自然是要多补碘的，但是，并非所有甲减都是因为缺碘所致。导致甲减的原因有很多，包括自身免疫损伤、甲状腺手术切除、放射性碘破坏、外照射、碘缺乏和碘过量等。如果是甲状腺全部切除或完全破坏所致的甲减，摄碘和合成甲状腺激素的器官已不存在或功能丧失，患者需要接受甲状腺激素的替代治疗，因此，吃不吃加碘盐对甲状腺无明显影响。如果是甲状腺部分切除或甲状腺组织尚有残留，可以正常碘饮食，包括食用加碘盐。碘缺乏所致甲减往往发生在碘缺乏地区，食用加碘食盐是最有效的方法。碘过量所致甲减程度较轻，多为亚临床甲减，此时，需要仔细查找碘过量的原因，如高水碘、食用过多富碘食物等，对这些患者要限制碘的摄入。

因此，对于甲减，一定要分清病因，不能盲目补碘。

（王建华）

附录 A　缩略语

英文缩略语	英文全称	中文全称
TSAb	thyroid stimulating antibody	TSH 受体刺激性抗体
TBAb	thyroid blocking antibody	TSH 阻断性抗体
TBS	the Bethesda system	贝塞斯达检测系统
PTU	propythiouracil	丙硫氧嘧啶
PPT	postpartum thyroiditis	产后甲状腺炎
TSH	thyroid-stimulating hormone	促甲状腺激素
TRH	thyrotropin releasing hormone	促甲状腺激素释放激素
TRAb	thyrotropin receptor antibody	促甲状腺激素受体抗体
MDT	multidisciplinary team	多学科团队
DIT	diiodotyrosine	二碘酪氨酸
rT3	reverse T3	反 T3
T	transversional	横径
MMI	methimazole	甲巯咪唑
PTH	parathyroid hormone	甲状旁腺激素
TPO	thyroperoxidase	甲状腺过氧化物酶
TPOAb	thyroid peroxidase antibody	甲状腺过氧化物酶抗体
TH	thyroid hormone	甲状腺激素
RTH	resistance to thyroid hormone	甲状腺激素抵抗综合征
Tg	thyroglobulin	甲状腺球蛋白
TgAb	thyroglobulin antibody	甲状腺球蛋白抗体
T4	thyroxine	甲状腺素
TBG	thyroxine-binding globulin	甲状腺素结合球蛋白
TAO	thyroid-associated ophthalmopathy	甲状腺相关性眼病
TI-RADS	thyroid imaging reporting and data system	甲状腺影像报告和数据系统
CT	calcitonin	降钙素
ATD	antithyroid drugs	抗甲状腺药物
HCG	human chorionic gonadotropin	人绒毛膜促性腺激素
T3	triiodothyronine	三碘甲腺原氨酸
FDA	Food and Drug Administration	食品药品监督管理局
WHO	World Health Organization	世界卫生组织
FNAC	fine needle aspiration cytology	细针穿刺细胞学检查
MIT	monoiodotyrosine	一碘酪氨酸
AITD	autoimmune thyroid disease	自身免疫性甲状腺疾病
A	anterior-posterior	纵径